主　编：赵醒村

副主编：李建华　吴他凡

编　委：（按姓氏笔画排序）

马宁芳　邓小燕　邓慧敏　叶　明　付晓东

白洪月　吕嘉春　刘世明　刘　妍　刘俊荣

江千舟　许松青　苏广武　李　冰　李　江

李　慧　杨巧媛　杨绍滨　杨婵娟　吴欣遥

余细勇　辛铜川　张　超　张　辉　张慧群

陈伟民　林爱华　林超明　尚鹤睿　罗　璇

周　英　周　亮　周新科　郑国权　郑建民

郑燕如　姚谦明　殷子寓　黄宇翔　黄锦坤

龚四堂　章喜明　蒋义国　曾王兴　曾亦斌

曾锦标　谢国喜　潘朝杰　戴建威

广州医科大学

新时代医学教育改革探索与实践

赵醒村　主　编

李建华　吴他凡　副主编

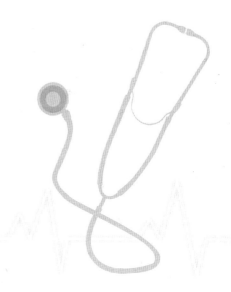

暨南大学出版社
JINAN UNIVERSITY PRESS

中国·广州

图书在版编目（CIP）数据

广州医科大学新时代医学教育改革探索与实践/赵醒村主编；李建华，吴他凡副主编. —广州：暨南大学出版社，2023.5
ISBN 978 - 7 - 5668 - 3422 - 5

Ⅰ.①广…　Ⅱ.①赵…②李…③吴…　Ⅲ.①医科大学—医学教育—教育改革—研究—广州　Ⅳ.①R - 4

中国国家版本馆 CIP 数据核字（2023）第 078488 号

广州医科大学新时代医学教育改革探索与实践
GUANGZHOU YIKE DAXUE XIN SHIDAI YIXUE JIAOYU GAIGE TANSUO
YU SHIJIAN
主　编：赵醒村　副主编：李建华　吴他凡
....

出 版 人：张晋升
责任编辑：黄文科
责任校对：刘舜怡　林玉翠　陈慧妍　黄子聪
责任印制：周一丹　郑玉婷

出版发行：暨南大学出版社（511443）
电　　话：总编室（8620）37332601
　　　　　营销部（8620）37332680　37332681　37332682　37332683
传　　真：（8620）37332660（办公室）　37332684（营销部）
网　　址：http://www.jnupress.com
排　　版：广州尚文数码科技有限公司
印　　刷：佛山市浩文彩色印刷有限公司
开　　本：787mm×1092mm　1/16
印　　张：19.25
字　　数：335 千
版　　次：2023 年 5 月第 1 版
印　　次：2023 年 5 月第 1 次
定　　价：79.80 元

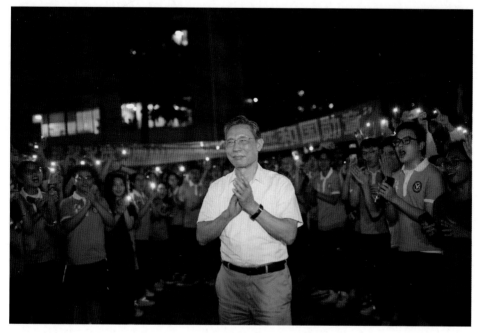

2020 年 9 月 8 日，钟南山院士荣获"共和国勋章"载誉归来，师生同"追星"

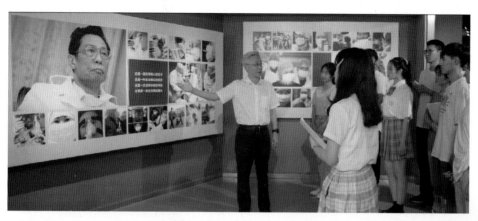

冉丕鑫教授在校史馆向学生讲述广医发展史

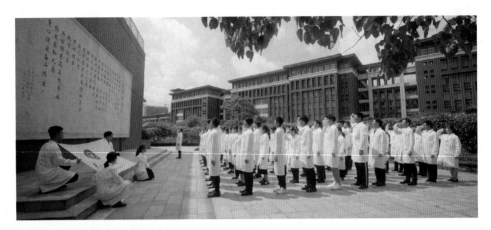

唐小平教授带领医学生在医学生誓言墙前庄严宣誓

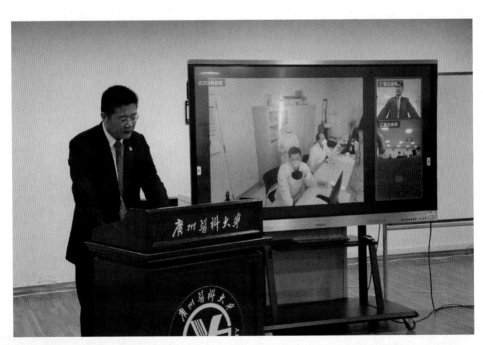

2020 年 3 月，赵醒村教授开讲新学期第一课，并连线驰援武汉协和医院 ICU 团队

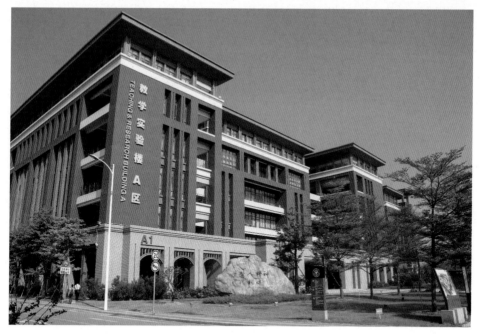

校园文化熏陶——"广医人精神代代相传"座石

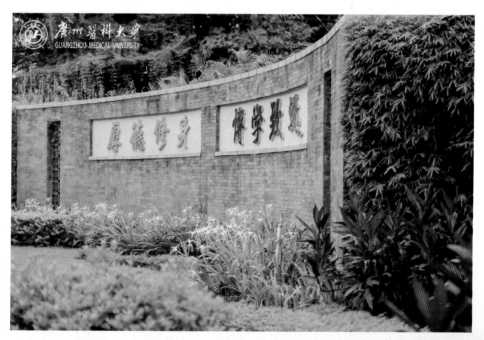

校园文化熏陶——"厚德修身、博学致远"校训墙

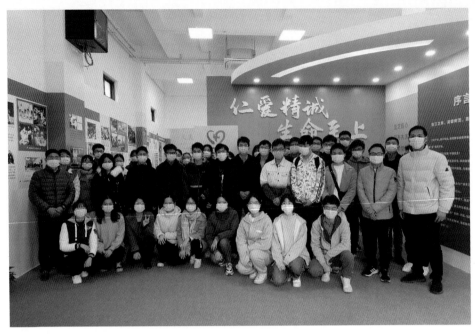

2021 年 1 月，学生参观抗疫纪念馆，接受医学职业精神教育

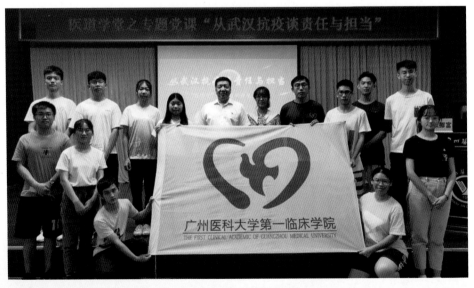

2021 年 1 月，援鄂医疗队领队张挪富教授开讲"从武汉抗疫谈责任与担当"党课

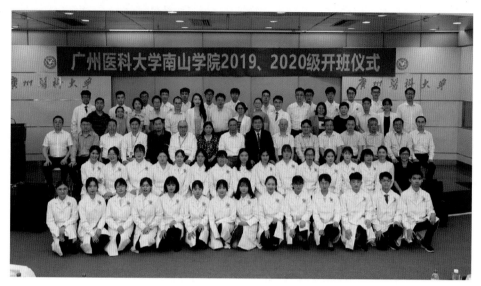

2021 年 4 月 16 日，学校组织 2019、2020 级临床医学专业本科"南山班"开班仪式

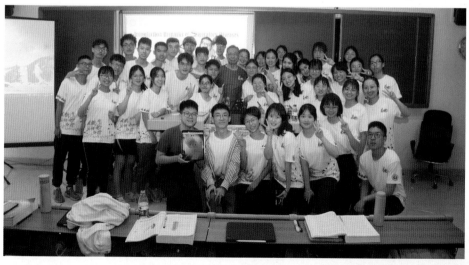

2021 年 4 月 19 日，钟南山院士全英呼吸总论课后与"南山班"同学合影

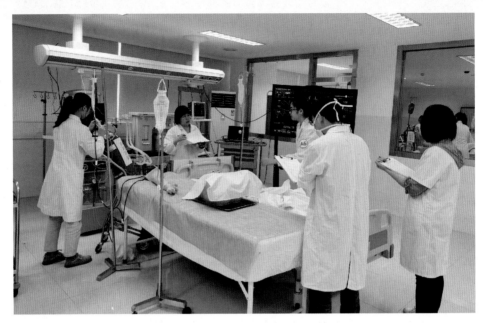

临床教师在临床技能实验中心利用高级综合模拟人开设临床技能训练综合课程

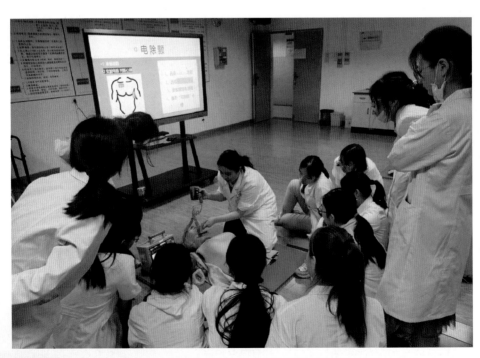

临床教师在临床技能实验中心为医学生开设急诊医学技能训练课程

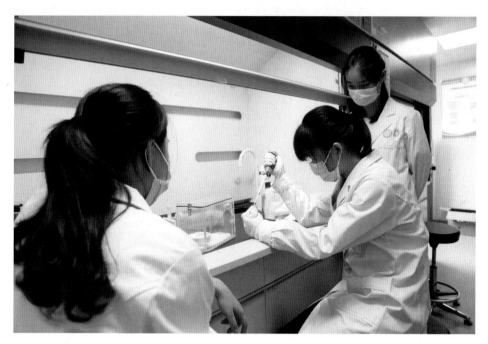

学生在生物医学实验室开展科研实验

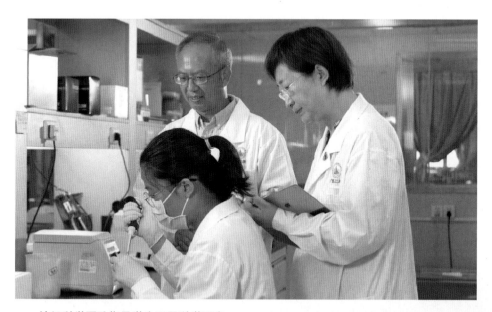

神经科学团队指导学生开展科学研究

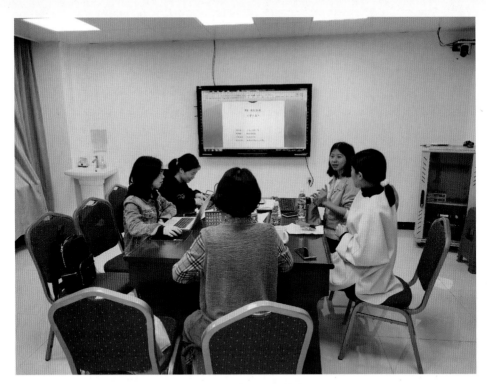

内分泌系统整合课程教改团队开展课程案例编写讨论

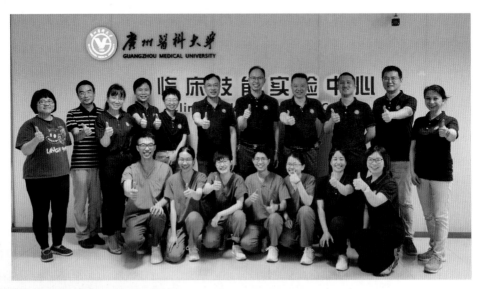

参加全国临床医学技能大赛师生在临床技能实验中心合影

师资培养

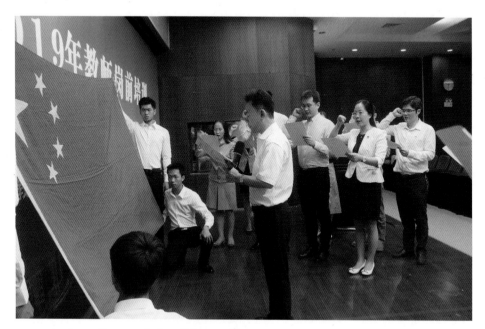

2019 年 11 月 7 日，新入职教师职业宣誓

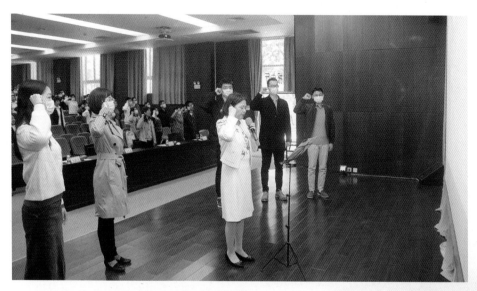

2021 年 11 月 25 日，新入职教师职业宣誓

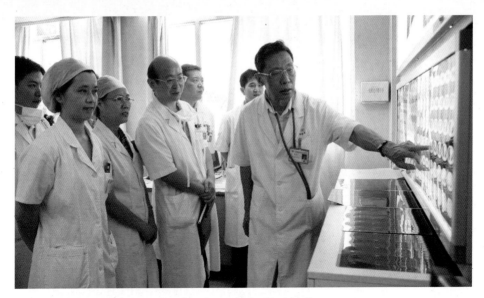

钟南山院士带领团队开展病例讨论，长期重视师资培养

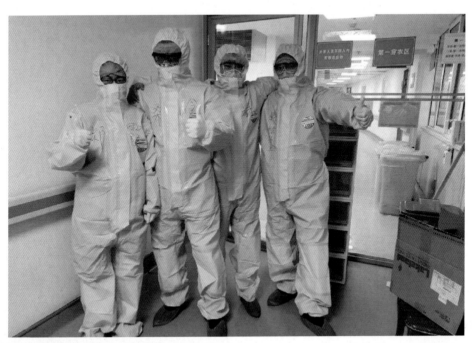

2021 年 5 月 8 日，附属第一医院桑岭医生（左二）成为广东奔赴武汉抗疫一线第一人

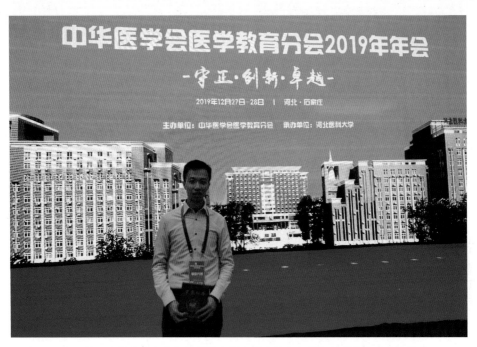

2019 年，基础医学院邓广斐老师在第九届医学院校青年教师教学基本功比赛获奖

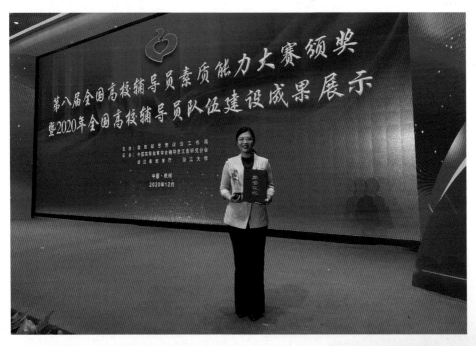

2020 年 12 月，"南山班"辅导员叶明老师获"全国高校辅导员年度人物"称号

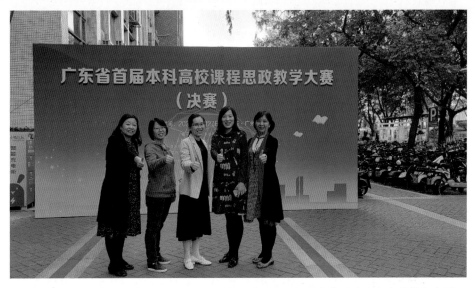

2021 年 11 月 26 日，广东省首届本科高校课程思政教学大赛（决赛）参赛教师合影

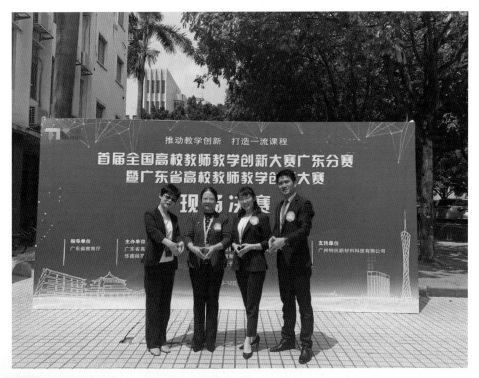

2021 年 4 月 12 日，首届广东省高校教师教学创新大赛周英教授团队

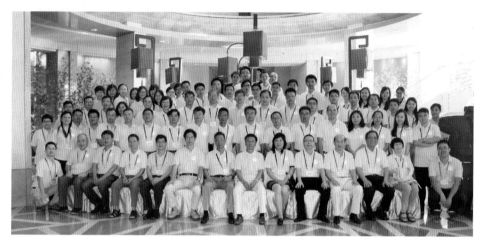

2015 年 8 月 2 日，钟南山院士团队荣获首批全国高校黄大年式教师团队称号

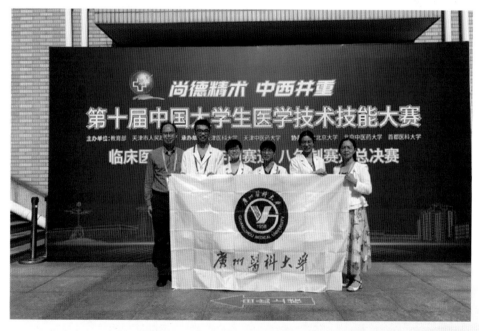

2021 年 5 月 17 日，临床医学本科学生团队获第十届中国大学生医学技术技能大赛铜奖

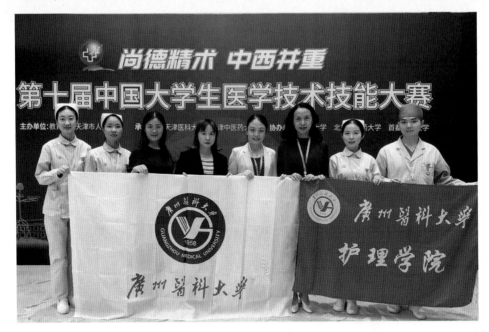

2021 年，护理本科生团队获第十届中国大学生医学技术技能大赛铜奖

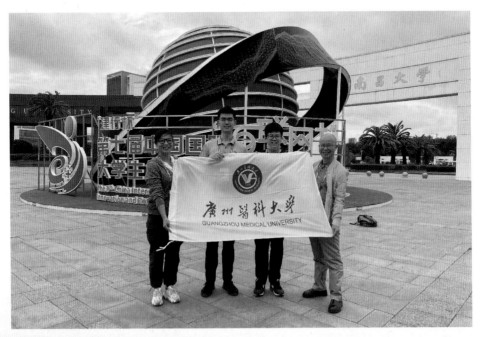

2022 年，广医学生获第七届中国国际"互联网+"大学生创新创业大赛总决赛银奖

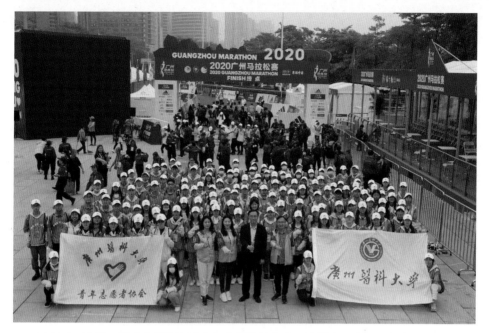

2020 年 12 月，学生志愿服务队参与广州马拉松赛医疗服务工作，知行合一献爱心

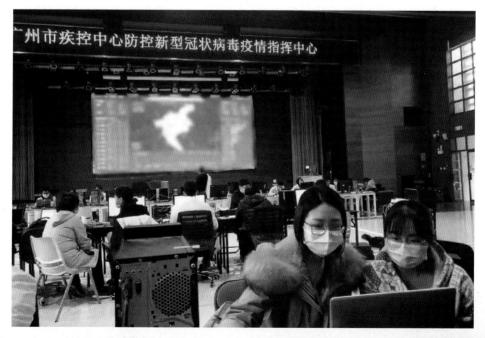

2022 年初，预防医学专业学生主动参与广州市疫情流调工作，体现责任担当

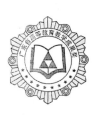

第十届广东省高等教育
教学成果奖

获奖证书

获奖成果：“南山精神”引领的卓越医学人才
培养探索与实践

获奖者：冉丕鑫、赵醒村、李建华、
吴他凡、王新华、罗健东、
刘世明、黄锦坤、郑建民、
林爱华、张慧群、张辉

获奖等级：一等奖

证书号：GJ2021Y040

广东省教育厅
2022年5月6日

2022 年，卓越医学人才培养探索与实践项目获第十届广东省高等教育教学成果奖一等奖

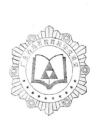

第十届广东省高等教育
教学成果奖

获奖证书

获奖成果：地方院校五年制临床医学"统筹实
验班"人才培养模式改革与实践

获奖者：李建华、赵醒村、吴他凡、
何建行、林爱华、张慧群、张辉、
高兴成、郑建民、邓慧敏、
潘朝杰、刘世明

获奖等级：一等奖

证书号：GJ2021Y041

广东省教育厅
2022年5月6日

2022 年，"南山班"人才培养模式改革项目获第十届广东省高等教育教学成果奖一等奖

序 言

《广州医科大学新时代医学教育改革探索与实践》历经一年多时间的编写，数易其稿，终于付梓成书，可喜可贺。

我是20世纪90年代初来到广州医科大学的，当时还是广州医学院，钟南山院士就是当时的院长，我这一来，就是30年，真是时光如白驹过隙，转瞬即逝。在与钟院士30年的朝夕相处中，他身上那种忧国忧民、敢于担当的家国情怀，实事求是、严谨认真的科学精神，孜孜不倦、追求卓越的人生态度，一直影响着我、鞭策着我、激励着我。他是领导，也是严师；他是长辈，更是密友。他如同一束阳光，不断照亮我前行的道路；他好像一缕春风，时常带给我身心的温暖；他也恰似一泓清泉，在我迷茫时滋润我枯竭的思想。对我而言，可以毫不夸张地说，钟院士就是引路人、指明灯。他身上所散发出来的精神之光、所体现出来的人格魅力，相信不仅是我，包括他身边所有的人都感同身受，且受益匪浅。

而如何将这一精神传承下去，让其在广医乃至全社会生根发芽、茁壮成长并发扬光大，产生更广泛的影响，实现更宏大的价值，这是我一直思考的问题。2005年我担任校长一职后，便开始这方面的尝试与探索。2010年我们开办了"临床医学专业统筹实验班"，也就是"南山班"，由钟院士亲自面试并担任班主任，在众多学生中选择品学兼优、素质过硬者，着力进行培养。首先开始探索器官系统整合教学改革，并有意识地将钟院士的精神融入日常的教育教学中，在提升学生专业素养的同时，逐步达到净化心灵、涵养美德、追求卓越的目的。此后，我们在全校逐步铺开，在四个临床学院分别开设实验班，并于护理学、药学、生物技术、生物医学工程、预防医学等专业开设特色班或卓越班。与此同时，在日常课程教学、开学毕业典礼、思政第一课等不同场域，不断强化广大师生对钟院士精神的认知和理解，寄望学生在日常的学习生活中，自觉或不自觉地以钟院士为标杆和榜样，学做人、学做事，真正将他的精神内化于心、外化于行，从而体现出在这种精神熏陶下生发出来的一种广医人的特质，这才是我们理想中的成功育人范式。

在十余年的教育教学实践中，我们逐渐将钟院士身上的这种精神总结为：勇于担当的家国情怀，实事求是的科学精神，追求卓越的人生态度。我们称之为新时代南山风格。在这种精神的烛照下，2012 年学校通过"五年制临床医学人才培养模式改革试点"项目，成为教育部第一批卓越医生教育培养计划项目试点高校，2013 年学校成立南山学院，2014 年南山学院成为广东省试点学院建设单位，2015 年"南山学院拔尖创新医学人才培养"项目入选广东省卓越人才培养计划；学校也实现了从学院到大学、从二本到一流、从籍籍无名到享誉全球、从常年处于下游中游到领跑"全国进步最快学校"的蝶变，真正实现了跨越式发展。而这本书就是对在这种精神影响下，学校数年来教育改革实践的经验凝练与概括，书中涉及新时代医学教育所面临的挑战、新时代南山风格的内涵解读、南山风格引领下的人才培养广医范式和教育改革实践及成果等内容，特别是关于拔尖人才培养"三化三合三体系"机制的深刻阐释等，时间跨度不可谓不大，内容不可谓不广，研究不可谓不深，这都是一代又一代的广医人深入钻研、认真总结的宝贵财富，值得我们珍藏与发扬。

事非经过不知难，成如容易却艰辛。一个成果的产出需要积数十年之努力，汇几代人之心血。但愿这本书的出版只是一个起点，只要我们持之以恒、接续奋斗，更美的风景还在前方。也希望其中的经验可以给各位同行提供些许参照，并能够从中获得裨益。

冉丕鑫

（广州国家实验室副主任、广州医科大学原校长）

2022 年 12 月

前　言

习近平总书记强调教育要坚守"为党育人、为国育才"。高等医学教育承担着培养高素质医学人才的使命，关系着医药卫生事业的可持续发展，涉及教育和医疗两个关键的民生领域。

广州医科大学在六十多年的发展历程中，始终坚持社会主义办学方向，坚持党的基本理论、基本路线、基本方略，全面贯彻党的教育方针，落实立德树人根本任务，秉承"厚德修身、博学致远"的校训、"德术兼修，医文相融，师生为本"的办学理念，孕育了以"艰苦创业、脚踏实地、开拓进取"的广医人精神和"勇于担当的家国情怀，实事求是的科学精神，追求卓越的人生态度"的新时代南山风格为核心的现代大学精神，引领着学校的发展和进步。

新时代南山风格充分体现了学校卓越医学人才培养的核心价值取向，与学校教育教学改革同向同行。学校围绕"培养凸显责任担当、业务精湛、创新能力强、实践能力扎实、德智体美劳全面发展的卓越医学人才"的人才培养目标，以统筹实验班先行先试，将新时代南山风格深度融入学校育人理念，内化为人才培养目标，系统推进本科教学改革。新时代南山风格引领的卓越人才培养模式改革形成了系列特色举措，探索出了多元协同育人模式，为区域经济社会发展输送了大批优秀人才；基于榜样育人理念涌现了一批以钟南山院士为代表的优秀师生，专业建设、课程建设取得良好成效，推动了学校高质量发展；培育了全国实力领先的呼吸学科，为国家乃至世界的突发公共卫生事件防控作出了重要贡献。

半个世纪薪火相传，广州医科大学办学优势与特色凸显，2015 年入选广东省高水平大学重点学科建设高校，2021 年升格为广东省高水平大学重点建设高校，2022年2月临床医学入选国家"双一流"建设高校及建设学科。时任校长冉丕鑫教授在接受采访时谈到，广州医科大学始终坚持加强党的领导，坚持社会主义办学方向，落实立德树人根本任务，形成了具有广医特色的大学文化和大学精神，确保了学校持续快速健康发展。"承认落后，不甘落后，卧薪尝胆，告别落后"，这是钟南山老校长对广医人一直以来的勉励与鞭策。历代广医人前赴后继，踏着前辈足迹，一步一步地实现老校长对学校的发展期望，培养了大批具有"勇于担当的家国情怀，实事求是的科学精神，追求卓越的人生态度"之特质的时代接班人和健康守护者，这就是广医人精神和南山风格的最好传承。

现在这个火炬已经传到了我们的手中。新时代南山风格正以一种大医情怀，成为医学人才培养的价值观，引领了学校的长足发展。新时代南山风格正成为一种普世情怀，促使每个受影响者变成主动的人、有价值追求的人、具有高度社会责任感的人、具有创造社会价值能力的人；通过服务于社会、贡献于社会，为不断探索、不断创造、不断成长输入源源不断的动力。

新时代、新发展，学校将继续坚持"立足广州、服务广东、面向全国、放眼世界"的办学定位，积极推进"学科强校、人才兴校、特色引领、创新发展"的发展战略，凝心聚力，开拓进取，锐意创新，为建成位居全国独立建制医科院校前列的高水平医科大学而不懈努力！

编　者

2022年12月

目　录

第一章 医学教育的时代挑战

2017 年 10 月 18 日，习近平总书记在中国共产党第十九次全国代表大会上作了题为《决胜全面建成小康社会　夺取新时代中国特色社会主义伟大胜利》的报告，指出"中国特色社会主义进入了新时代"。进入新时代，是从党和国家事业发展的全局视野、从改革开放近 40 年历程和党的十八大以来取得的历史性成就和历史性变革的视域，所作出的科学判断。这个新时代，是承前启后、继往开来、在新的历史条件下继续夺取中国特色社会主义伟大胜利的时代。① 2021 年 4 月 19 日，习近平总书记在清华大学考察时强调，坚持中国特色世界一流大学建设目标方向，为服务国家富强、民族复兴、人民幸福贡献力量，我国高等教育要立足中华民族伟大复兴战略全局和世界百年未有之大变局，心怀"国之大者"，把握大势，敢于担当，善于作为，为服务国家富强、民族复兴、人民幸福贡献力量。②

大学承载着人才培养、科学研究、社会服务、文化传承与创新的重要职能。教育强则国家强，高等教育发展水平是一个国家发展水平和发展潜力的重要标志。我们对高等教育的需要比以往任何时候都更加迫切，对科学知识和卓

---

① 习近平. 决胜全面建成小康社会　夺取新时代中国特色社会主义伟大胜利——在中国共产党第十九次全国代表大会上的报告 [EB/OL]. (2017 - 10 - 27) [2022 - 01 - 27]. http://www. gov. cn/zhuanti/2017 - 10/27/content_5234876. htm.

② 孙竞. 办好世界一流大学！教育界热议习近平总书记在清华大学考察时的重要讲话 [EB/OL]. (2021 - 04 - 22) [2022 - 01 - 27]. http://edu. people. com. cn/n1/2021/0422/c1006 - 32084969. html.

越人才的渴求比以往任何时候都更加强烈。① 高等医学教育肩负着为卫生健康行业培养和输送合格医学人才的重要使命，关系到人民群众的切身利益，关系到千家万户的幸福生活。新时代，我国医学教育发展处于特殊的历史节点：一方面，医学教育自身发展正处于由大到强的关键转折点；另一方面，突如其来的新冠肺炎疫情对人类社会特别是医药卫生、医学教育产生了重大冲击和影响。国际医学教育进程加快，健康中国战略和教育强国战略的全面实施，是我国医学教育大改革、大发展的历史机遇，迫切需要我们重新审视未来医学教育如何应对新的挑战。②

党的十九大明确提出"高质量发展"目标，2021 年通过的《中华人民共和国国民经济和社会发展第十四个五年规划和 2035 年远景目标纲要》提出新发展阶段"以推动高质量发展为主题"，并专章论述"建设高质量教育体系"的规划目标和"提高高等教育质量"的明确任务。新时代医学教育的改革与发展，必须放在国际医学教育和中国特色高等医学教育发展大环境中审视，明确我们应该坚守什么、改革创新什么，承担起人民健康和全民素质提升、持续发展的时代责任。

第一节　医学教育的发展背景

一、《弗莱克斯纳报告》与医学教育改革的三代浪潮

全球医学教育在过去一百多年中经历了三代改革：第一代医学改革出现在 20 世纪初，其标志是以学科为基础的课程设置；第二代改革是 20 世纪中期，以问题为中心的教学创新模式的引进；第三代改革是进入 21 世纪后，提出以

---

① 张烁. 习近平：把思想政治工作贯穿教育教学全过程　开创我国高等教育事业发展新局面 [EB/OL]. （2016 - 12 - 09）[2022 - 01 - 27]. http://cpc. people. com. cn/n1/2016/1209/c64094 - 28936173. html.

② 张春铭. 新时代医学教育如何改革创新应对新挑战？[EB/OL]. （2020 - 11 - 09）[2022 - 01 - 27]. http://www. jyb. cn/rmtzcg/xwy/wzxw/202011/t20201109_371951. html.

系统为中心，借鉴全球经验，有针对性地确立岗位胜任能力要求，从而改进整个卫生系统的绩效。

1910 年《弗莱克斯纳报告》（*Flexner Report*）的发表，开启了一系列关于医学教育的研究，引领了百年医学教育改革。现代科学被融入医学院校的课程中，扩展了医学卫生人才的知识储备，使 20 世纪人均寿命增加了一倍。然而，21 世纪初，不同国家内部及国家之间在卫生领域的差异性和不公平性显现，世界公平共享人类卫生发展成就方面的问题突出。此外，新的卫生挑战出现，人口形势和流行病学发展趋势巨变，新发传染病、环境风险、行为风险严重威胁人类健康安全。全球卫生系统变得越来越复杂，维护健康与医疗的成本也越来越高，这些都对医学学科发展、医学教育发展、医疗卫生人才培养提出了新的要求。研究指出，21 世纪的医学教育未跟上时代步伐，难以应对人类面临的新挑战。

为应对 21 世纪医学教育面临的新挑战，满足一个相互依存的世界卫生系统对医学教育的需求，国际医学教育界专家提出必须重新设计医学教育，再次对医学教育进行彻底的、权威的检视，以继续发扬一个世纪以前那次轰轰烈烈的教育改革的精神。为此，来自全球的 20 位学术带头人组成了"21 世纪全球医学卫生教育专家委员会"，分享在医学、护理和公共卫生领域的高等教育理念，并共同制定一个跨越国界、打破单独学科界限的发展战略。该委员会的视角包揽全球，跨越多学科，且具有系统性。在《弗莱克斯纳报告》发表一百年之际，该委员会在权威医学杂志《柳叶刀》（*The Lancet*）上发表了报告《新世纪医学卫生人才培养：在相互依存的世界为加强卫生系统而改革医学教育》。报告阐述了百年以来全球医学教育改革的成果与现状，列出了 10 项教学和机构改革目标，其中 6 项涉及教学改革，4 项涉及机构改革。提出在全球化时代，在世界各国相互依存度不断增加的情况下，推动转化式学习和相互依存的医学教育，使所有国家的卫生工作者都掌握运用知识、批判性思维和注重伦理行为的能力，胜任在以病人和人群为中心的卫生体系中工作，融入既担当地区卫生工作责任，又具有国际视野的全球卫生队伍当中。[①] 21 世纪全球医学

---

① JULIO F, LINCOLN C, BHUTTA Z A, et al. Health professionals for a new century: transforming education to strengthen health systems in an interdependent world ［J］. Lancet, 2010, 9756（376）: 1923 - 1958.

卫生教育专家委员会的报告，促使全球医学教育界进一步反思，① 开启了第三代医学教育改革浪潮。在此基础上，国内有专家提出，医学教育已经进入了以健康为基础、跨界交叉的第四代改革。②

二、中国高等医学教育改革历程

党的十八大以来，进入中国特色社会主义新时代，以习近平同志为核心的党中央高度重视民生福祉，将教育和保障人民健康放在优先发展的战略地位。国家高度重视高等医学教育，出台了系列政策促进高等医学教育改革和发展，在政策的推动下我国高等医学教育取得了举世瞩目的成就。同时我们也应该看到，在全面建成小康社会、建设健康中国的背景下，与人民日益增长的对高质量医疗和教育的期盼相比，高等医学教育也面临着系统性、深层次的规模层次、人才结构、培养质量、条件保障和工作机制等诸多的不适应，亟待转型变革。③

（一）高等医学教育政策的发展

中国高等教育经过专业设置、学校扩招、重点大学设立、院系调整、院校融合、"双一流"建设等，目前已经形成了比较完善的高等教育体系。进入 20世纪 90 年代，原独立设置的医科大学纷纷并入没有医学院的大学，成为综合性大学，实现强强联合，促进资源共享和多学科的交叉融合。根据教育部的数据，1990—2006 年间全国共有 46 所各级各类高等医学院校（含中医、药学、高专、职工）并入综合性大学或非医学类多科院校，其中卫生部 11 所直属重点医科大学有 9 所并入综合性大学。院校合并后的中国高等医学教育在教育管理体制、专业结构、人才培养、招生形式、师资发展、临床教学资源及国际交

---

① 万学红. 全球医学卫生教育专家委员会 21 世纪医学教育展望报告的启示［J］. 中国循证医学杂志，2011，11（5）：477–478.

② 全国医学教育发展中心. 全国高等院校医学教育研究联盟 2021 年会主论坛报告纪要［EB/OL］.（2021–12–21）［2022–01–27］. https://medu. bjmu. edu. cn/cms/show. action？code = publish_4028801e6bf38f43016c2d4f6f46038a&newsid = f51ad5c98deb4f21aa4192 e8865ea928&channelid = 0000000053.

③ 孙宝志. 全球视野下高等医学教育面临的挑战与改革出路［J］. 医学与哲学（人文社会医学版），2013，34（7）：1–4.

流合作等方面发生了一系列的变化，为培养引领世界医学发展的高层次医学卫生人才打下了重要基础，使我国在全球医学教育领域的影响力逐渐增强。[①]

2001—2013 年是我国高等医学教育改革加速发展期，高等医学教育的规模、质量和效益都有明显提高。伴随中国加入世界贸易组织，国际化、市场化、法治化的全新局面使高等医学教育面临更多挑战。为了尽快与国际医学教育接轨，国家陆续出台《中国医学教育改革和发展纲要》（2001）、《关于举办高等医学教育的若干意见》（2002）、《护理、药学和医学相关类高等教育改革和发展规划》（2004）、《继续医学教育"十一五"规划》（2006）、《本科医学教育标准——临床医学专业（试行）》（2008）、《关于加强医学教育工作提高医学教育质量的若干意见》（2009）、《关于实施临床医学教育综合改革的若干意见》（2012）、《关于建立住院医师规范化培训制度的指导意见》（2013）等系列积极导向的政策，推动高等医学教育获得全面快速发展。其中，《中国医学教育改革和发展纲要》是指导医学教育进行规模、布局、层次、结构调整的纲领性依据，对我国高等医学教育管理体制、学制与学位、终身教育系统以及教育质量保证体系的建立和完善起到了重要的推动作用。2017 年 7 月，国务院办公厅正式下发《关于深化医教协同进一步推进医学教育改革与发展的意见》，为深化医教协同推动医学教育改革做出进一步部署，以需求为导向，以质量为核心，完善医学人才培养体系，加快合格医学人才特别是紧缺人才的培养。[②]

我国高等教育已从大众化阶段步入普及化阶段，2021 年 8 月教育部《2020 年全国教育事业发展统计公报》显示，全国各类高等教育在学总规模 4 183 万人，比 2019 年增加 181 万人；高等教育毛入学率 54.4%。据全国医学教育发展中心 2018 年数据，全国 192 所本科医学院校中，中央部属院校 32 所，招生人数 9 376 人；地方院校 160 所，招生人数 94 185 人。显然，决定我国医学教育整体质量的关键因素在于地方院校。截至 2020 年，我国医学院校

① 黄睿彦. 我国高等医学教育转型中的困惑与思考 [J]. 中华医学教育杂志，2010（6）：801 – 805.
② 新华社. 国务院办公厅印发《关于深化医教协同进一步推进医学教育改革与发展的意见》[EB/OL].（2017 – 07 – 11）[2022 – 01 – 27]. http://www.gov.cn/xinwen/2017 – 07/11/content_5209710.htm.

数量为 193 所，居全球第四位。① 提升地方院校的医学教育质量，是提升我国医学教育质量的突破点。

（二）医学人才培养结构不断优化

2001 年，医学教育缩减中等医学教育规模；2002 年，停止自学考试和各类高校的远程教育举办医学类专业学历教育；2004 年，开办八年制医学教育（医学博士学位）；2008 年，实施本科医学教育专业认证。医药类高校积极推动教学改革，人才培养质量显著提升，层次结构逐步优化。2015 年起不再招收七年制临床医学专业学生，统一调整为临床医学专业"5+3"一体化模式；2017 年从招生"入口"开始，逐步实现本科临床医学类、中医学类专业列入一本招生计划。②

经过数次学科学制调整，高等医学教育目前已形成 11 个一级学科、54 个二级学科，全面覆盖基础、临床、口腔、公共卫生与预防、中医、中西医结合、药学和中药学等各个医学相关领域。特别是以"5+3"（5 年临床医学本科教育+3 年住院医师规范化培训或 3 年临床医学硕士专业学位研究生教育）为主体、"3+2"（3 年临床医学专科教育+2 年助理全科医生培训）为补充的临床医学人才培养体系基本确立，全科和儿科等紧缺人才得以补充，公共卫生、药学、护理、康复、医学技术等人才的培养得以协调发展。

（三）教育系统与卫生系统联动开展医教协同改革

教育界和卫生界一直努力推进国家医学教育与医疗系统的紧密互动。2003 年，教育部、卫生部联合设立重大研究课题组，对高等医学教育管理体制、学制与学位、终身教育系统，以及教育质量保证体系实施调研，提出了系统全面的政策建议。③ 2005 年，医学教育政策咨询委员会成立，在教育部、卫生部的

---

① 中华人民共和国教育部. 2020 年全国教育事业发展统计公报 [EB/OL]. (2021 - 08 - 27) [2022 - 01 - 27]. http://www.moe.gov.cn/jyb_sjzl/sjzl_fztjgb/202108/t20210827_ 555004.html.

② 黄琼. 1978—2018 年中国高等医学教育政策变迁：基于历史制度主义分析框架 [J]. 中国卫生事业管理, 2019, 36 (12): 942 - 945, 955.

③ 王德炳. 中国高等医学教育管理体制和学制学位改革研究总体报告 [J]. 医学教育, 2005 (6): 1 - 4.

委托下，开展政策调研和科学研究，提供政策咨询建议。同年卫生部与教育部联合建立医学教育宏观管理工作部际协调机制，主要为加强部际沟通和高效解决医学教育发展中的矛盾。2008 年，中央财政加大对医学教育的投入，大幅提高医学本科生的生均拨款定额。2011 年召开的全国医学教育改革工作会议上首次提出"医教协同"。2013 年 12 月，国家卫计委、教育部、国家发改委等七部委联合发布了《关于建立住院医师规范化培训制度的指导意见》，为医教协同发展打下了坚实基础。2017 年，在全国医学教育改革发展工作会议上，时任国务院副总理刘延东作重要讲话，教育部、卫计委、中央组织部等 10 个部委出席会议，共同参与医学教育改革，充分体现了医教协同和多部门工作机制协同。

为培养满足人民群众日益增长的健康需求的医学人才，高等医学教育与卫生健康部门紧密协调与合作，不断推动医教协同。教育、卫生、人力资源、财政等政府部门与行业机构及学术团体，应打破部门、行业界限，共同评估国家卫生人力现状、制定政策、跟踪变化、协调关系，满足大卫生的需求。① 2014 年 6 月，教育部、国家卫计委等六部委联合印发《关于医教协同深化临床医学人才培养改革的意见》，明确指出到 2020 年中国要基本建成有中国特色的、标准化的、规范化的医学人才培养体系，做到院校教育、毕业后教育、继续教育三阶段有机衔接，并明确提出医教协同的概念。多部门协同育人开启了我国高等医学教育改革新的历史阶段。以此为起点，制定出台的众多政策为高等医学教育内涵提升、转型发展提供了政策支持。时任国务院副总理刘延东多次就"医教协同推动医学教育改革"作批示，习近平总书记作为全面深化改革的决策者，在中央深改组第三十六次会议上指出，改革越深入，越要注意协同，既抓改革方案协同，也抓落实协同，更抓效果协同。

2010 年教育部、卫生部首批共建北京大学等 10 所高校医学院，到 2015 年共建医学院达 20 所，充分发挥了共建高校附属医院在医药卫生体制改革中的示范作用，促进了医学院和附属医院之间的融合，实现了两者在人才培养、科学研究和临床医疗等方面的共建共享。国家集中优势跨学科资源构建医科，鼓励一流院校兴办一流的医学专业，体现医学教育的精英教育本质。全国 112 所

① 孙宝志. 全球视野下高等医学教育面临的挑战与改革出路［J］. 医学与哲学（人文社会医学版），2013，34（7）：1-4.

原"211 工程"建设高校中，有 42 所高校设有医学院（部）或为独立办学的医学院校；在 39 所原"985 工程"建设高校中，有 26 所高校设有医学院（部）；在 42 所"一流高校"建设序列中，设有医学院（部）的达 30 所，占比超过 70%。这些办学基础雄厚、优质资源丰富、学科实力明显的综合性大学通过合并医科、新建医科、共建医科等多样化模式，积极开展医学教育。这些大学具有加强临床医学、基础医学和医学交叉学科建设，举办医理、医工深度结合的医学教育的能力，可有效扩大医学人才的供给规模，增强科学研究能力，提升社会服务能力。

为进一步保证附属医院的教学质量，2020 年 9 月，国务院办公厅印发《关于加快医学教育创新发展的指导意见》（以下简称《意见》），特别提出"夯实附属医院的人才培养主阵地"概念，引导教育系统与卫生系统联动开展医教协同改革。《意见》指出，高校要科学规划设置附属医院的数量，防止盲目增设附属医院。要抓紧制定完善高校附属医院等临床教学基地标准，将人才培养质量纳入临床教学基地绩效考核和卫生专业技术人员医疗卫生职称晋升评价的重要内容。

（四）"新医科"统领医学教育改革创新

2017 年 10 月 18 日，习近平总书记在党的十九大报告中提出，要加快一流大学和一流学科建设，实现高等教育内涵式发展的国家战略，以及要完善国民健康政策，为人民群众提供全方位全周期健康服务的健康中国战略。2019 年 4 月，教育部等相关部门发布"六卓越一拔尖"计划 2.0，主张发展新工科、新医科、新农科、新文科，推动全国高校掀起一场"质量革命"。新医科建设主要是适应新一轮科技革命和产业变革的要求，提出了从治疗为主到兼具预防治疗、康养的生命健康全周期的医学新理念，开设了精准医学、转化医学、智能医学等新专业，批准了 74 家高校附属医院为首批国家临床教学培训示范中心。

为指导高等医学教育发展，《意见》特别提出"以新医科统领医学教育创新"的概念，加快高层次复合型医学人才培养，健全以职业需求为导向的人才培养体系，设置交叉学科，促进医工、医理、医文学科交叉融合；推进"医学＋X"多学科背景的复合型创新拔尖人才培养。《意见》特别强调以新医科统领医学教育创新，对现有专业建设提出新要求，建设一批新的医学相关专业，强力推进医科与多学科深度交叉融合。《意见》的颁布标志着中国高等医学教育进入一个全新的发展阶段。[①]

2019 年，时任教育部高教司司长吴岩强调，发展新医科是新时代党和国家对医学教育发展的最新要求，加强新医科建设，一是理念新，医学教育由重治疗向预防、康养延展，突出生命全周期、健康全过程的大健康理念；二是背景新，以人工智能、大数据为代表的新一轮科技革命和产业变革扑面而来；三是专业新，医工理文融通，对原有医学专业提出新要求，发展精准医学、转化医学、智能医学等医学新专业。[②] 医学院校开展进一步深化内部管理体制和教学改革的探索，重点是提高人才培养质量，关注学生成长。医学院校积极开展以"学生为中心"的教育方式方法改革，营造开放式、个性化学习氛围，加强学生探究式、启发式、批判式学习，强化学生专业素养、科学精神和社会责任感，提升学生临床实践能力和岗位胜任能力。

北京大学医学部副主任王维民认为，"以医为本"是"新医科"的前提和基础，"新医科"是指在医学学科自身内容深化、更新与拓展的基础上，与其他学科交叉融合，诞生出新学科和新领域，弥补现有医学教育的短板。"经典"医学教育强调守正创新和内涵优化，在经典医学中，融入大健康理念，从聚焦疾病诊治到关注预防—治疗—康养生命全周期；融入现代前沿技术，主动接受人工智能、大数据、基因组学等新兴前沿技术；融入通识和多学科知识，建设医学生的"全人教育"和"全方位教育"。"新医科"与"医学 + X"强调交叉学科和领域拓展，如精准医学、转化医学、智能医学等。王维民认为，对于高层次复合型医学人才培养，在本科教育的基础上加"X"是十分必要的，是从职业精神到专业知识的拓展与丰富。但加什么内容、在什么阶段加入需要进一步考量。从人才培养的规律角度看，加"X"的概念应该在医学教育的全过程逐步渗透，不限于本科教育阶段，以达到最终的培养目标。[③]

---

① 闻德亮，丁宁. 中国共产党领导高等医学教育的发展历程、辉煌成就与经验启示 [J]. 中国高教研究，2021（8）：17 – 25.

② 中国教育在线. "新医科"来了！中国高校的医学学科实力如何？[EB/OL]. （2019 – 11 – 26）[2022 – 01 – 28]. https://baijiahao. baidu. com/s? id = 1651258974859442735& wfr = spider&for = pc.

③ 全国医学教育发展中心. 全国高等院校医学教育研究联盟 2021 年会主论坛报告纪要 [EB/OL]. （2021 – 12 – 21）[2022 – 01 – 27]. https://medu. bjmu. edu. cn/cms/show. action? code = publish_4028801e6bf38f43016c2d4f6f46038a&newsid = f51ad5c98deb4f21aa41 92e8865ea928&channelid = 0000000053.

（五）信息技术革命对医学教育的挑战

近年来，现代信息技术在世界范围内得到极大的发展，知识大数据、虚拟模拟技术运用、网络互动教学平台的诞生彻底改变了医学教育的教学模式，给医学教育带来了巨大的挑战，推动了医学教学模式的变革。信息技术使知识传授向知识建构转化，使个人数字化的医学知识体系得以重新构建，使自主学习成为可能，使个性化学习、终身学习需求得到满足。世界范围内新冠肺炎疫情的发生与发展，更是促进了线上教学与学习的全球化，信息技术已经成为医学教育教学中不可缺少的重要技术，在线课堂、微课、慕课等新型教学模式逐渐推广，应运而生的 VR 和 AR 模拟训练、辅助诊断、移动教学、医学影像实时会议技术等都对教育教学方式产生了深远影响，极大地颠覆了传统的医学教育教学模式，实现了教学多元化，也改变了教师与学生的思想观念。

2010 年教育部颁布的《国家中长期教育改革和发展规划纲要（2010—2020 年）》强调了教育信息化的重要性；2018 年，教育部印发的《教育信息化 2.0 行动计划》中指出人工智能、大数据、云计算、物联网、区块链等技术迅猛发展，将深刻改变人才需求和教育形态；2021 年 7 月，教育部等六部委印发《关于推进教育新型基础设施建设构建高质量教育支撑体系的指导意见》，提出到 2025 年，基本形成结构优化、集约高效、安全可靠的教育新型基础设施体系，并通过迭代升级、更新完善和持续建设，实现长期、全面的发展。该意见指出，教育新型基础设施是以新发展理念为引领，以信息化为主导，面向教育高质量发展需要，聚焦信息网络、平台体系、数字资源、智慧校园、创新应用、可信安全等方面的新型基础设施体系。该意见支持有条件的学校利用信息技术升级教学设施、科研设施和公共设施，促进学校物理空间与网络空间一体化建设；依托"互联网＋教育"大平台，创新教学、评价、研训和管理等应用，促进信息技术与教育教学深度融合。[①]

---

① 中华人民共和国教育部. 教育部等六部门关于推进教育新型基础设施建设构建高质量教育支撑体系的指导意见［EB/OL］.（2021－07－28）［2022－01－26］. http://www.moe.gov.cn/srcsite/A16/s3342/202107/t20210720_545783.html.

第二节　新时代医学人才培养标准

教育为谁培养人？培养什么样的人？怎样培养人？这是习近平总书记 2018 年 5 月 2 日在北京大学师生座谈会上提出的教育命题，也是一张需要医学教育界回答且必须取得优良成绩的问卷。习近平总书记明确指出：我们的教育要培养德智体美全面发展的社会主义建设者和接班人。[①] 只有抓住这个根本，才能真正办好教育，真正办好学校，真正搞好教育教学工作。高等医学教育承担着培养高素质医学人才的使命，关系着医药卫生事业的可持续发展，涉及教育和医疗两个关键的民生领域。医学教育人才培养质量控制无疑是非常重要的，如何培养好国家需要的卫生事业建设者与接班人，是医学院校的重大使命。

一、"五星级医生"的理念

1992 年，世界卫生组织（WHO）的 Boelen 博士提出了"五星级医生"（five star doctor）的概念，在医学教育界引起较大反响。其反映出医学发展趋势，体现了大众需要，亦为医学教育指明了方向，已被许多国家和地区所接受。"五星级医生"即指未来医生应成为具备以下五种能力者：一是卫生保健提供者（care provider），即能根据病人预防、治疗和康复的总体需要，提供卫生服务；二是医疗决策者（decision maker），即能从伦理、费用与病人等多方面的情况，综合考虑和合理选择各种诊疗新技术；三是健康教育者（health educator），即医生不只是诊疗疾病，更应承担健康教育的职责，主动、有效地增强群体的健康保护意识；四是社区领导者（community leader），即能参与社区保健决策，平衡与协调个人、社区和社会对卫生保健的需求；五是服务管理

---

① 习近平：在北京大学师生座谈会上的讲话［EB/OL］.（2018 – 05 – 03）［2022 – 01 – 28］. http://www.xinhuanet.com/politics/2018 – 05/03/c_1122774230.htm.

者（service manager），即协同卫生部门及其他社会机构开展卫生保健，真正做到人人享有卫生保健。[①]

"五星级医生"标准对国际医学人才的预防观念、康养保健、健康教育、社区医疗等现代医疗理念的培养提出了更高要求，适应了社会对医学人才质量的新期待，促进了医学教育人才质量评价的改革。

二、胜任力导向的医学教育

现代医学教育模式从强调以知识体系完整、课程设置前后有序的传统模式转变为强调以结果为导向、以医学生胜任力培养为中心的教育模式，即将学生知识学习、技能培养等传统教育计划的内容服务于胜任力目标的实现，体现为以结果为导向设计教育计划，评估医学教育项目。教育评价转为判断教育项目是否体现结果导向的理念，评价医学生和住院医师是否达到预期的胜任力要求，医生是否能为患者提供所需的优质医疗服务。

基于胜任力的医学人才培养，促使传统学科课程体系转变为综合整合的课程体系。王维民认为，培训目标、培训体系、评价方法对应的胜任力、里程碑、置信职业行为，是从理念、措施、落地、评价导向的教育模式要求学生从"掌握"知识，逐渐转变为"提升"能力的一系列过程对胜任力导向的医学教育进行的诠释。其中，胜任力框架是"领域要求"，里程碑标准是"阶段要求"，置信项目是"具体要求"。胜任力强调进一步加强学生的知识、技能学习的同时，也要注重学生的学习动机、特质、态度、能力等方面。学习方式由单纯记忆式学习逐渐转变为形成式学习、转化式学习，人才培养结果由专业人才提升为职业素养人才，最终达到变革推动者的要求。

2012 年中国医科大学孙宝志教授团队在对中国 31 个省市 8 000 多名执业医师，4 000 多名医学教育者、患者、管理人员、护士等利益相关方进行调查以及访谈后，构建了中国临床医师岗位胜任力通用模型。模型分为 8 大核心能力：临床技能和医疗服务、疾病预防与健康促进、信息与管理能力、医学知识与终身学习能力、人际沟通能力、团队合作能力、科学研究能力、核心价值观

---

① 五星级医生［J］. 中国医学人文评论，2007，1（0）：36.

与医生职业素养①，提出中国医学教育标准和岗位胜任力。该模型在近 10 年影响了国内医学教育的能力培养理念，也促成了中国医学教育标准的出台。此后，该团队进一步借鉴美国毕业后医学教育认证委员会的里程碑标准研究和发展经验，根据我国"5 + 3"临床医学人才培养模式的特点，针对临床医学生到住院医师规范化培训过程中各个阶段应该具备的行为、态度和技能要求展开研究，建立了上述各核心能力发展的里程碑标准，为我国医学教育提供了指导。②

三、中国医学教育标准与医学专业认证

质量保障始终是我国高等医学教育在发展过程中的首要任务。除建设内部质量保障体系和本科教学工作评估制度外，医学专业认证制度建设是我国高等医学教育进入新世纪的重点工作。我国自 2006 年开展医学专业认证试点工作，认证伊始就坚持建立中国质量和国际标准的认证体系，并邀请美国、澳大利亚、韩国和欧洲等认证专家参与中国认证实践。2008 年，在对包括世界医学教育联合会（WFME）《本科医学教育全球标准（2003 年版）》在内的相关标准进行深入研究后，教育部和卫生部联合发布《本科医学教育标准——临床医学专业（试行）》。同年，我国组建了自己的医学教育认证机构——教育部医学教育认证专家委员会和教育部临床医学专业认证工作委员会，正式启动了临床医学专业的认证工作。认证制度的建立在我国医学教育发展理念的更新、教学改革的推进、人才培养质量的提升等方面发挥了重要作用。

世界医学教育联合会是以保障全球医学教育质量为宗旨的非政府国际组织，在全球医学教育标准的制定和推动医学教育改革方面发挥着重大作用。各国医学教育认证机构只有通过 WFME 机构认定，其认证结论才被认可，经认证的医学院校毕业生方能被全球健康卫生行业所接受。经过十余年的探索实践，教育部临床医学专业认证工作委员会建立了与国际实质等效的认证制度体系，组织完成了全国 106 所医学院校（占比 76.3%）的临床医学专业认证。

---

① 孙宝志，李建国，王启明. 中国临床医生岗位胜任力模型构建与应用 [M]. 北京：人民卫生出版社，2015：98.
② 孙宝志，李建国，王启明. 中国临床医生岗位胜任力模型构建与应用 [M]. 北京：人民卫生出版社，2015：104 – 205.

2018 年，该工作委员会启动机构认定申请工作，并于 2019 年 10 月接受 WFME 认定专家组的现场考察。2020 年，该工作委员会以"无条件通过"成绩正式获 WFME 医学教育认证机构认定，标志着我国医学教育标准和认证体系实现国际实质等效，医学教育认证质量得到国际认可。WFME 资格授予证书正式确认：全面认可教育部临床医学专业认证工作委员会的资质，认证标准与流程，认证后的监督、决策过程；工作委员会所认证的高校的医学教育质量已达到国际标准。

教育部临床医学专业认证工作委员会指出，专业认证中把教育评价作为一个重要部分，是引导学校建立自己的内部质量保障系统，让学校自己的评价部门告诉决策部门，根据本校特点应该如何做到真正的可持续发展，而不是为迎评而评价。由于医学实践性强，所以临床医学专业认证的教育评价也有一定的特殊性，尤其要注意对于临床教学基地即对医院培养质量的控制，要保证医院教学和院校本部教学的衔接。另外，要通过评价促进不同医院也就是不同教学基地间的同质性，这在一定程度上保证了教育质量的底线和公平性。例如学校会进行常规的教学基地检查，专业的教师发展要延续到医院中去，督促医院建立起相应的教研室和教学规章制度等。① 只有明晰医学教育的标准，即定好标尺，才能不断提升医学教育人才培养质量。

第三节 新时代医学教育改革理念

2022 年 6 月 15 日，教育部召开医学教育专家座谈会，听取专家意见建议，加强医学教育战略谋划，研究推进新医科建设，推动新时代医学教育创新发展。教育部党组书记、部长怀进鹏指出，习近平总书记强调把保障人民健康放在优先发展的战略位置，坚持"人民至上、生命至上"，为医学教育改革指明了方向、提供了遵循。医学教育具有极端重要地位，是大国计、大民生、大学

---

① 麦可思，郭坤. 以保底线为前提 系统谋划促改革［EB/OL］.（2021 - 09 - 15）［2022 - 01 - 26］. https://www.163.com/dy/article/GJVEED5J05218435.html.

科、大专业，新医科建设连接着人才，也与科研、产业直接相关。全面推进健康中国建设对医学教育提出新的时代命题，新科技革命和产业变革给医学教育带来新的外部挑战，医学教育自身面临的突出矛盾和问题对改革提出迫切要求，提高医学教育能力、加快医学教育改革、推进产教融合，时不我待。他强调，要从全局上看医学教育，准确识变、科学求变、主动应变，更好地认识把握医学教育规律，加强总体设计、谋划结构优化、全力提高质量，把医学教育摆在关系教育与人民健康优先发展的重要地位，加快建设世界医学重要人才中心和创新高地，踏实走好医学人才自主培养之路。

一、医学教育肩负培养以人类健康为己任、有家国情怀人才的重大责任

"构建人类命运共同体"是习近平总书记于 2015 年 9 月在纽约联合国总部出席第七十届联合国大会一般性辩论发表重要讲话时提出的治国理政方针理念。21 世纪以来，多次全球健康卫生事件和突发传染病的发生与发展，昭示了面对病毒、疾病，人类是没有国界的，人类只有一个地球，各国共处一个世界，要倡导"人类命运共同体"意识。① 医学无国界，医者共仁心，在医学发展日新月异的大时代，医生要以人类健康为己任，促进医学不断进步，更好地满足患者对健康的需求，这也应该成为各医疗机构和每位医务人员最大的愿望。《新世纪医学卫生人才培养：在相互依存的世界为加强卫生系统而改革医学教育》报告指出，医学教育人才培养难以满足医疗卫生发展的需要，医药卫生人才总量供给和卫生需求相差甚远，初级保健工作者缺乏，城乡差距大，不注重疾病预防，结构和分布尚不合理，政策环境亟待完善。该报告提出了机构改革的建议：各国要建立教育系统和卫生系统紧密联合的规划机制，使医学教育更有效地实现其提升医疗卫生服务能力的目标。②

实现中华民族伟大复兴，教育的地位和作用不可忽视，始终坚持立德树人

---

① 曲星. 人类命运共同体的价值观基础 [J]. 求是，2013（4）：53–55.
② JULIO F, LINCOLN C, BHUTTA Z A, et al. Health professionals for a new century: transforming education to strengthen health systems in an interdependent world [J]. Lancet, 2010, 9756（376）：1923–1958.

是高等医学教育的立身之本和价值追求。习近平总书记在 2016 年 8 月召开的全国卫生与健康大会上，用"敬佑生命、救死扶伤、甘于奉献、大爱无疆"概括了我国广大医疗卫生与健康促进工作者的职业精神，以及他们身上承载着的沉甸甸的责任与光荣使命，并被写入 2019 年《中华人民共和国基本医疗卫生与健康促进法》，对我国当代医疗卫生人员崇高的职业精神进行了定义，也成为我国高等医学教育立德树人的目标。

全国医学院校、附属医院秉持全程、全员、全方位的"三全"育人理念，将思想政治育人工作、职业教育工作贯穿医学教育、医学生学习的全过程，医学院校教师、医护人员更是身体力行。2020 年新冠肺炎疫情暴发以来，各高等医学院校将崇高的职业精神教育融于抗疫行动之中，全国涌现了大批医德高尚、医术精湛的卓越医学人才，风雨同舟、众志成城，铸就了"生命至上，举国同心，舍生忘死，尊重科学，命运与共"的抗疫精神，体现了医者的家国情怀与人间大爱。

二、医学教育是系统性、长周期的教育，要打造终身教育的培养体系

传统"一朝受教，终身受用"的理念需要改变，广泛开展毕业后医学继续教育，能使医学工作者不断更新知识，提高业务技术水平，站在学科前沿，推动医学科学的发展。终身教育已经成为教育发展与社会进步的共同要求。医学院校不仅肩负着传授医学知识与医疗技能的任务，还担负着培养学生终身学习意识、养成终身学习习惯、形成终身学习能力的责任，促进医学生自我发展与职业发展紧密契合。

终身学习能力培养是在自我不断反思的过程中形成的，是个体在与环境变化的互动间形成的，是创新能力的基本内涵，也是创业能力的构成因素。[①]2020 年国务院办公厅印发的《关于加快医学教育创新发展的指导意见》指出，创新能力是社会可持续发展的原动力，加强大学生终身学习能力的培养，能为国家提供创新型人才储备，构筑创新型国家。新冠肺炎疫情以来，世界范围内

---

① 王洪才. 创新创业能力培养：作为高质量高等教育的核心内涵 [J]. 江苏高教，2021 (11)：21 – 27.

医疗健康与公共卫生领域人才的数量和质量相对不足，面临新挑战，医学院校要为医学生的可持续发展赋能。

当前我国高等医学教育改革，要把终身学习理念与学历教育、毕业后教育紧密结合起来，形成医学生在校学历教育—住院医师规范化培训—医学继续教育的终身教育体系。2015 年，教育部决定，自当年起将七年制临床医学专业招生调整为临床医学专业（"5 + 3"一体化），即 5 年本科阶段合格者直接进入本校与住院医师规范化培训有机衔接的 3 年临床医学（含中医、口腔医学）硕士专业学位研究生教育阶段，实施一体化人才培养。2017 年 7 月，教育部发布《关于进一步做好"5 + 3"一体化医学人才培养工作的若干意见》。一体化人才培养是培养高水平高素质临床医师的重要途径，是标准化规范化临床医学人才培养体系的重要组成部分，是推进医学教育综合改革的重要内容。[①] 目前，以"5 + 3"为主体的具有中国特色的医学人才培养体系全面建立，医教协同育人机制更加健全，综合大学医学教育管理体制机制更加完善，医学教育质量文化建设取得显著成效，人才培养质量显著提升，服务卫生健康事业发展的能力明显增强。[②]

住院医师规范化培训是毕业后医学教育阶段最为重要的组成部分，培训的制度化和规范化是培养出能看病、会看病"标准化"医生的关键。2013 年底，国家卫计委等七部委联合印发了《关于建立住院医师规范化培训制度的指导意见》。2014 年 6 月，教育部等六部委出台《关于医教协同深化临床医学人才培养改革的意见》。同年 8 月，国家卫计委印发《住院医师规范化培训管理办法（试行）》。全国统一的住院医师规范化培训制度已经初步建成。

---

① 中华人民共和国教育部. 关于进一步做好"5 + 3"一体化医学人才培养工作的若干意见 [EB/OL]. (2017 – 06 – 22) [2022 – 05 – 06]. http://www.moe.gov.cn/srcsite/A08/moe_740/s3864/201707/t20170703_308435.html.
② 中华人民共和国教育部. 关于加强医教协同实施卓越医生教育培养计划 2.0 的意见 [EB/OL]. (2018 – 10 – 08) [2022 – 05 – 06]. http://www.moe.gov.cn/srcsite/A08/moe_740/s7952/201810/t20181017_351901.html.

三、医学教育新时代是转化式学习的时代，医学教育需致力于知识转化的教学和评价模式改革

第三次医学教育改革着眼于教学设计和机构设计两个层面的改革，教学改革的理想结果是实现转化式教育。报告指出，学习过程有三个层次，即授予式学习（informative learning）、形成式学习（formative learning）和转化式学习（transformative learning）。授予式学习是获取知识和技能的学习，目的在于培养专家；形成式学习着重于社会价值观的形成，目的在于培养卫生技术人员的职业素养；转化式学习是三个连续层次的最高一级，着重于培养领导特征与能力，目的在于培养推动变革的医学人才。转化式学习的意义在于它会引导学生产生三个重要的转化：从死记硬背式的学习转化为整合信息用于决策，从为专业文凭而学习转化为为了有效的团队合作而获取核心能力，从不加批判地接受现有教育转化为借鉴全球经验，致力于针对本地需要的创新。机构改革的理想结果是形成相互依存的教育体系。相互依存是以系统为中心的学习方法的关键元素，因为它强调了系统中各组成部分之间相互的作用与影响。理想的教育也是相互依存的，涉及三个重要转化：从教育系统和卫生系统各自为政转化为一个和谐统一的系统，从一个个独立的机构转化为一个协作网、一个联盟、一个联合体，从只关注单位内部运作转化为共享全球的教育内容、教学资源和革新成果。①

（一）科学的学业评价能引导医学教育改革

学习层次的提出，对我们制定培养目标、设计教学内容、改革教学方法、评估学生学业等都具有重要的指导意义。国家对教育评价十分重视，中共中央、国务院印发了《深化新时代教育评价改革总体方案》，包含改进结果评价、强化过程评价、探索增值评价、健全综合评价四部分内容。另外，教育部印发的《关于加强新时代教育科学研究工作的意见》也有利于推动教育教学改革，提高教育教学质量，科学作出教育决策，更新理念，提高教师素质。

---

① 龙汉安，肖秀丽.《在相互依存的世界为加强卫生系统而改革医学教育》报告的启示与反思［J］. 成都中医药大学学报（教育科学版），2012，14（1）：6－7.

（二） 重学习过程的形成性评价改革

美国教育心理学家本杰明·布鲁姆（Benjamin Bloom）提出，形成性评价就是在教学过程中通过对学生对所学知识掌握的程度进行系统性评价以获得教学反馈信息改进和调整教学方式的过程。[①] 建构主义学习理论认为学习是基于特定背景或情境的，在同伴或教师的协助下，完成对知识的意义建构。[②] 形成性评价在我国临床医学专业教学实践中评价方式单一化、评价内容知识化、评价目的功利化、评价管理机械化、评价结果利用不充分的现象依然广泛存在。在理论教学中，部分医学院校通过学生课堂学习态度评价学生的平时表现；通过综合问题讨论、病例分析、PPT演讲或翻转课堂等方式评价学生的自主学习能力和团队合作能力；通过理论知识测试与反馈，考查学生对医学知识的掌握及运用情况，使学生能够及时查缺补漏，提高学习效果。部分医学院校在实验教学中，借助实验报告、实验理论知识、实验准备、实验过程、实验成果等各个环节的形成性评价，有效提升学生的实验技能水平和实验科学素养。在临床见习教学中，除了传统的病例讨论、临床活动观察等评价方式外，医学院校还应用了迷你临床演练评量（Mini-CEX）、档案袋评价等多种形式，推动临床见习阶段考核评价模式的变革。临床实习阶段的形成性评价则注重对学生医学知识、技能、核心价值观和职业素养的全面指导与管理。一些医学院校在毕业实习阶段采取了多样化的形成性评价方式，如临床情景模拟评价、临床实习手册评价、床边考核和临床操作技能评估（DOPS）等。

（三） 关注学生学习体验度、个性化发展的质性评价

质性评价主要是借助哲学社会科学中的质的研究方法和范式，它更多地关注学生自身在学习中建构的过程，深入挖掘学生自身的个性化发展，运用"深度描述"学生成就的"质"的方法，关注学生"质"方面的发展，重点是系统地检查学生的优缺点，并对学生的个性特征作出"质"性的分析和解释。质性评价遵循多维度原则、持续性原则、真实性原则、发展性原则等。作为更

[①] 安德森，克拉斯沃尔，艾雷辛，等. 学习、教学和评估的分类学：布卢姆教育目标分类学［M］. 修订版. 皮连生，主译. 上海：华东师范大学出版社，2008：3-25.

[②] EISNER E W，BLOOM B S，HASTINGS J T，et al. Handbook on formative and summative evaluation of student learning［J］. Studies in art education，1971，14（1）：932.

加关注学生自身发展的一种评价方式，质性评价通过不同评价主体以及多种评价方法从不同角度对学生的学业开展评价，对学生的全面发展具有重要参考和指导作用。近年广泛开展的对医学生综合素质、人文素养、职业精神等的评价，均属于质性评价。质性评价能很好地引导医学教育教学重视学生各种能力的培养，摈弃单纯灌输知识的教育理念。[1]

（四）混合式教学将成为高等教育的教育教学新常态

混合式教学是近年全球广泛运用的，将在线教学和传统教学结合起来开展的"线上＋线下"教学模式。根据学习理论，学习是需要主动参与的，有效的教学一定是依据学习的规律对学习者给予及时、准确的外部支持的活动，"线上＋线下"新旧两种教学组织形式的优化组合，能引导学习者从浅度学习进入深度学习。2021年12月，在第十二届新华网教育论坛上，时任教育部高教司司长吴岩表示，要全力抓好高校教育教学"新基建"，抓专业、抓课程、抓教材、抓学习技术方法、抓教师，通过做好这"五抓"来托起高等教育的高质量。吴岩认为，学习技术是一种新的教育生产力，是教师的一种新的能力，教师的"教"要用新技术，学生的"学"要通过新的技术来实现，技术与教育教学的融合将引发一场新的学习革命，混合式教学要成为今后高等教育的教育教学新常态。[2]

四、医学教育是倡导以岗位胜任力为导向的教育

第三代医学教育改革的愿景是，所有国家的医学卫生人才都必须接受如何运用知识进行批判性思维的培训和职业道德培训，使自己成为全球团队的一员，能立足本地工作，胜任以患者和人群健康为中心的卫生系统工作，其最终目标在于确保覆盖全民的高质量综合性服务。倡导以岗位胜任力为导向的教学设计，其核心是以培养岗位胜任力为基础的课程设置和以团队为基础的学习方法。以胜任力为基础的学习方法是目标导向的方法，以胜任力为基础的教育理

---

① 苑毅. 质性评价：另一种学生学业评价方法［J］. 教育教学论坛，2020（19）：360 - 361.
② 吴岩：抓好教育教学"新基建" 走好人才自主培养之路［EB/OL］.（2021 - 12 - 02）［2022 - 01 - 28］. http://education. news. cn/2021 - 12/02/c_1211471188. htm.

念注重的是教育结果，教育过程可视化，使学生、政策制定者和利益相关方信服。

（一）临床实践能力的培养是医学专业人才培养的落脚点

通过实践教学环节，能实现医学知识、能力与素质的转化；通过早接触临床，能增进医学生与病人、社会的接触，解决医学生知识学习与社会需求不相匹配的问题，培养和造就立志解决实际问题、为人民健康服务的未来医师。因此，我们要抓住临床实践能力这个核心胜任力指标，探索推进人才培养模式与教育教学改革。

（二）创新精神与能力的培养是卓越医学人才培养的抓手

创新能力是高层次、高素质人才必备的核心竞争力。创新是引领发展的第一动力，是建设现代化经济体系的战略支撑。一是要瞄准世界科技前沿，强化基础研究，实现前瞻性基础研究、引领性原创成果的重大突破。这要求医学院校打破固化的教育观念，构建鼓励学生独立思考和自由探索的学习环境，从而激发学生的探索欲和好奇心。二是要促进医工、医理、医文学科交叉融合，建立医药基础研究创新基地，以推进多学科背景的复合型创新拔尖人才培养。将最新的科技文化前沿知识纳入医学教育教学过程中，将教育的成果落实到人才素质的全面提升上。三是要重视医学生国际视野的拓展。随着全球化朝更加纵深的方向发展，中国高等医学教育应加强与国际高水平大学、科研机构的交流合作，培养具有世界格局和国际视野的高层次拔尖创新医学人才。

（三）内驱动力的培养是医学人才可持续发展的永动机

高等教育的成功就在于使每个学习者都变成主动的人，具有独立思考能力和自学能力，有价值追求，具有高度社会责任感，具有创造社会价值的能力，知道自己该做什么和该如何做，从而满足自己成长的需要和社会发展的要求。如果高等教育能够使每个学习者都具备这种能力，无疑就是高质量的。[①]

总之，高等医学教育应当主动适应国家人民健康服务新需求和健康产业发

---

① 王洪才. 创新创业能力培养：作为高质量高等教育的核心内涵［J］. 江苏高教，2021（11）：21－27.

展新要求，全方位推进医教协同育人，加快建立医学人才招生、培养、就业等方面的协同联动机制，形成医学本科教育、专业学位研究生教育和住院医师规范化培训之间的有效衔接，优化医学人才培养的知识能力素质结构。围绕全周期全过程维护群众健康需要，深化临床医学类、口腔医学类、公共卫生与预防医学类、中医学类、中西医结合类、医学技术类、护理学类专业人才培养模式改革，加快培养不同类型的医学人才。[①]

第四节　卓越医学人才培养新要求

为贯彻落实《国家中长期教育改革和发展规划纲要（2010—2020 年)》，中共中央、国务院发布《关于深化医药卫生体制改革的意见》，加快推进临床医学教育综合改革，2012 年，教育部、卫生部共同组织实施卓越医生教育培养计划。[②] 根据地方教育、卫生行政部门的初审意见，教育部、卫生部通过组织专家审核，确定了第一批卓越医生教育培养计划项目试点高校 125 所，改革试点项目 178 项，其中拔尖创新医学人才培养模式改革试点项目 26 项，五年制临床医学人才培养模式改革试点项目 72 项，农村订单定向免费医学教育人才培养模式改革试点项目 39 项，"3 + 2"三年制专科临床医学教育人才培养模式改革试点项目 41 项。广州医科大学成为第一批五年制临床医学人才培养模式改革试点项目学校。[③]

2018 年 9 月 17 日，教育部、国家卫生健康委员会、国家中医药管理局发布《关于加强医教协同实施卓越医生教育培养计划 2.0 的意见》。卓越医生教

---

① 闻德亮，丁宁. 中国共产党领导高等医学教育的发展历程、辉煌成就与经验启示［J］. 中国高教研究，2021（8）：17 - 25.

② 中华人民共和国教育部. 关于加强医教协同实施卓越医生教育培养计划 2.0 的意见 ［EB/OL］.（2018 - 10 - 08）［2022 - 05 - 06］. http://www. moe. gov. cn/srcsite/A08/moe_740/s7952/201810/t20181017_351901. html.

③ 中华人民共和国教育部. 教育部　卫生部关于批准第一批卓越医生教育培养计划项目试点高校的通知［EB/OL］.（2012 - 11 - 16）［2022 - 05 - 23］. http://www. moe. gov. cn/srcsite/A08/s7056/201211/t20121116_166952. html.

育培养计划2.0是建设高水平本科教育实施的"六卓越一拔尖"计划2.0之一。总体思路是紧紧围绕健康中国战略实施，树立"大健康"理念，深化医教协同，推进以胜任力为导向的教育教学改革，优化服务生命全周期、健康全过程的医学专业结构，促进信息技术与医学教育深度融合，建设中国特色、世界水平的一流医学专业，培养一流医学人才，服务健康中国建设。

铸魂、培根、塑人是高等医学院校的根本任务，大学就是要努力培养担当民族复兴大任的时代新人，培养德智体美劳全面发展的社会主义建设者和接班人。而大学文化对全面推进医疗、教育、科研，对人才培养、科学研究、社会服务、文化传承，对学校的发展起到价值引领的作用。

针对医学教育中学生内驱动力不足，创新精神和实践能力不强，教师教学能力、精力投入不足等问题，广州医科大学重视医学生身边榜样的选择，经过半个多世纪的薪火相传和千锤百炼，提出了"勇于担当的家国情怀，实事求是的科学精神，追求卓越的人生态度"的新时代南山风格，这正是新时代医学教育人才培养的价值取向。我们遵循内因驱动、外因保障、实验先行的大原则，抓住改革的机遇，探讨营造广州医科大学特色的榜样育人教育教学文化，通过对新时代南山风格的凝练，逐步内化于心、外化于行，真正融入师生骨髓，构建和谐的教育生态，对学校全面发展起引领作用，培养学生的理想信念，影响学生的人格塑造。

基于精英教育与榜样育人的培养理念，学校重构人才培养路径，以能力为导向、以项目为抓手，以"临床医学专业统筹实验班"（"南山班"）先行先试，以点带面、点面结合、齐头并进，逐步推广到各专业，达到铸魂——培养勇于担当的家国情怀、培根——培养实事求是的科学精神、塑人——培养追求卓越的人生态度的目标，形成了新时代南山风格引领的榜样式卓越医学人才培养广医范式，为国家卫生事业、区域人群健康事业贡献"广医力量"。一批批具有新时代南山风格、抱有家国情怀，志存高远、德术兼修、医文相融的毕业生，成为临床科学家、临床管理者、临床医疗人才，主动融入社会，以服务社会为己任，默默守护着大众的生命健康，为实现健康中国战略而努力。

第二章　新时代南山风格的发源 与人才培养广医范式

　　钟南山，1936 年出生于江苏南京，福建厦门人。中共党员，中国工程院院士，著名呼吸病学专家，广州医科大学教授、博士生导师。广州国家实验室、广州医科大学附属第一医院国家呼吸系统疾病临床医学研究中心主任，中国医学科学院学部委员，中国抗击非典型肺炎、新冠肺炎疫情领军人物。曾任广州医学院（2013 年更名广州医科大学）党委书记、院长及第一附属医院院长，中华医学会会长，呼吸疾病国家重点实验室主任，国家卫健委高级别专家组组长，国家健康科普专家。

　　钟南山 1996 年当选中国工程院院士。1995 年、2003 年荣获"全国先进工作者"称号；2003 年获评"感动中国年度人物"；2009 年当选"100 位新中国成立以来感动中国人物"；2016 年获第十一届光华工程科技奖成就奖；2020 年获何梁何利基金科学与技术成就奖，同年团队获得年度国家科技进步奖创新团队奖，获评"全国教书育人楷模"；2020 年 9 月，习近平总书记授予其国家最高荣誉"共和国勋章"。

　　钟南山从 1971 年始在广州医科大学度过 50 多年职业生涯，是一名真正的广医人，也是一位桃李满天下、锐意创新的国家级"教学名师"。

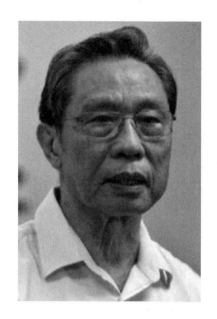

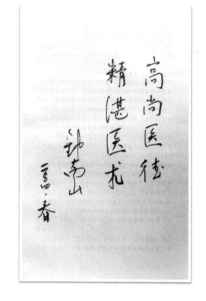

图2-1　钟南山像

图2-2　钟南山院士为广州医科
大学主编的《生命困惑与选择》医学
伦理学学习指导教材题词

第一节　新时代南山风格的产生与内涵

　　文化认同是最深层次的认同，是民族团结之根、民族和睦之魂。大学作为培养人才的摇篮、科学研究的阵地，其存在和发展既需要物质基础的支撑，更需要精神力量的引领。大学精神是一所大学在长期发展过程中经过积淀所形成的一种为师生广泛认同的价值观念体系，它是一所大学存续过程中独具特色的文化标识，也是一所大学能够对师生产生潜移默化影响的重要因素。在60多年的办学历程中，一代又一代广医人承前启后、接续奋斗，在广州医科大学这片沃土上孕育了"勇于担当的家国情怀，实事求是的科学精神，追求卓越的人生态度"的新时代南山风格，成为汇聚广大师生智慧和力量的重要纽带，推动着学校不断向更高水平迈进。

一、南山风格的历史源流

新时代南山风格有着清晰的历史源流，它根植于"艰苦创业、脚踏实地、开拓进取"的广医人精神，发源于"奉献、开拓、钻研、合群"的南山风格，传承于"临危不惧、实事求是、无私奉献"的"抗非"精神，并在服务社会、创新学术、培养人才的具体实践中不断丰富发展，构筑起一片意蕴深厚的精神家园，成为广医人弥足珍贵的精神财富。

（一）精神之根："艰苦创业、脚踏实地、开拓进取"的广医人精神

广州医科大学在1958年建校之初，全校师生员工秉持筚路蓝缕、以启山林的创业精神，披荆斩棘、迎难而上，在烂泥地上白手起家，仅用了3个月的时间，便完成了学校的筹备、组建和招生工作。首届学生入学时，教室不够，就在操场的大榕树下、竹林里摆讲台，用"打游击"的方式上课；仪器设备缺乏，师生共同动手自制了实验仪器、标本和模型。为解决建校之初办学场地不足的问题，同时更好地节约资金，全校师生员工热情高涨，利用业余时间轮流上岗，每天下午4点去劳动，先挖地基，再挑泥沙填下去加固，日夜奋战在工地上，有的教师因低血糖而昏倒，待稍微康复，又继续投入劳动；经师生们数月轰轰烈烈的奋战，合计挖土2 600立方米，填充沙石2 015立方米，大大加快了教学大楼的建设进程，并节约了大笔资金。为解决建校初期生活用品困难的问题，学校一方面教育大家精打细算、节约粮食、坚定信心、做好工作，另一方面组织师生搞好农副业及代食品生产，利用校内30亩闲置土地种植蔬菜、地瓜，养猪养鸡、挖塘养鱼，还开办了一个面积50余亩的农场，师生员工用辛勤的劳动有效地克服了经济生活困难，保持了学校的稳定和正常的教学秩序。

尽管建校初期困难重重，但师生们乐观向上、开拓进取，学校在异常艰苦的条件下初步形成了完整的医学教学体系，为国家输送了一批优秀医学人才。在此后的办学实践中，建校初期师生们用实际行动铸就的精神力量始终激励着一批又一批的广医人，也推动着学校始终保持着自强不息、锐意进取的干劲，始终在医学教育领域保有自己的一席之地。在20世纪90年代，由时任校长钟

南山倡导、经全体师生广泛讨论，学校凝练了体现办学优良传统和全体师生面貌的精神力量，将其阐述为"艰苦创业、脚踏实地、开拓进取"的广医人精神。

几十年来，广医人精神深刻融入学校的办学实践中，感染和激励着一代又一代广医人不畏艰难、勇攀高峰，已成为学校持续发展壮大、生生不息的动力源泉。新时代南山风格正是孕育在这样的精神沃土中，吸吮了广医人精神在家国情怀、科学精神、人生态度等方面的养分，在新时代焕发出新的生命力。

（二）精神之源："奉献、开拓、钻研、合群"的南山风格

钟南山院士是广州医科大学优秀人才的杰出代表，他始终秉持一颗对人民的赤子之心，把解除病人痛苦的责任感作为提高自己专业水平的动力，坚持"医生看的不是病，而是病人"的理念，几十年如一日地在医疗战线奋战，把自己奉献给祖国和人民，成为人民的英雄。他有着追求卓越的拼搏韧劲，面对"广医要赶上省部级的大学实在太难了"的气馁，钟南山坚定地提出要"承认落后，不甘落后，卧薪尝胆，告别落后"，应该"多看到自己的长处，别老在自己短处上转悠，觉得自己一无是处，应该敢于创新、敢于怀疑、敢于突破"。正是凭着这样一股拼搏劲头和"小中做大"的冲劲，钟南山带领广州医科大学不断迈上新台阶。他带领团队瞄准国际前沿理念、攻关国家急需的项目，始终坚持自己的创新理念——未能转化为造福社会的科研成果还谈不上是真正的"创新"，以解决影响国计民生的重大问题为导向，聚焦病人急需用科研来解决的问题，甘于坐冷板凳、勇于钻研，在呼吸疾病研究、预防与治疗领域取得了卓著的成就。他非常重视团队协作，常常对同事、学生说"靠一个人钻研的时代过去了，现在医学发展趋势是越来越交叉、融合，很多的科研项目需要多中心的团队大协作，不是一个人能做成的，如果没有团队精神、没有协作能力的话就很难成功"，在解决临床问题时，钟南山经常协调组织多学科专家，从不同角度联合诊断，通过团结协作解决科研、医疗中遇到的问题。

可以说，勇于开拓的品格、严谨朴实的作风、无私奉献的精神、赤诚爱国的情怀始终贯穿在钟南山的全部工作之中，他"奉献、开拓、钻研、合群"的精神被人们誉为"南山风格"。新时代南山风格延续了其核心内涵，钟南山奉献的精神体现为在重大关头勇于担当的家国情怀，开拓、钻研、合群的精神则体现在实事求是的科学精神和追求卓越的人生态度之中。

（三）精神之柱："临危不惧、实事求是、无私奉献"的"抗非"精神

2002 年底至 2003 年上半年抗击"非典"是人类与疫病斗争史上一场壮烈的斗争。广州医科大学在这场战役中勇立潮头，在生与死的考验中临危不惧，向广东省卫生厅主动请缨把最危重的病人送到学校附属医院。钟南山那句"把最危重的病人送到我们这里来"，掷地有声，尽显大医情怀。此后，全省各地最危重的"非典"患者和被严重感染的医务人员纷纷被送至学校第一附属医院，学校成了广东攻克"非典"病魔的战略要地和制高点。

以钟南山为首的学校专家坚持实事求是的科学态度，没有盲从已有结论，提出"非典"病原可能是由某种病毒或其变种引起的，并率先总结出"三早三合理"的治疗原则，即早发现、早隔离、早治疗，合理使用呼吸机、合理使用激素、合理治疗并发症，使用这个方案创造了危重病人抢救成功率 84%、治愈率 93% 的奇迹，世界卫生组织专家充分肯定该方案，认为世界卫生组织在广东找到了所希望得到的治疗非典型肺炎的经验。此外，学校还积极选派专家驰援全国各地抗击"非典"，据不完全统计，抗击"非典"期间，学校派出专家近 100 人次，会诊非典型肺炎病人 600 多人次，培训医务人员 5 000 多人次，在抗击"非典"工作中的卓越贡献，得到广大人民群众、党和国家领导人以及广东省领导的高度评价。

"非典"过后，学校党委号召全校师生员工学习抗击"非典"的先进事迹，并总结了抗击"非典"过程中呈现的精神力量，将其阐释为"临危不惧、实事求是、无私奉献"的"抗非"精神。"抗非"精神进一步丰富了广州医科大学的精神谱系，创造性地总结了广医人临危不惧、实事求是的精神特质，成为新时代南山风格的重要支撑。

（四）精神新阐发："生命至上，举国同心，舍生忘死，尊重科学，命运与共"的伟大抗疫精神

2020 年 8 月 19 日是第三个中国医师节，习近平总书记在节日祝贺中强调，广大医务工作者要坚持人民至上、生命至上，崇尚医德、钻研医术、秉持医风、勇担重任，努力促进医学进步，为建设健康中国、增进人民健康福祉作出新贡献。2020 年 9 月 8 日，习近平总书记在全国抗击新冠肺炎疫情表彰大会

上的讲话中提到，抗疫斗争伟大实践再次证明，社会主义核心价值观、中华优秀传统文化所具有的强大精神动力，是凝聚人心、汇聚民力的强大力量。在这次抗疫斗争中，14 亿中国人民显示出高度的责任意识、自律观念、奉献精神、友爱情怀，铸就起团结一心、众志成城的强大精神防线。由此形成的"生命至上，举国同心，舍生忘死，尊重科学，命运与共"的伟大抗疫精神是中国共产党人以人民为中心的价值追求，是医护人员大无畏的战斗精神。

在全国抗击新冠肺炎疫情表彰大会上，钟南山荣获习近平总书记颁发的"共和国勋章"。钟南山代表了一群具有家国情怀的医学家，从"非典"到新冠肺炎，他们一直站在抗疫一线，成为公共卫生事件应急系统建设的推动者，促成了国家多项政策法规的制定，更成为突发公共卫生事件的代言人，成为稳定民心的科学家代表。"生命至上，举国同心，舍生忘死，尊重科学，命运与共"的伟大抗疫精神是中国共产党人以人民为中心的价值追求，是医护人员大无畏的战斗精神。抗击新冠肺炎疫情斗争以来，以钟南山为首的广大医务工作者，在危急时刻挺身而出，慷慨"逆行"，建言献策，治病救人，为国家、为社会、为患者作出了重大贡献，受到了全国人民的热爱。《中国日报》以《钟南山，共和国勋章当之无愧》为题，刊载钟南山的大幅照片，并配以"敢医敢言、勇于担当，提出的防控策略和防治措施挽救了无数生命，在非典型肺炎和新冠肺炎疫情防控中作出巨大贡献"的高度评价。以"勇于担当的家国情怀，实事求是的科学精神，追求卓越的人生态度"为精神核心的新时代南山风格，就是医务工作者的科学精神、战斗精神，体现的是共产党人人民至上的价值追求。理想信念、世界观和人生观、方法论、道德人格，这四个价值维度构成了新时代南山风格的完整内涵。在伟大抗疫精神视野下，南山风格无疑作出了完美的诠释。

生命至上：人民至上、生命至上是中国抗疫斗争最鲜明的底色。钟南山始终恪守着一条原则：生命无价，病人的利益高于一切。从普通医生到院士，他始终心如朗月。在抗击"非典"中他主动请缨，是出自内心的召唤。他坦言医务人员的价值，体现为服务社会、服务群众，为挽救每一条生命倾尽全力。2020 年 9 月 17 日，钟南山在《人民日报》撰文《人民至上　生命至上》："我国基本恢复了正常生产生活秩序，并且实现了疫情的常态化防控，这可以说是一个奇迹。习近平总书记强调：人民至上、生命至上，保护人民生命安全和身体健康可以不惜一切代价。对于广大医务人员来说，自己的工作是——健康所系、生命相托。这份责任不但成为医务人员在应对突发公共卫生危机时无畏前行的动力，还时刻提醒着医者是人类与病魔斗争的最后一道防线，这背后是生命的重量。"

举国同心："大家全国的帮忙，武汉是能够过关的。武汉本来就是一座很英雄的城市。"在武汉封城的日子里，钟南山在电视上含泪鼓励全国人民团结在一起，拧成一股绳，共渡难关。

舍生忘死：钟南山在抗疫战斗中曾说，医院是战场，作为战士，我们不冲上去，谁上去？新冠肺炎疫情初期，就是他呼吁大家不要去武汉，而自己却连夜买了无座火车票逆行武汉。

尊重科学：钟南山说，我最推崇讲真话，真话不一定都是对的，假话不一定都是错的。科学家在态度上，要实事求是；在方法上，要团结协作。

命运与共：钟南山认为，做科研就是要"顶天立地为人民"。"顶天"就是要抓住国际前沿理念、攻关国家急需的项目，"立地"就是要能解决老百姓的需求，"为人民"是指最终要提高我国人民的健康水平。

新时代南山风格在医学界和医学教育中已得到充分认同。新时代南山风格代表的是家国情怀、勇于担当；临危不惧、敢医敢言；实事求是、开拓创新；德术兼修、大爱无疆。融广医人精神、"抗非"精神为一体的新时代南山风格已经成为引领广州医科大学发展、指导卓越人才培养、锻造师生独立高尚人格的精神瑰宝和方向标。学校培养出一批批具有新时代南山风格的医学人才，他们在常年的临床医疗工作中，在历次重大公共卫生事件面前不畏困难，勇于担当，为祖国医学事业奉献了自己的力量。

二、新时代南山风格的主要特点

新时代南山风格充分吸收了广医人精神、"抗非"精神的核心要义，并在实践中衍生出新的特点，在抗疫精神中阐发，集中体现了自强不息的内在品质，充分彰显了勇于担当的实践特质，深刻融入了钟南山院士的个人素养，是激励广州医科大学师生员工干事创业的动力源。

（一）体现了自强不息的内在品格

自强不息是南山风格的内在品格，表现为不断完善自我、超越自我、追求卓越。在艰苦的办学环境中，广医人并没有气馁，而是用自己勤劳的双手不断改善发展环境，通过锐意进取不断推动办学事业取得新突破。面对自然灾害和突发公共卫生事件，广医人并没有被吓到，而是迎难而上、顽强拼搏，"啃"下一个又一个"硬骨头"，在战胜一个又一个困难中磨炼成长。在竞争激烈的医学教育发展环境中，广医人并没有急于求成，也没有求大求全，而是始终聚焦自身优势和特色，坚守追求卓越的信心和志气，在一个点上寻求重大突破。这种自强不息的内在品格已经融入广医人的气质，并在代代相传中随着时代变化而与时俱进，为学校更好地发展积蓄力量。今天的广州医科大学历经 60 多年的磨砺成长，从建校之初仅有 298 名学生、27 名教职工，发展为拥有 1.3 万余名学生、近 1 500 名教职工的广东省高水平大学重点建设高校，从仅有一个专业发展到覆盖医学、理学、管理学、工学、法学 5 个学科门类的 21 个本科招生专业，形成了博士、硕士、本科多层次人才培养体系。60 多年来，广州医科大学坚持自强不息、追求卓越，一步一个脚印走，一棒接着一棒干，在披荆斩棘、攻坚克难中奠定了坚实的发展基础，在前赴后继、赓续奋斗中实现了自我超越，从坚守一隅、声名不显到不断拓展、享誉全球，从常年中游乃至下游到领跑"全国进步最快学校"，从国家自然基金项目寥寥无几到连续多年稳居全国百强，真正实现了小学校亦有大作为、小学校亦有大影响、小学校亦有大未来。

（二）彰显了勇于担当的实践特质

南山风格具有鲜明的实践特质，一代代广医人将个人命运与国家前途、民族命运紧密相连，在国家急需的时候挺身而出、勇于担当，为守护人民健康鞠躬尽瘁，为国家富强、民族振兴、人民幸福拼搏奋斗，在服务人民、奉献社会中将爱国情转化为报国行。在办学过程中，学校将实践能力作为人才培养目标的第一要素，把责任和担当融入师生的精神内核，培养了一批又一批社会需要的多样化、高质量、实用型人才，他们积极服务国家和区域经济社会发展，尤其在呼吸系统传染病所导致的重大突发公共卫生事件防控中发挥了重要作用。2003 年抗击"非典"战斗中，以钟南山为代表的广医人主动向上级部门请缨，以战士的勇敢无畏、学者的铮铮铁骨、医者的仁心仁术和严谨求实的科学态度积极摸索救治经验，提出了"三早三合理"的治疗原则，为广东、全国乃至全世界抗击"非典"的胜利作出了重要贡献，产生了深远的国际影响；2020

年新冠肺炎疫情发生后，广州医科大学作为广东省援鄂医疗队的主力军，将这种勇于担当的精神带到了湖北，不畏艰险，全力投入收治重症、危重患者的工作，争分夺秒开展救治，为打赢疫情防控阻击战作出了突出贡献。此外，学校全链条、全方位参与病毒溯源、核酸筛查、临床救治、科研攻关、疫苗研制、药物筛选、系列防控产品研发、中医药防治、心理疏导、社区防控、国际交流、政府决策咨询等抗疫工作，充分发挥了呼吸疾病领域"国家队"的作用，得到政府、社会、学界的高度评价。钟南山被授予"共和国勋章"，新冠肺炎疫情防控研究南山团队荣获第二届全国创新争先奖，学校还荣获其他国家、省、市表彰奖励 30 项。

（三）融入了钟南山的个人素养和团队精神

南山风格以钟南山为鲜明标识，深刻融入了其个人素养和团队精神。钟南山投身呼吸系统疾病的临床、教学和科研工作已 60 多年，是推进中国呼吸病学发展迈向国际前沿的学科带头人之一。他不仅医术精湛、医德高尚，而且尊重科学、实事求是，他的道德风骨和学术勇气令人景仰。在抗击"非典"期间，钟南山勇敢地否定了"典型衣原体是非典型肺炎病因"的观点，为广东卫生行政部门及时制订救治方案提供了决策论据，使广东成为全球"非典"病人治愈率最高、死亡率最低的地区之一；新冠肺炎疫情发生后，钟南山敢医敢言，提出存在"人传人"现象，强调严格防控，组织撰写新冠肺炎诊疗方案，在疫情防控、重症救治、科研攻关等方面作出杰出贡献；从抗击"非典"到抗击新冠肺炎疫情，钟南山一直站在抗疫一线，成为公共卫生事件应急体系建设的推动者，促成了国家多项政策法规的制定，更成为应对突发公共卫生事件的代言人，成为稳定民心的科学家代表。

2020 年钟南山院士团队获得年度国家科技进步奖创新团队奖。钟南山院士团队是我国呼吸道烈性传染病的主要防控团队。他们不仅在国家疾病防治第一线上挺身而出，还在全球防治呼吸系统疾病领域中发挥了举足轻重的作用。团队自 1979 年建立以来，以实事求是、生命至上的态度，对影响我国居民健康的慢阻肺、肺癌、"非典"及新冠肺炎等重大呼吸系统疾病的防、诊、治作出了重要贡献。

除此之外，钟南山还是"五育"融合发展的典范，他不仅在医德、医术等方面有着卓越的水平，还几十年如一日地坚持体育锻炼，并具有良好的艺术修养。正是有了钟南山这样的杰出人物，才使得南山风格的底色更加鲜亮，有了这样一个优秀榜样对南山风格的价值观念、行为方式进行传递，让南山风格可以更好地引领卓越人才培养。

三、新时代南山风格的深刻内涵

新时代南山风格脱胎于广州医科大学 60 多年的办学实践，是吸纳了学校已有的诸多大学精神并进行创新的文化结晶，在家国情怀、科学精神、人生态度方面有着丰富的内涵。

（一）坚持服务社会，厚植勇于担当的家国情怀

坚持服务社会，树立高远的理想追求和深厚的家国情怀，是新时代南山风格的核心内容。长期以来，广州医科大学立足时代要求，坚持立德树人，牢记为党育人、为国育才的使命，紧紧围绕服务国家战略，着眼战略支撑和高端引领，主动对接国家急需高层次人才培养需求，聚焦经济社会发展对高水平人才的重大需求，深化多元合作育人机制，努力培养担当民族复兴大任的时代新人，持续加强儿科学、精神医学、康复医学、全科医学等"大健康"紧缺人才的培养，推进以"临床医学专业统筹实验班"（"南山班"）为代表的临床医学卓越人才培养模式改革，加强药学、生物技术卓越人才培养，构建拔尖创新人才培养体系，加快高水平公共卫生人才培养体系建设，推进高水平公共卫生学院建设，在抗击新冠肺炎等重大疫情中，学校培养的人才在医疗战线上可堪大用、能担重任，以实际作为展现出强烈的爱国精神、深厚的家国情怀和过硬的实干能力。此外，学校结合自身在临床专科方面的优势，不断提升诊疗水平，助力健康中国建设：积极参与应对处置重大突发公共卫生事件，特别是新冠肺炎疫情发生后，学校全链条、全方位参与抗疫工作，发挥了中流砥柱的作用；首次组织了全国慢阻肺早期治疗的多中心临床试验，提出应该像高血压和糖尿病一样对慢阻肺进行早防早诊早治的理念；在国际上规范并细化了早期肺癌三种切除方式的选择标准，心肺联合移植例数居全国第一；创建国内首家重症孕产妇救治中心，每年接收重症转院患者近千例，抢救成功率达到 98.6%；首创精准腹腔热灌注化疗技术，已累计治疗 50 余万例次，治疗恶性腹水有效率达 90% 以上。

（二）坚持求真务实，培育实事求是的科学精神

实事求是是一种科学的思想方法、工作方法，也是新时代南山风格的精髓所在。钟南山在教书育人过程中曾多次强调，"我们尊重的是事实，而不是权威。科学只能实事求是，不能明哲保身，否则受害的将是患者"，"看事情或者做研究，要有事实根据，不轻易下结论，要相信自己的观察"，在紧要关头他更是用实际行动诠释什么叫"实事求是"。2003 年"非典"疫情期间，他在"典型衣原体是非典型肺炎病因"几乎已经成为定论的背景下，没有盲从权威部门的结论，而是亲自检查每一位病人的口腔，坚持实事求是，勇敢地对"衣原体之说"提出质疑，并积极开展科研攻关，从 40 多例"非典"患者的呼吸道分泌物及血清检测中分离出两株冠状病毒，经初步认定，这极可能就是"非典"的重要病原，这一成果得到了世界卫生组织的认可。在病原体之争的全部过程中，他始终坚持对事实负责的精神，不唯书、不唯上、只唯实，促成广东省决策层坚持和加强了原来的防治措施，这也是广东省"非典"患者病死率最低、治愈率最高的重要原因。2020 年初，当人们对于新型冠状病毒是否"人传人"仍然充满疑问的时候，钟南山接到国家卫健委的电话后第一时间投入武汉疫情防控主战场，通过科学手段了解情况以后，果断向社会公布新冠肺炎存在"人传人"的情况，拉响了全国新冠肺炎疫情防控的警报。

（三）坚持砥砺奋斗，涵养追求卓越的人生态度

广州医科大学的办学史是一部永不停息创建高水平医科大学的奋斗史，追求卓越是新时代南山风格的内在驱动力。正如钟南山所说，一个人要是没有任何理想和追求的话，他的喜怒哀乐就完全跟物质的东西相关；假如他有所追求的话，其他东西就会变得很次要，他的韧劲就会很高，不管遇到什么困难都会朝前走；假如每个人都能这样，这个社会就会进步很快，国家也会进步很快。在办学目标上，学校从成立之日起就致力于追求卓越、创建高水平的医科大学，培养服务社会经济发展的创新型、实用型人才，产出具有原始创新性的高水平学术成果。同时，学校通过营造积极向上的干事创业氛围，推动全校师生员工均能够自觉追求卓越，树立起全员自觉追求卓越的办学意识，为校内不同层次类型的人才创造追求卓越的机会，鼓励各类人才通过自身努力实现个人人生目标，进而带动学校办学质量和竞争力的稳步提升。此外，学校不断深化人

才培养模式改革，培养更多符合社会发展需要的卓越人才，如学校成立了以钟南山为班主任的南山学院，改变传统医学专业大班授课、实践不足的弊端，实行小班教学、鼓励动手实践、增加师生互动，开展基础与临床有机融合的器官系统课程整合教学模式，通过典型病例，从解剖、生理、病理、诊断到治疗整个过程，融会贯通多个学科知识，提倡"全程导师制、重英语、强人文、强科研、早临床"，注重培养学生的人文素养、临床实践能力、自主学习能力，人才培养成效明显。

第二节　新时代南山风格与大学文化

一、南山风格升华为医学人才培养的价值文化

广州医学院 1958 年建校，2013 年更名为广州医科大学。60 多年薪火相传，学校形成了"艰苦奋斗、脚踏实地、开拓进取"的广医人精神，学校注重校园文化建设，形成了自信、自强的文化氛围，推动全校的改革与发展。

钟南山多年刻苦攻关、不断探索，对医学事业作出了杰出贡献，1985 年起联合国世界卫生组织聘任他为医学顾问；1990 年广东省政府通令嘉奖；1992 年 7 月，广东省政府任命钟南山为广州医学院院长；1995 年被评为全国劳动模范；1996 年 4 月当选中国工程院院士。钟南山 1992 年担任学校书记、院长时说过，广州医学院（2013 年更名）要承认落后、不甘落后、卧薪尝胆、告别落后；要培养留得住、下得去、干得好的顶天立地的人才；他认为学生在广医要学做人、学做事、学本领。

1996 年学校党委发出《关于深入开展向钟南山同志学习活动的通知》，号召全校教职工学习他热爱祖国、时刻不忘为国争光的高贵品质；学习他勇于探索、精益求精的科学态度；学习他无私奉献、全心全意为人民服务的人生观；学习他忘我工作、以精湛的医术治病救人的良好医德；学习他勇于创新、努力培养合格接班人的高度责任感；学习他"两个文明一起抓"和坚持改革开放的坚定信念。

1997 年 1 月，中共广州市委召开特别会议，决定在全市人民中开展学习模范共产党员钟南山的活动。《广州日报》在报道中介绍了在广东地区广大医务工作者中乐于称道的"南山风格"。关于南山风格的内涵，钟南山在回答记者提问时答复为——奉献、开拓、钻研、合群。广医人精神和南山风格激励着广大师生员工脚踏实地、开拓进取，认真搞好本职工作，推动了学院各项工作向纵深发展。当年学校围绕"立高尚师德、树教育新风"，加强师德建设，把弘扬广医人精神和南山风格落实到教育与科研活动中，首次评选了学校"教书育人十佳教育工作者"，开展了师德建设活动月，进一步加强了师德和校风建设。[①]

"厚德修身、博学致远"，学校历经半个多世纪薪火相传，建校之初就形成"奉献、开拓、钻研、合群"的南山风格，20 世纪 90 年代形成广医人精神，2003 年融合"临危不惧、实事求是、无私奉献"的"抗非"精神，近年升华形成"勇于担当的家国情怀，实事求是的科学精神，追求卓越的人生态度"的新时代南山风格。"抗非"精神、广医人精神与新时代南山风格，共同构筑了广医人奋勇前进的精神力量，也是新时代广医人增强志气、骨气、底气的重要动力来源。这是以钟南山院士为代表的广医医学科学工作者的风范与精神，已然泛化为培养社会主义建设者与接班人、培养拔尖创新人才的培养目标，成为医学人才培养的核心价值观与追求，超越了学科与学校的界限。

新时代南山风格与新时代卓越医生教育培养计划 2.0、《关于加快医学教育创新发展的指导意见》中对于医学生的"五术"素质要求取向高度契合。学校聚焦塑造人文情怀、提升创新能力、增强实践能力的育人目标，新时代南山风格的升华与凝练过程，就是学校教育教学改革发展的同向同行演进过程。学校传承大学文化和人文精神的育人理念，在多次教育部评估中得到同行专家的一致认同。

二、巍巍南山，山高水长

鲁迅先生曾说："我们自古以来，就有埋头苦干的人，有拼命硬干的人，有为民请命的人，有舍身求法的人……这就是中国的脊梁。"

---

① 广州医学院校史编写组. 广州医学院校史［M］. 广州：广东人民出版社，2008.

2003 年那场没有硝烟的战争，钟南山那一句"把最危重的病人送到我们这里来"至今仍回响在人们耳边。临危不惧、实事求是、直言不讳，让他成为人民群众心目中的英雄。17 年后，面对未知的病毒，他再次出征，星夜逆行武汉。他的一句"大家全国的帮忙，武汉是能够过关的"，给疫情下的人们以信心、以底气。他，有院士的专业，有战士的勇猛，更有国士的担当。他带领团队与无数奋战在疫情防控一线的人们一起，筑成保护人民身体健康的"脊梁"。

子曰："吾道一以贯之。"有媒体曾评价："钟南山之为钟南山，贵在一贯。一贯地有益于人民，一贯地有益于社会，一贯地有益于家国。"这"一贯"，便是南山风格。

却顾所来径，苍苍横翠微。早在 1996 年钟南山被评为中国工程院院士后不久，《广州日报》就以近万字的篇幅报道了他的事迹，并把他的思想作风、职业精神、人格力量和治学态度概括为"南山风格"。报道中这样写道：

"……在他身上，我们看到了一种体现着中华民族优秀传统的美德。是的，那勇于开拓的品格、严谨朴实的作风、无私奉献的精神和那一片赤诚的爱国之心，始终贯穿在他全部工作之中。这也就是广东地区广大医务工作者所乐于称道的'南山风格'。"

在钟南山的人生信条里，"奉献、开拓、钻研、合群"这八个字有着重要的意义。也许，我们可以通过细细品读这八个字，明了他"敢医敢言"背后这"一贯"之精神。

（一）奉献——赤子的家国情怀与责任担当

奉献，源于至诚报国的家国情怀。钟南山曾向学生提起："在我将要回国的时候，导师的挽留、爱丁堡的挽留，的确使我心潮澎湃！是的，那优越的条件、精良的设备、高层次的学术水平，确实有很大的吸引力。但是，我来自中国，祖国正需要我，我的事业在中国……在经受了歧视，维护了自己和祖国的尊严后，我更能深深地体会科学家巴甫洛夫的话'科学没有国界，但科学家却有国界'……当我回到珠江边的时候，我的心才真正踏实。"2020 年 1 月 18 日，钟南山接到国家卫健委的电话后马上跟助理说："今天必须赶到武汉。"他强调："国家的这件事情非常重要，国家需要我们去，我们必须今天就去！"当回忆起武汉抗疫最艰难的时刻，钟南山说身处武汉的学生曾发信息给他，讲述武汉居民们居家期间集体唱国歌、高喊"武汉加油"的情景，说着说着眼眶就红了。荣获"共和国勋章"后，钟南山表示："一个民族，关键要有一股气，这股气要是一直存在的话，我看这个民族就不可能被打倒。"繁霜尽是心头血，洒向千峰秋叶丹。正是至诚报国的爱国情怀，使他几十年如一日地奋战，为祖国和人民作出了重大贡献，成为人民的英雄。

奉献，源于对社会的责任和担当。钟南山出身于医学世家。父亲钟世藩常常废寝忘食地进行医学研究、做实验、写专著；无论白天黑夜，只要有病人求助，他都毫不犹豫外出行医。做父亲这样的人，是钟南山从小就树立的信念。正是这个信念，使得他带领团队勇挑重担，临危受命。"非典"期间，他那句"把最危重的病人送到我们这里来"使广医成为抗击"非典"的技术核心与攻坚重地，成了"非典"患者战胜病魔的信心保证。时至2020年，84岁的他再度出征，勇敢逆行、不畏艰险，探寻破解路径、分享治疗方案……他带领的团队，一部分第一时间驰援湖北当地的重症监护室，一部分坚守大本营救治重症患者……他说：医院是战场，作为战士，我们不冲上去谁冲上去。在抗击"非典"和新冠肺炎疫情的阻击战中，钟南山和他团队的奉献精神彰显的是对社会的道义责任与历史担当。

奉献，源于对人民的赤子之心。在央视2020年"开学第一课"的讲台上，钟南山深情地说："人的命是最重要的人权。"给学生上课时，钟南山总是讲："我们是医生，医生看的不是病，而是病人。"院士、改革先锋、"共和国勋章"获得者……无论获得多少国家级的头衔和荣誉称号，顶着多少光环，医生仍是钟南山最为看重的身份。他常说："我不过就是个大夫。"这朴实无华的话语，在熠熠生辉的光环下更显得难能可贵。他说："我对自己所从事的医研专业越来越热爱，对提高专业水平的渴望也越来越强烈。这个动力来自对病人求生愿望的理解，来自对解除病人痛苦的责任感，也来自为病人治好病后所得到的安慰和鼓励。"正是大爱无疆的医者仁心和甘于奉献的赤子之心使他成名之后仍淡泊名利，孜孜不倦地追求卓越。在接受采访时他说："在保护人民生命安全面前，我们必须不惜一切代价，我们也能够做到不惜一切代价。"荣获"共和国勋章"后，他主动向习近平总书记请战，参与疫情防控平台的建设。赤子的执着、医者的初心成就了钟南山院士不平凡的功绩。

（二）开拓——对理想的执着与对卓越的追求

开拓，源于对理想的执着追求。钟南山曾多次提到他中学老师说的一句话："人不只生活在现实中，还生活在理想中。"他始终用行动践行着对国家之爱、对人民之爱、对生命之爱，在追求理想的道路上不断开拓，执着向前。

开拓，源于追求卓越的拼搏韧劲。钟南山曾担任原广州医学院党委书记和院长。当时曾有人对他说，广医要赶上省部级的大学实在太难了。但钟南山并没有这么想。他大力倡导体现广医初创时期师生风貌的"艰苦创业、脚踏实地、开拓进取"的广医人精神，并经常为周围的人打气鼓劲，鼓励他们自信地迎接各种困难和挑战。他常说"少一点自卑感，多一点自信心"，"多看到自己的长处，别老在自己短处上转悠，觉得自己一无是处。应该敢于创新、敢于怀疑、敢于突破"。他说："广医确实不大，但我们不一定要学那些先进医学院校一样急于全面开展，我们可以突破一点，打到全国去。应该有这个信心和志气。"凭着一股追求卓越的韧劲和"小中做大"的冲劲，钟南山带领的广医迈上了跨越式发展的新台阶。

开拓，源于对培养一流人才的坚定信念。为培养优秀医学人才，一直站在医学教学第一线的钟南山主持开展医学教育改革。学校 2013 年创办南山学院，一改传统医学院校大班授课、实践不足的弊端，实行小班教学，鼓励动手实践，增强师生互动。率先开展基础与临床结合的器官系统课程整合教学模式，通过典型病例，从解剖、生理、病理、诊断到治疗整个过程，融会贯通多个学科知识，提倡"全程导师制、重英语、强人文、强科研、早临床"。结合双语教学，注重培养学生的人文素养、临床实践能力、自主学习能力。在开班仪式上，钟南山说："希望我班上的学生从一年级起就能亲身接触病人。我们的目标不是培养英语流利却去国外实验室做高级打工仔的人，而是创新型的中国医学实用人才。"在钟南山和广医老师们的指导下，学生们多次获得国家级大学生创新创业奖。他带领的呼吸学科教师团队荣获首批全国高校黄大年式教师团队称号，南山学院教师团队荣获"全国教育系统先进集体"。在 80 岁生日时，钟南山曾表示："我最大的愿望，就是把这个平台做得更大一些、更好一些，给年轻人创造更多的机会，让每一个年轻人都能在这里得到更好的发展。"说着说着，他不禁掉下了热泪。培养出一流的医学人才，一直是钟南山心中坚守不渝的信念。

（三）钻研——实事求是的态度与"顶天立地"的追求

钻研，源于实事求是的科学态度。早在留学英国的时候，为取得吸烟与健康问题相关研究的可靠资料，钟南山曾用自己的身体做实验。2003 年抗击"非典"时，他亲自检查每一位病人的口腔，坚持实事求是，勇敢地对衣原体之说提出质疑。他说："我们尊重的是事实，而不是权威。科学只能实事求是，不能明哲保身，否则受害的将是患者。"在病原体之争的全部过程中，他始终坚持对事实负责的精神，不唯书、不唯上、只唯实，促成地方决策层坚持和加强了原来的防治措施，使得"非典"患者病死率更低、治愈率更高。钟南山常对学生说："看事情或者做研究，要有事实根据，不轻易下结论，要相信自己的观察。"

钻研，源于对未知领域的孜孜求索。在回忆父亲时，钟南山说，父亲一生都在追求未知数，他总是在寻找什么。"非典"时期，曾有记者问他："你这样拼命到底是为了什么？"钟南山回答道："为了追求一个未知数……想把自己这个领域的问题搞清楚。"面对突如其来的、人类前所未见的传染性疫病，他带领专家团队夜以继日寻找最佳治疗方案。凌风知劲节，负霜见贞心。凭借一股"狠劲"，钟南山带领团队夙兴夜寐，与时间赛跑，开展病毒溯源、新冠临床特征、中医药防治新冠病毒肺炎、新冠病毒疫苗等研究，成功研发出新型冠状病毒 IgM 抗体快速检测试剂盒，建立国际首个非转基因新型冠状病毒肺炎小鼠动物模型，研制抗病毒疫苗。

钻研，源于"顶天立地为人民"的科研追求。钟南山说："做科研要'顶天立地为人民'。'顶天'就是要抓住国际前沿理念、攻关国家急需的项目，'立地'就是要能解决老百姓的需求，'为人民'是指最终目的是要提高我国人民的健康水平。"遇到一些难度较大的病，钟南山就视之为自己学术研究的一个挑战。他做研究最鲜明的特点是基于临床发现问题，然后通过研究解决问题。他不会为发文章而随便选题，而是选择研究影响国计民生的重大问题。在科研的道路上，他始终坚持自己的创新理念——未能转化造福社会的科研成果还谈不上是真正的"创新"。他说，病人急需我们用科研帮忙解决问题，我们就要甘于坐冷板凳，勇于钻研。

（四）合群——能干善干与团队协作的精神

善干，体现个人在集体中的合群性。钟南山在担任校长期间经常强调学生要"学做人、学本领"，强调合群。他常说，只有胸怀宽广，凝聚一帮人，团结一帮人，才能把事业干好。他认为，创新人才应该具备"五干"精神：肯干、能干、善干、恒干、敢干。其中"善干"指凝聚力，即善于调动各方的积极性。要在尊重他人的基础上，发现团队每个成员的优点和长处，将团队凝聚成一个整体，进而发挥团队最大的力量。

协作，体现科研和医疗中的合群性。在科学研究中，合群协作是一个很重要的要素。钟南山曾说："重大的创新靠协作，协作的前提是共赢，协作的成功靠号召力。号召力的素质一是有明确的目标，同时要有合群的风格。"他曾表示，给病人看病，不是靠一个人解决问题的，而是靠组织大家来解决问题。在他看来，医德好最重要的含义是要解决病人的具体问题，要千方百计提高自己的业务水平，自己不能解决的就找人解决。他曾谦虚地表示："我其实没有多大本事。我只是对呼吸这一学科懂得多一点，其他方面像心脏、胃肠、肝脏等学科，我也不精通。"每次大查房，钟南山都协调组织多学科专家，从不同角度联合诊断。"最多的时候有 8 000 多人一起参与线上视频查房，其中还有国际专家，经过讨论百分之八九十都能解决问题。"他说，靠一个人钻研的时代过去了，现在的医学发展趋势是越来越交叉、融合，很多科研项目需要多中心的团队大协作，不是一个人能做成的，如果没有团队精神、没有协作能力的话就很难成功。

全球合作，是应对疫情的必然要求。面对疫情，钟南山大力倡导的国内、国际大协作，同样是其合群精神的体现。早在 2003 年，钟南山就曾表示，面对人类共同的疾病，国际间的大协作非常有必要。2020 年 3 月 18 日，在广州市疫情防控新闻通气会上他又强调，国家之间要互相合作，"任何一个国家没控制好，这个地球就不安宁"。应对疫情，需要加强国际合作，形成联防联控机制。5 月 8 日，在以"战'疫'无国界"为主题的全球抗击新冠病毒肺炎联盟首场研讨会上，钟南山与来自美国哈佛大学、纽约大学、耶鲁大学的公共卫生专家进行对话时指出："我们处于同一个世界，在这场全球抗疫战里，世界各国都在一个战壕里……全球合作抗疫非常必要。"他呼吁面对来势迅猛的疫情，国际社会尤其需要将团结合作落在实处，携手应对疫情。

第三节　榜样学习与内驱力培养理论引领医学教育

教育的最高境界是唤醒内在驱动力，榜样是学习效仿的典型，具有强大的引导力和影响力。习近平总书记指出，崇尚英雄精神是从中汲取优秀的品质和精神，铭记英雄精神是永葆中华民族战斗力的精神力量，传承英雄精神是激励我们实现民族复兴的磅礴力量。[①] 榜样特质代表着社会倡导的价值取向，是育人的重要载体。榜样的育人作用可称为榜样效应，榜样效应是指利用先进人物的事迹和特质对特定人群产生的积极影响。榜样教育的价值主要体现在为个体道德发展创造良好的外部条件，为个体提供现实的道德典范，提高个体的道德认知能力，唤醒个体的道德情感，促进个体优化自身道德人格，帮助个体实现社会化；就社会而言，榜样教育的价值主要体现为促进社会文化的传承与发展，推动社会经济的发展步伐。

教育心理学有认同论和模仿论，美国当代著名心理学家、"认知理论之父"班杜拉认为，人的学习活动主要是通过观察他人在特定情境中的行为，审视他人所接受的强化，把他人的示范作为媒介的模仿活动，通过注意、保持、再现、动机几个环节，形成自律学习、自我观察、自我评价、自我强化。苏联著名心理学家维果茨基认为，人与人的交往最初表现为外部形式，以后内化为内部心理形式，教师要成为学生的楷模，通过师生交往、教与学的过程影响学生，使优秀品行得以内化。教育学认为，榜样是一种教育方法，以他人的高尚思想、模范行为和卓越成就来影响学生的品德。[②]

榜样育人是学校管理者或教育者通过榜样这一价值承载体，在教育过程中综合运用教学、实践、环境和文化，对教育对象进行有组织、有计划的教育活动，同时发挥教育的显性和隐形作用，完善学生人格，使其素质获得全面发

---

① 习近平推崇的英雄精神 ［EB/OL］. （2018 – 05 – 25）［2022 – 01 – 29］. https://baijiahao. baidu. com/s？id = 1601405289148994998&wfr = spider&for = pc.

② 皮连生. 教育心理学 ［M］. 4 版. 上海：上海教育出版社，2011：205 – 267.

展。如何实现榜样教育当代价值的最大化，让榜样教育在当前的社会主义核心价值体系构建以及公民道德建设、医学生职业精神教育、医学专业教育、青年人生价值观的锻造过程中发挥应有的作用，是我们医学院校需要探讨的话题。钟南山院士无疑是广医学子身边立体丰满、有血有肉的榜样人物。以钟南山为首的广医人是一群真实的榜样人物。身边的榜样更能引发学生的情感共鸣、激发他们的学习热情，实现情感认同。

广州医科大学以新时代南山风格育人理念深度融入育人各环节、融入学生的学业与职业生涯、融入医学教育实践中，积极探索实现情感认同的榜样式"三全"育人模式，贯穿学生培养全过程，与教育教学改革同向同行，激励学生产生强大的学习内驱力。坚持持续性、制度化、长期化的原则及在过程和效果上的连贯性、延续性状态，以学生认同、接受的规律为依据来分层设计教育的内容，合理布局整个教育过程，实现榜样道德品质内化，促进了教育质量的提高，获得了社会的广泛认同。

在60多年的发展历程中，广州医科大学所形成的互相支撑、脉络清晰、发展完整的精神谱系，对学校人才培养、科学研究、医疗卫生服务、文化传承创新等方面都具有不可替代的引领性作用。在2019—2020年，学校对校友、在校生开展的问卷调查显示，96.3%的毕业生认同南山风格的内涵，且有98.2%的毕业生表示南山风格对自己的职业选择、处世准则均有较大影响；对医学人文素质培养、实验实践教学改革、创新能力和科研素养培养认同度最高，分别达97.3%、97.9%、95.7%。2020年9月8日，钟南山院士获得"共和国勋章"从北京归来的那个晚上，整个校园都沸腾了，师生们自发组成队伍，在校园里夹道欢迎钟院士回来，这是一种"追星"的力量，这样的明星得到了广医学子们广泛而绝对的认同，他带来的教育力量是鲜活而深刻的。

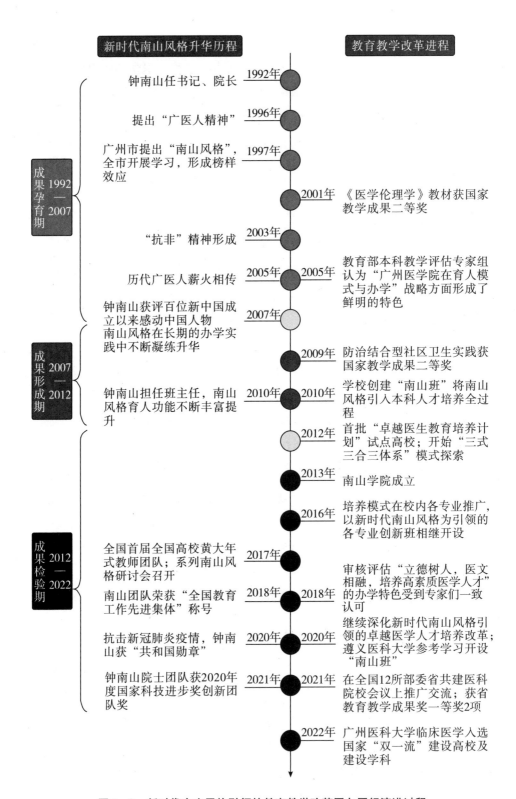

新时代南山风格升华历程

教育教学改革进程

成果孕育期 1992—2007

钟南山任书记、院长 —— 1992年

提出"广医人精神" —— 1996年

广州市提出"南山风格"，全市开展学习，形成榜样效应 —— 1997年

2001年 《医学伦理学》教材获国家教学成果二等奖

"抗非"精神形成 —— 2003年

历代广医人薪火相传 —— 2005年 · 2005年 教育部本科教学评估专家组认为"广州医学院在育人模式与办学"战略方面形成了鲜明的特色

钟南山获评百位新中国成立以来感动中国人物 —— 2007年

成果形成期 2007—2012

南山风格在长期的办学实践中不断凝练升华

2009年 防治结合型社区卫生实践获国家教学成果二等奖

钟南山担任班主任，南山风格育人功能不断丰富提升 —— 2010年 · 2010年 学校创建"南山班"将南山风格引入本科人才培养全过程

2012年 首批"卓越医生教育培养计划"试点高校；开始"三式三合三体系"模式探索

2013年 南山学院成立

成果检验期 2012—2022

2016年 培养模式在校内各专业推广，以新时代南山风格为引领的各专业创新班相继开设

全国首届全国高校黄大年式教师团队；系列南山风格研讨会召开 —— 2017年

2018年 审核评估"立德树人，医文相融，培养高素质医学人才"的办学特色受到专家们一致认可

南山团队荣获"全国教育工作先进集体"称号 —— 2018年

抗击新冠肺炎疫情，钟南山获"共和国勋章" —— 2020年 · 2020年 继续深化新时代南山风格引领的卓越医学人才培养改革；遵义医科大学参考学习开设"南山班"

钟南山院士团队获2020年度国家科技进步奖创新团队奖 —— 2021年 · 2021年 在全国12所部委省共建医科院校会议上推广交流；获省教育教学成果奖一等奖2项

2022年 广州医科大学临床医学入选国家"双一流"建设高校及建设学科

图2-3 新时代南山风格引领的教育教学改革同向同行演进过程

第四节　新时代南山风格引领卓越医学人才培养的广医范式

一、研究背景

教育要坚守"为党育人、为国育才"，习近平总书记指出，先进人物的精神、品质、风格是学习榜样。广州医科大学 2010 年经教育部批准开设"临床医学专业统筹实验班"（"南山班"），2012 年入选国家首批卓越医生培养计划教育改革试点项目，学校根据国家中长期教育改革和发展规划纲要、卓越医生教育培养计划要求、加快医学教育创新发展的指导意见要求，以"凸显责任担当、业务精湛、创新能力强、实践能力扎实、德智体美劳全面发展的卓越医学人才"为培养目标，致力培养卓越医学人才。

学校运用榜样教育理论，紧扣教育行为主体和实施过程，通过树立钟南山院士这个师生身边最优秀的榜样，解析榜样的优秀特质，将其升华为"勇于担当的家国情怀，实事求是的科学精神，追求卓越的人生态度"的新时代南山风格，再把榜样精神融入学校培养目标，深度嵌入育人各环节，探索构建并实施"三化三合三体系"育人新模式（见图 2-4），系统改革教学新方法，并通过培养大批具有新时代南山风格的卓越教师，借助日常教学环节言传身教，全面打造育人新生态，自然而然地将学校优秀的精神文化转化为办学特色和人才培养资源，从而实现转化育人。

改革经过 10 余年探索与实践，以"南山班"为起点、推广至临床医学专业（见图 2-5），每届 600 人，辐射全校每届约 1 500 人，近 7 年来普惠本硕博层次万余学生。校外 30 余所院校复制借鉴，受益教师约 4 000 人、学生近 5 万人。毕业生临床执业医师资格考试通过率、考研率持续攀升，稳居独立医科院校前列，2020 届执医考试通过率高出全国平均 25 个百分点。获省级教学成果奖 8 项，得到教育部及省教育厅充分认可，被同行专家高度肯定，获中央电视台等 20 多家主流媒体报道。

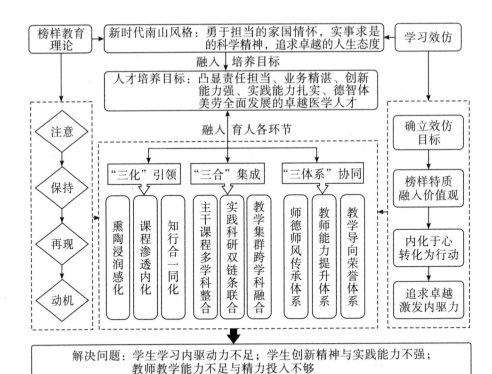

图2-4　基于榜样学习理论的新时代南山风格引领的"三化三合三体系"育人新模式

| 探索阶段
2010—2011 | ·2010年，教育部批准开设"临床医学专业统筹实验班"（"南山班"）
·2011年，省卓越人才培养综合改革项目——临床医学"南山班"卓越医学人才培养模式改革的研究与实践
·探索榜样精神与特质感化—内化—同化—转化育人 |

| 形成阶段
2012—2015.7 | ·2012年，教育部首批卓越医生教育培养计划——五年制临床医学人才培养模式改革试点院校
·2013年，在"南山班"基础上成立南山学院，2014成为省试点学院，试行医学人文与临床课程、基础医学实验课程、临床技能课程整合
·2015年，省卓越人才培养计划——南山学院拔尖创新医学人才培养，"三化三合三体系"教育改革模式基本形成 |

| 检验推广
阶段
2015.8至今 | ·逐步推广到其他临床学院、医学相关专业；校外20多所院校学习借鉴，遵义医科大学全面复制"南山班"模式
·2021年，获广东省教育教学成果奖一等奖2项——"南山精神"引领的卓越医学人才培养探索与实践；地方院校五年制临床医学"统筹实验班"人才培养模式改革与实践 |

图2-5　成果发展沿革

其主要解决的教学问题如下：

（1）学生学习内驱动力不足。现代医学模式变革、医疗卫生事业发展、人民对医疗保健的需求，对医学人才提出了更高要求，医学生亟需榜样精神正向鼓励提升学习内驱力。

（2）学生创新精神与实践能力不强。医学教育长期沿用"学科为中心"三段式教学，偏知识传授而思维和实践能力培养不足；学生创新能力的培养与课程、实践、教师科研融合不足。

（3）教师教学能力不足与精力投入不够。优秀的教师能培养更优秀的人。医疗科研的压力不同程度影响医学院校教师的教学投入，忽视了育人文化的传承，难以适应新时代医学教育的理念与要求。

二、主要内容举措

（一）"三化"引领，激发学生内驱动力

1. 熏陶浸润感化

（1）打好文化底色。将核心价值观和新时代南山风格育人理念渗透入规划、入制度、入方案、入教材、入课堂、入社团、入生活，贯穿人才培养全过程，拉近学生与榜样的距离，潜移默化培养学生的家国情怀、职业精神、社会责任感。

（2）打造南山名片。设立南山学院、南山实验班，开设南山学堂，设立南山基金会、南山奖学金，组建南山志愿服务队、南山风格研学社、南山阳光体育节等，通过品牌项目传承南山基因。

（3）发挥载体作用。充分发挥"四馆"——校史馆、"抗非"纪念馆、抗疫纪念馆、生命伦理馆，"两墙"——医学生誓言墙、校训墙，"两石"——感恩石、"广医人精神代代相传"座石的文化载体作用，通过组织医学生宣誓、参观场馆等，开展榜样教育。

2. 课程渗透内化

（1）开发特色课程。开设南山风格网络课、抗疫一线连线课、纪念场馆现场课、人文医学技能课、实习共情技术课、心灵查房体验课等。

（2）丰富课程内容。与时俱进修订教学大纲，注意与医德传统、社会热

点、医学科技发展相结合，将榜样人物真实案例和感人事迹有机融入。如开学第一课，将新时代南山风格、抗疫精神与思政课知识点有机结合。

3. 知行合一同化

（1）打造志愿服务品牌。南山志愿服务队、广马医疗服务队、柔济志愿服务队等品牌志愿团队常年组织学生深入社区开展公益服务、流行病学调查、医疗知识科普等活动，新冠肺炎疫情期间学生主动投身科研攻关及抗疫一线，将榜样精神外化于行。

（2）形成"看—听—做—行"临床实践链路。本科一年级新生先"看"——参观医院、熟悉接诊流程，"听"——接触病患、体验患者疾苦，参加医院医学人文讲座等；二年级"做"——参加导医活动、医院见习和劳动；三至五年级"行"——早见习、早实习、参加志愿活动，身体力行，践行医者责任。

（二）"三合"集成，提升实践创新能力

1. 主干课程多学科整合

（1）重构基于能力培养的课程体系。通过矩阵图将培养目标与课程设计紧密耦合，嵌入相应课程模块，注重培养学生整合思维与批判性思维。开展基础、临床、预防、人文"多学科＋"整合，设计大健康及全生命周期课程群，全学程渗透疾病预防、公共卫生与康养观念，遵循"发育过程—解剖组织结构—生理功能和调节—病理变化与功能异常—疾病诊治—流行病学与循证医学—疾病预防与营养—社会心理因素影响"逻辑思路，构建骨骼肌肉系统与皮肤、血液系统、呼吸系统、泌尿生殖系统、消化系统、心血管系统、内分泌系统、儿童疾病与生长发育、神经系统、五官科学 10 大模块必修课程（3～10学期）。实现专业课程前移、总学时精减 17%。开设"医学＋"前沿学科融合选修课程如生物信息学、生物医学大数据、精准医疗等。

（2）重构教与学新模式。全面实施基于问题、基于案例、基于研究和线上线下混合的深度学习改革，引导式教学与理论授课学时比提升至 1∶1。建成一批智慧课室与 2 个智慧教学平台（"e 学中心"、学习通 App）、2 个虚拟仿真实验系统（基础医学虚拟仿真实验系统、基于虚拟标准化病人的病史采集—综合思维训练系统）、2 个跨学科融合案例库（60 个 PBL 案例、40 个 CBL案例）、3 种教材（系统整合课程讲义、实验教材和教学大纲）、10 大系统模

块线上课程等，为自主深度学习提供保障。

创造动态性和情景化学习体验，帮助学生通过应用、理解事实性知识，构建概念性知识的体系框架。教师撰写并滚动更新教学案例，注意整合疾病预防、医学人文、医疗制度等知识，每学期安排 6 ～ 7 个案例学习。通过教学方法改革，培养学生发现和解决问题的能力、沟通合作能力、创新思维、医学人文素养等。如呼吸系统设计了《会"猫叫"的女孩（哮喘）》《无法抗拒的诱惑（慢阻肺）》《大学里的潘多拉盒子（肺结核）》等案例。

（3）重构关注学习成效的评价方式。所有课程实施了多维、多元、多样的评价方式改革：①评价内容综合化：在传统闭卷考评价基础上，综合开展案例或问题讨论、小组答辩、技能操作、病史采集、病历书写、调查报告、小论文、综述、学习反思等过程性评价；②评价主体多元化：开展师生互评、生生互评和学生自评；③评价方式多样化：形成性与终结性评价结合、定量与定性评价结合、线上与线下评价结合。

2. 实践科研双链条联合

设计循序渐进的学习体验，围绕基础性—综合性—设计性—创新性进阶式科研训练模块、基本技能—专科技能—综合技能—综合思维螺旋式上升临床实践教学设计，重构全过程考评 + 全方位实施 + 全阶段贯通 + 全平台保障"四全"临床实践教学策略、课程 + 实验 + 项目 + 活动 + 平台"五维"科研训练培养途径，结合基础—临床双导师制，培养医学生实事求是、严谨缜密的临床实践能力与发现问题、独立思考的科研创新能力。

（1）重构临床实践"四全"教学策略。①全过程考评：加强形成性评价，临床技能学在课中及课后回看录像；见习课利用学习通 App 开展课前、课中和课后评价；实习阶段采用个人学习档案袋、迷你临床演练评量（Mini-CEX）、临床操作技能评估（DOPS）评价。客观结构化临床考试（OSCE）等终结性评价采取试卷多题型设计、结合技能操作、病史采集、病例分析、病历书写等开展考核。②全方位实施：内外妇儿及人文等多学科有机融合，基本技能—专科技能—综合技能—综合思维螺旋式上升的临床技能培养，课程 + 培训 + 竞赛 + 见习 + 实习的全方位临床实践环节。③全阶段贯通：第一学年通过社会实践活动和基础—临床双导师开展临床预见习；第二至四学年，开设系统模块课程和临床技能课程，课间见习与床边集中见习相结合；第五学年按系统模块轮转实习。④全平台保障：依托国家医学中心、国家及省临床重点专科、国家临床技能培训中心和培训基地，保障临床实践教学质量。

（2）重构科研训练"五维"培养途径。①四类课程：深度融合学科前沿，开设前沿性、创新性、本研一体化和国际化课程；②四层次实验内容：构建多学科融通的基础性、综合性、设计性、创新性进阶式实验模块；③四类项目：设立大学生创新创业项目、实验室开放项目、教师科研基金项目、大学生科技创新创业竞赛项目；④四种活动：开展课间到香港大学李嘉诚医学院学习、与国家重点实验室境外生交流、寒暑假境外学习、参加国际会议等活动，拓展国际视野；⑤四类平台：搭建面向学生开放的教学实验室、科研实验室、大学生创新实验室和创业实践基地。学校全面认定各级重点实验室为"大学生科技创新实践基地"，科研实验平台全面对学生开放；国家呼吸重点实验室成为医学生科研创新培养的主阵地，国家呼吸医学中心和附属医院12个国家临床重点专科成为临床教学的主基地。（见图2-6）

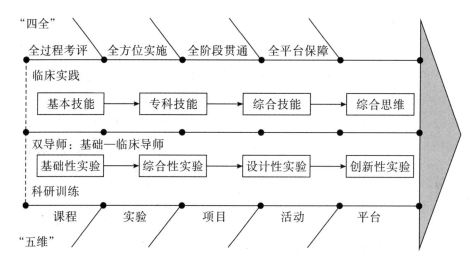

图 2-6　实践—科研双链条联合

3. 教学集群跨学科融合

联合附属医院优势学科和临床专科，以重大临床问题研究为导向，顶层设计组建18个跨学科科研"卓越集群"，开展基础与临床学科共建，开展人员互聘、联合申报课题、共用部分科研经费、共享软硬件资源等。在此基础上组建院士领衔、"长江学者""杰青"等高层次人才参与的14个"基础—临床+"新型教学组织；实行双导师制，临床+基础+人文课程教师同上一堂课、同申报科研课题等。学科建设、专科建设与教研室建设、基层党建工作紧密结合，创建支部书记＋科室主任＋学科带头人＋教研室主任"四合一"机制。团队根据课程整合思想，编写教学大纲、学习大纲、课程讲义，定期开展集体备课、教研交流，共同撰写教学案例。在教学过程中，对交叉知识点及时沟通，定期开展教学总结，不断促进课程深度融合。

（三）"三体系"协同，提升教师卓越品质

1. 师德师风传承体系：职业精神＋榜样特质

理实结合培养传承南山风格的骨干师资。通过开设校本师资培训体验课程，如增设教师职业宣誓仪式、组织青年教师参观校史馆、"抗非"纪念馆、抗疫纪念馆；组织"南山名医团"等志愿团体深入基层开展健康科普及义诊活动；设立钟南山青年科技创新奖、南山基金会等鼓励优秀人才；设立南山学者、南山人才培养计划等培育师资；组织教师参加院士讲座、兼任"南山班"导师、参与钟南山教学示范课等，强化广医大学文化传承教育，树立教师治学严谨、言传身教的信念，促进教师自我成长，追求卓越。

2. 教学能力提升体系：以赛促培＋进阶培养

建设"教学基本功竞赛＋教学创新大赛＋课程思政教学竞赛＋校级临床教学能力（教学查房、病历书写、临床技能）竞赛"四位一体的竞赛系统，持续按"初阶—中阶—高阶"提升青年教师的专业素养、教学能力、教研能力、信息技能，开展长期多元、分层分阶培养。通过立项研究、试点探索、示范观摩、竞赛培训等管理手段引导和推广教学新模式，以教学理念、教学技术与方法、教学研究与改革为重点培训内容，培育 PBL 导师团队、混合教改团队、临床教学导师团队、医学模拟教育导师团队。建立制度要求申报教师系列的职称晋升者必须参加教学能力提升再培训，平均每年应不少于 6 学时。校院两级教师教学发展中心近 3 年来组织各级各类培训、示范课、沙龙 271 期，培训教师 26 620 人。90 名教师赴台湾中山医学大学接受为期 2 周的器官系统课程整合和 PBL 培训。

3. 教学导向荣誉体系：正向激励＋考核评价

正向激励能鼓励教师投入教学，营造乐教善教氛围。一是建立教师荣誉体系，树立标杆典型。开展教学杰出贡献奖、教学名师奖、教学优秀奖、教坛新秀奖、优秀实习带教老师等评选。二是实施教师教学奖励办法，对个人教学业

绩给予鼓励，2016 年以来共奖励近 800 万元。三是放权学院制定教学业绩导向的薪酬分配方案。

健全教学工作量评价标准，将教学业绩作为教师个人与教学单位的重要考核、评价指标。一是教学业绩作为教师个人岗位聘任、职称晋升、高层次人才考核的基本要求；二是教学业绩作为学院评估、附属医院评估的重要指标；三是教学业绩纳入科研平台、重点学科、重点专科的考核验收必要指标等。

三、创新点

（一）实化新时代南山风格育人价值，丰富医学教育育人理念

钟南山敢医敢言、勇于担当，提出的防治策略和防治措施挽救了无数生命，在非典型肺炎和新冠肺炎疫情防控中作出了巨大贡献。"共和国勋章"颁奖词这样评价：您是璀璨的明星，闪烁着真理的光芒；您是坚定的旗帜，永远插在守护生命的前沿！新时代南山风格高度契合了国家对于培养"医德高尚、医术精湛"人民健康守护者的要求，契合了培养"救死扶伤的道术、心中有爱的仁术、知识扎实的学术、本领过硬的技术、方法科学的艺术'五术'人才"的要求。

学校坚持立德树人，树立医学生身边榜样，解析榜样的优秀特质，升华为"勇于担当的家国情怀，实事求是的科学精神，追求卓越的人生态度"的新时代南山风格，将优秀的榜样精神文化转化为人才培养资源，融入学校人才培养目标，深度融入育人各环节，以"南山班"为起点推行系列教改，并通过培养卓越教师，借助日常教学环节言传身教，自然而然实现转化育人。通过长期探索与实践，实化了南山风格的育人价值，丰富了医学教育育人理念，培养了大批医德高尚、医术精湛的卓越医学人才，产生了良好的示范引领效应。

（二）蕴化"三化三合三体系"育人模式，提升人才培养质量

学校多年实践蕴化了"三化三合三体系"医学人才培养模式，一是以生为本，"三化"引领，实施熏陶浸润感化、课程渗透内化、知行合一同化，实现榜样精神转化育人；二是能力导向，"三合"集成，将南山风格特质培养有机融入课程设置，通过主干课程多学科整合、实践科研双链条联合、教学集群

跨学科融合，多维革新教学过程；三是聚焦师资，"三体系"协同，构建了师德师风传承体系、教学能力提升体系、教学导向荣誉体系，推进教师队伍建设。

该培养模式有效激发了学生学习的内驱动力，创新实践能力显著增强；学校打造了传承卓越的优秀教师队伍，形成了主动追求卓越的育人氛围，营造了良好的教育生态，提升了人才培养质量，具有可复制性、可推广性。

四、主要成效

（一）学生进取担当精神提升

毕业生用人单位满意度 99% 以上，学生思想道德素质、奉献精神、实践创新能力等获得高度认可。连续 3 届毕业生的 5 年追踪调查显示：专业培养目标达成度较好，职业发展有后劲，市场竞争力较强，自身就业感受较好，职业发展质量较高。近年来 CMSS 研究调查报告显示，受访毕业生能力增值评价排序依次为临床能力、健康与社会、职业素养、科学与学术，平均比全国数据高。学校调查显示，毕业生高度认同新时代南山风格，认为其对自己的职业选择、处世准则均有较大影响，表示要"知行合一、好好学习""练就好专业本领，不负韶华""修医德、行仁术，用自己的行动报效祖国"等。

新冠肺炎疫情以来学生主动参与一线防疫和流行病学调查等工作，被团中央赞扬"中国青年骄傲"，获广东"优秀战疫志愿服务典型"。近 10 年来学生志愿服务队累计贡献超 2 万志愿时，服务群众万余人；连续 18 年服务铁路春运工作，参与学生近 2 万人次，获广东省学雷锋志愿服务最佳志愿服务组织等荣誉。疫情初期驰援武汉第一人桑岭获评全国抗击新冠先进个人。

（二）学生创新实践能力增强

学生基础理论、基本知识、基本技能扎实，临床执业医师资格考试通过率稳步提升，在省内医学院校排名前列，其中 2020 届执业医师考试通过率88.94%，高于全国平均 25 个百分点（见图 2 - 7）。

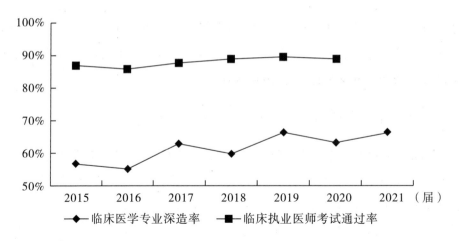

图 2-7　2015—2021 届临床医学专业深造率与临床执业医师考试通过率

毕业生表现出良好的学术潜力，2020 届深造率 66.47%。2015 年以来学生承担大创项目国家级 210 项、省级 530 项；获专利 52 项；发表论文近 300 篇；学生获全国医学技能大赛、基础医学技能大赛、"挑战杯"竞赛、"互联网＋"大创大赛等国家级学科竞赛奖 53 项，省级以上奖 220 余项；实验班学生参加创新创业项目覆盖率 100%。优秀学子脱颖而出，如 2018 届本硕博学生梁恒瑞，参与新冠肺炎临床救治与科研攻关，发表 SCI 论文 39 篇，参编 3 项国际专家共识。

（三）涌现一批追求卓越的教师

跨学科教改团队 500 余位教师成绩斐然。2015 年以来，获评全国高校黄大年式教师团队、全国教育工作先进集体称号。教师获评全国教书育人楷模、全国五一劳动奖章、全国优秀教师、全国高校辅导员年度人物等 6 项国家级称号，获教学名师、南粤优秀教师、南粤优秀教育工作者等省级称号 20 项。获全国教师教学类竞赛、高校教师教学创新大赛奖 18 项，省级高校青年教师教学大赛奖 13 项；省级及以上思政案例、在线课程优秀案例评比中获奖 120 余项。

众多广医毕业生，同时也是一线教师，长期在医疗、教育、科研岗位上奋力拼搏，力行不辍弘扬南山风格，体现了医者担当，成为学生身边的榜样，使南山风格代代相传。新冠肺炎疫情以来，附院近万名医护投身抗疫，参与基础研究—临床转化—产品研发全链条攻关，省市疫情防控临床专家组副组长黎毅敏、长期坚守 ICU 一线的刘晓青主任等教师、援鄂 ICU 医疗队等获全国卫生系统疫情防控先进个人与集体表彰奖励 30 余项。骨干教师 120 人次参与黔南粤北教育帮扶，惠及 5 所单位 1 600 人次。

（四）专业学科建设跨越发展

教改获省级教学成果奖 8 项，发表相关论文 62 篇，各级教学项目立项 80 余项。专业创建 5 门国家级一流课程，创建国家首批临床教学培训示范中心、国家虚拟仿真实验教学示范中心、国家大学生校外实践教学基地及国家首批高等学校医学人文素质教育基地 4 个国字号平台。建成国家级一流及精品课程 6 门，省级在线开放课程 4 门；主编出版《机能实验学》《临床操作规程》等整合实验教材 3 部，副主编和参编人民卫生出版社整合教材《机能学》《呼吸系统疾病》《皮肤与感觉器官系统》《临床医学 PBL 案例集》等。

临床医学专业 2016 年顺利通过专业认证，2019 年入选国家一流专业建设点，2022 年进入国家双一流建设学科。专业社会影响力大幅度提升，本科招生录取分数线逐年稳步提高，生源质量良好。校友会 2022 中国大学一流专业排名榜显示，学校临床医学排名前 8，专业档次 A＋＋；2021 中国高校本科毕业生质量排行榜进入全国百强。

（五）改革成效辐射应用广泛

1. 推广辐射

（1）校内推广。教改模式源于"南山班"，由 1 个班扩大到 3 个班 100 人，推广至临床医学专业覆盖 600 人，辐射到医学相关专业每届 1 500 人，普惠全校本硕博万余人。护理学、药学、生物技术、生物医学工程、预防医学、医学检验技术专业均陆续开设创新实验班，学校汇编了《卓越医学人才培养实践与探索专业改革案例集》及课程改革案例集，贯彻相关教学改革举措，实现同频共振。2020 届执业医师资格考试方面，中西医临床医学专业总通过率 100%，高出全国 38 个百分点（全省第一）；口腔医学专业 90.9%，高出全国 19 个百分点（全省第二）；预防医学专业 76.5%，高出全国 32 个百分点（全省第一）。

（2）校外推广。榜样精神引领设立创新实验班的卓越人才培养模式被 30 余所院校借鉴学习，如遵义医科大学复制开设"南山班"引起社会广泛关注，受益教师约 4 000 人、学生近 5 万人。学校正推进出版相关编著。成果经验受邀在 2021 年部委省共建医科大学改革与发展高峰论坛、2022 年中国—东盟教育交流周发展论坛等学术大会上分享 10 余次，教改经验以公开课、线上工作坊等方式在省内外广泛推广。系列成果论文在《高教探索》《中华医学教育杂志》《医学教育与管理》等期刊发表。

2. **社会认可**

（1）上级部门肯定。教育部领导对相关改革给予关注与肯定。省教育厅多次通过系统简报肯定了学校持续推进基于器官系统整合的拔尖创新医学人才培养模式改革，以及充分发挥钟南山榜样作用、讲好英模故事、践行南山风格，融入办学治校全过程，引导师生学习榜样、砥砺品格的做法。

（2）同行专家认可。2016 年教育部临床医学专业认证专家组、2018 年教育部本科教学工作审核评估组均对学校器官系统全面整合课程给予了高度评价，"立德树人，医文相融，培养高素质医学人才"的办学特色得到一致认可；受到资深医学教育专家高度肯定并被全国学术会议多次推广。

（3）主流媒体报道。教改模式与成效被学习强国平台、央视、人民网、中新网、南方网、新浪网、搜狐网和《中国教育报》《医师报》《南方日报》《广州日报》等 20 多家主流媒体广泛报道，众多媒介竞相转载。

第三章 新时代南山风格引领的
医学教育改革实践

在长期的办学实践中，广州医科大学孕育了以广医人精神、南山风格、"抗非"精神等为核心的大学精神，引领着学校的长足发展；学校形成了多元协同育人模式，为区域经济社会发展输送大批优秀人才；学校培育了全国实力领先的呼吸学科，为国家乃至世界的突发公共卫生事件防控作出了重要贡献。半个多世纪的薪火相传，学校在自我发展中形成了极具校本特色、蕴含学校内质的核心竞争力。

《中华人民共和国教育法》第六条规定："教育应当坚持立德树人，对受教育者加强社会主义核心价值观教育，增强受教育者的社会责任感、创新精神和实践能力。"学校确定了"十四五"期间的人才培养定位：培养凸显责任担当和业务精湛、具有创新精神和实践能力、德智体美劳全面发展的社会主义建设者和接班人。围绕国家卓越医学人才培养要求，确定了卓越医学人才的培养目标为"具有实践创新精神的医学研究者、临床型医疗卓越人才、有领导力的医疗管理者"，致力培养尚医德、精医术，有家国情怀、志存高远、视野开阔、勇于追逐梦想，以为人类社会服务为己任、服务健康中国的精英医学人才和医学栋梁。卓越医学人才培养的重要能力导向，一是德智体美劳全面发展；二是岗位胜任能力，尤其是科研实践创新能力；三是管理领导能力；四是国际视野；五是可持续发展的终身学习能力。

为此，学校几十年如一日，依托榜样学习理论，以钟南山及身边的广大优秀医务工作者为学习榜样，将南山风格全方位深度融入学校育人理念，围绕人才培养目标，开展卓越医学人才培养实践探索（见图 3 - 1）。

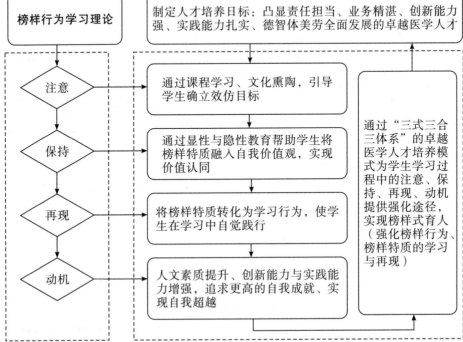

南山风格
奉献：赤子的家国情怀与责任担当
开拓：对理想的执着与对卓越的追求
钻研：实事求是的态度与"顶天立地"
　　　的追求
合群：能干善干与团队协作的精神

"抗非"精神
临危不惧、实事求是、无私奉献

抗疫精神
生命至上，举国同心，舍生忘死，尊重科学，命运与共

南山医学育人观
1. 我们要培养优秀的临床医生、优秀的医学科学家、优秀的医疗管理者
2. 承认落后、不甘落后、卧薪尝胆、告别落后
3. 培养下得去、留得住、干得好的人才
4. 学做人、学做事、学本领
5. 在保护人民生命安全面前，必须不惜一切代价，我们也能够做到不惜一切代价
6. 创新人才要有"五干"精神：肯干、能干、善干、恒干、敢干
7. 不唯书、不唯上、只唯实
8. 预防为主、防治结合

新时代南山风格
勇于担当的家国情怀，实事求是的科学精神，追求卓越的人生态度
（医学人才培养的价值取向）

新时代南山风格融入学校育人理念　←　解决医学人才培养中人文精神缺失、创新能力不足、实践能力薄弱的问题

榜样行为学习理论

制定人才培养目标：凸显责任担当、业务精湛、创新能力强、实践能力扎实、德智体美劳全面发展的卓越医学人才

注意　→　通过课程学习、文化熏陶，引导学生确立效仿目标

保持　→　通过显性与隐性教育帮助学生将榜样特质融入自我价值观，实现价值认同

再现　→　将榜样特质转化为学习行为，使学生在学习中自觉践行

动机　→　人文素质提升、创新能力与实践能力增强，追求更高的自我成就、实现自我超越

通过"三式三合三体系"的卓越医学人才培养模式为学生学习过程中的注意、保持、再现、动机提供强化途径，实现榜样式育人（强化榜样行为、榜样特质的学习与再现）

图 3 - 1　新时代南山风格内涵形成及榜样行为学习理论在卓越医学人才培养中的实现

第一节 "南山班"先行先试，探索精英教育培养模式

拔尖创新人才是创新驱动发展的核心力量。2010 年《国家中长期教育改革和发展规划纲要（2010—2020 年）》和 2019 年《中国教育现代化 2035》的颁布，使得"进行拔尖创新人才培养改革试点，造就一大批拔尖创新人才"成为国家层面的战略方向，掀起了拔尖创新人才培养改革的热潮。地方高校是我国高等教育体系的主体部分，如何在高等教育改革中推陈出新，立足地方、面向区域，探索拔尖创新人才培养，以服务区域经济社会发展为目标，着力为地方培养高素质人才，对提高高等教育的整体质量具有重要意义。

近年来，随着人类疾病谱的变化和健康需求广泛性的凸显，医学模式转变为"环境—社会—心理—工程—生物"模式，健康服务业快速发展、健康领域科技进步都在孕育和催生医学教育变革。我国卓越医生教育培养计划从 2012 年临床医学"1.0 版"到 2018 年全类型推进医学人才培养模式改革的"2.0 版"，表明了医学教育改革的发展方向。[①] 新时代医学教育发展必须主动适应新要求，以创新促改革，以改革促发展，着力培养未来解决健康领域重大科学问题和应对重大疾病防控挑战的医学拔尖创新人才。

广州医科大学"南山班"人才培养模式，是在卓越医学人才方面的有益探索，旨在培养尚医德、精医术，有家国情怀、志存高远、视野开阔、勇于追逐梦想，以为人类社会服务为己任、服务健康中国的精英医学人才和医学栋梁。

一、"南山班"的改革进程

2009 年以来，广州医科大学稳步扩大本科招生规模，不断深化本科教育

---

① 吴凡，汪玲. 大健康视域下的医学人才培养"组合拳"[J]. 中国卫生资源，2020，23（1）：6.

教学改革。2010 年，学校临床医学专业纳入普通高等学校本科第一批次招生，生源质量不断提升，同年经教育部批准开设"临床医学专业统筹实验班"（"南山班"）。2012 年，学校成为教育部第一批卓越医生教育培养计划项目试点 125 所高校之一。在"南山班"的基础上，2013 年学校成立南山学院，2014 年南山学院成为广东省试点学院建设单位。2015 年学校在实验班启动基于器官系统整合的临床医学专业人才培养模式改革，同年"南山学院拔尖创新医学人才培养"项目入选广东省卓越人才培养计划，并于 2018 年顺利通过验收。至此，"南山班"的培养模式改革探索已历经十年，这是广州医科大学在卓越医学人才方面的有益探索。

钟南山在统筹实验班建立之初，就提出了卓越医学人才培养目标。他提出"要主动对接国家对医学尖端人才的需要，培养优秀临床医生与医学科学家为一体的创新型人才"的倡议，主张我们要培养的是服务国家的优秀临床医生、优秀医学科学家和优秀医疗管理者，而不仅仅是为国外医学实验室培养实验技术人才。因此，"南山班"的人才培养目标紧紧围绕具有创新精神的临床医学研究人才、具有良好实践能力的临床型卓越医生、具有综合能力的医疗管理人才来制定，也进一步促使重视医学人文教育、以岗位胜任力为导向的系列教育教学改革在"南山班"首先落实推行。

秉持立德树人的理念，"南山班"开展了 10 余年医学生精英教育教改探索，大致采取了"三步走"的路径（见图 3-2）。第一步为 2010—2013 年，采取入学即选拔的方式遴选学生，实施小班制、导师制，培养方案设置注重学生人文素养、实践技能培养及外语能力提升；第二步为 2013—2015 年，将学生选拔时间调整为一学期以后，开展基础与临床双导师制的探索，开展课程整合改革，尤为注重实验课程的整合，关注学生国际化视野的培养；第三步为 2015 年至今，重点开展器官系统课程整合改革，以学生为中心的教学理念逐步推行，组织了基础、临床、预防、护理、人文等的跨学科教师团队，积极推进 PBL 教学改革；学生管理改革，探索了学长制、兼职班主任制等管理模式；重视学生医学人文精神的锻造、科研创新能力的培养、实践动手能力的培养，关注学生团队协作能力、批判性思维、信息素养等的培养。

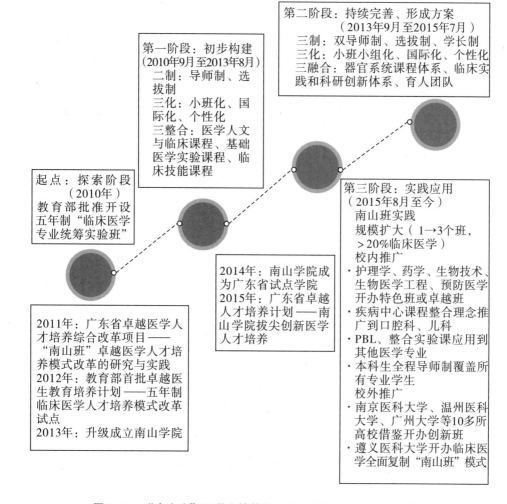

第二阶段：持续完善、形成方案
（2013年9月至2015年7月）
三制：双导师制、选拔制、学长制
三化：小班小组化、国际化、个性化
三融合：器官系统课程体系、临床实践和科研创新体系、育人团队

第一阶段：初步构建
（2010年9月至2013年8月）
二制：导师制、选拔制
三化：小班化、国际化、个性化
三整合：医学人文与临床课程、基础医学实验课程、临床技能课程

起点：探索阶段
（2010年）
教育部批准开设五年制"临床医学专业统筹实验班"

第三阶段：实践应用
（2015年8月至今）
南山班实践
规模扩大（1→3个班，>20%临床医学）
校内推广
·护理学、药学、生物技术、生物医学工程、预防医学开办特色班或卓越班
·疾病中心课程整合理念推广到口腔科、儿科
·PBL、整合实验课应用到其他医学专业
·本科生全程导师制覆盖所有专业学生
校外推广
·南京医科大学、温州医科大学、广州大学等10多所高校借鉴开办创新班
·遵义医科大学开办临床医学全面复制"南山班"模式

2014年：南山学院成为广东省试点学院
2015年：广东省卓越人才培养计划——南山学院拔尖创新医学人才培养

2011年：广东省卓越医学人才培养综合改革项目——"南山班"卓越医学人才培养模式改革的研究与实践
2012年：教育部首批卓越医生教育培养计划——五年制临床医学人才培养模式改革试点
2013年：升级成立南山学院

图3-2 "南山班"医学生精英教育教改探索的"三步走"路径

钟南山院士每学年都亲自听取"南山班"教育教学工作汇报，并与教师和学生开展面对面的座谈，了解教师和学生的学习、工作和生活，提出学习和教学改革建议，并给予很多鼓励与肯定，要求师生坚持走好改革探索的道路。钟院士常说，教学改革不仅是教师的事情，而是需要教师与学生共同探索的事情，需要大家一起来商量推进。学校稳扎稳打，踏实推进，每年做好工作总结与反思，经过多年的不断探索，学校"南山班"师生间互动良好，共同致力于人才培养与教学模式改革，使教学相长，达到了师生共同成长的效果，教育教学质量显著提升。

经过十余年的努力，"南山班"通过重构人才培养目标、课程体系、临床实践与科研创新体系、教学组织的"四重构"路径，凝练形成了"三制三化

三融合"拔尖人才培养模式（见图3-3），提升了学生解决健康领域重大科学问题、应对重大疾病防控挑战的能力，培养了一批兼具临床医生与优秀科学家素质的医学创新人才。"南山班"毕业生普遍展示了良好的精神风貌与实践创新能力，培养模式得到校内外的广泛认同。参照"南山班"精英教育模式，学校在四个临床学院分别开设实验班，在护理学、药学、生物技术、生物医学工程、预防医学专业也开设了特色班或卓越班。以疾病为中心的课程整合理念推广到了口腔科、儿科专业，PBL课程、整合实验课程模式已广泛应用到学校其他医学专业。南京医科大学、温州医科大学、广州大学等多所高校曾到学校交流学习开办统筹实验班的改革经验，遵义医科大学2020年开始设立临床医学"南山班"，全面复制学校卓越医学人才培养模式，引起较大的社会反响，吸引了众多优秀高中毕业生进入医学专业学习。

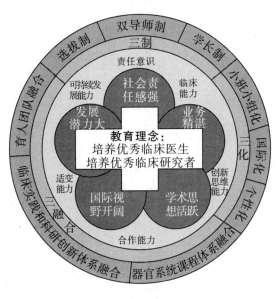

图3-3 "三制三化三融合"拔尖人才培养模式

二、"南山班"针对解决的教学问题

首先，医学教育普遍存在基础医学与临床医学教学脱节的问题，且学生学习方式被动，基本以传统单向输入式教育模式为主，不利于培养拔尖创新医学人才所需的解决临床问题的综合能力。其次，地方医学院校科研创新培养体系不够健全，不利于培养"解决健康领域重大科学问题和应对重大疾病防控挑战"所需的创新能力。最后，医教研未能很好协同，优质的临床及学科资源未转化为教学资源并形成拔尖创新人才培养的合力。

如何在"南山班"通过人才培养目标、课程体系、临床实践与科研创新体系、教学组织的"四重构"改革，达到实验班人才培养探索的目标，学校多年来积极开展探索（见图3-4）。

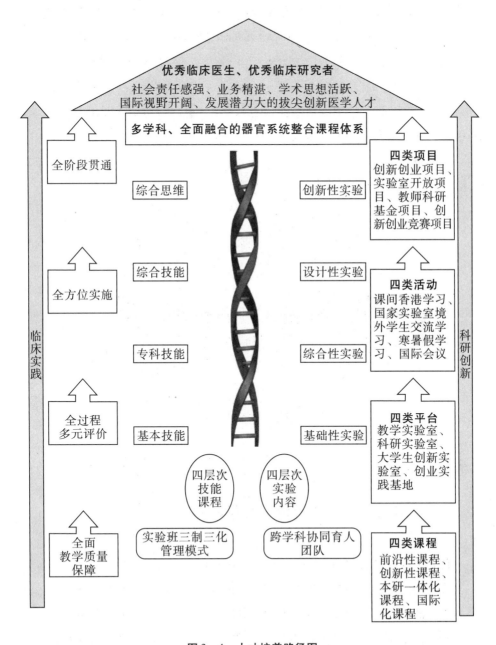

图3-4 人才培养路径图

三、教学改革的主要举措

（一）紧贴国家战略需求，重构人才培养目标

根据国家对医学拔尖创新人才的要求、学校的发展规划以及钟南山院士"培养优秀临床医生、优秀临床研究者"的培养理念，"南山班"制定了"培养适应全球医疗卫生事业发展的需要，德、智、体、美全面发展，具有宽厚的人文情怀和高度的社会责任感，具有坚实的基本知识、基础理论和基本技能，具有国际视野、创新能力和持续发展能力，能够胜任临床医疗、医学研究、医疗管理等相关工作的拔尖创新人才"的培养目标。学校制定了《广州医科大学南山学院人才培养模式改革方案》《广州医科大学临床医学专业统筹实验班（南山班）学生选拔办法》《广州医科大学南山学院教学管理规定（试行）》等系列管理制度，进一步规范管理，鼓励引导教师积极参与实验班教学改革。

"南山班"由钟南山院士亲自参与面试选拔，亲任班主任，亲自开班授第一课。"南山班"管理上实行"三制三化三融合"机制，即选拔制、双导师制、学长制，小班小组化、国际化、个性化，器官系统课程体系融合、临床实践和科研创新体系融合、育人团队融合。选拔制即在学生入学后的第二学期，从临床医学专业学生中，挑选立志从医、勇于挑战的学生参与实验班改革。对学生的兴趣志向、学科潜力、综合能力等进行全面、多维度的综合评价考核，坚持"动态进出、自由选择、科学分流"原则，遴选优秀学生 32～40 人组成实验班，并保持规模、稳定质量。双导师制即学生在校五年期间，前后段分别配备基础—临床两位导师，加强对学生的精神感召、学术引领和人生指导，激发学生的学术兴趣和创新潜力，并在课程学习、科学研究、生涯规划等方面提供全方位的指导。学长制即将学生纳入导师科研团队，形成导师—博士生—硕士生—本科生的学长团队，引领本科生进入科学的殿堂。由于"南山班"实施小班小组管理，利于开展学生的个性化和国际化培养，教学上坚持小班小组化、个性化，因材施教，激发学生潜质，在课程选择、辅修专业、交流项目、毕业学分与学习期限等方面给学生提供更大的自主选择空间。如学校在"南山班"首先推行 PBL 教学改革，开展小组讨论式学习，重在培养学生主动发现问题的能力，利用多学科、跨学科知识来综合分析问题、解决问题的能

力，以及信息收集和团队合作等能力。国际化方面，"南山班"开设了系列全英及双语课程，强化国际合作，开展学期交换、暑期实验室研修、暑期课程、国际课程、国际学术会议等，选拔学生到粤港澳大湾区及境外知名高校、科研机构学习交流。如每学期安排 10 ～ 15 个学生赴香港大学李嘉诚医学院跟班学习 1 天，沉浸式参与 PBL 课堂互动；给予一定经费资助学生参加境外假期游学，增加国际交流的机会；参加澳大利亚短期学习团并计算选修课学分；疫情期间组织学生参加新加坡国立大学线上学术课程，多途径培养学生的国际视野和跨文化交流能力等。

2015 年开始，"南山班"以岗位胜任力为导向，打破以学科为中心的医学基础课程与临床课程的界限，实施"以器官系统为中心"的课程整合教改。

（二）多学科全面融合，重构课程体系

学校将拔尖创新人才培养目标与课程设置紧密耦合，建立了"南山班"课程矩阵图，将人才培养目标细化为一意识（责任意识）、五核心能力（创新思维能力、临床能力、合作能力、适变能力和可持续发展能力），有机融入相应的课程模块（见图 3 - 5）。开设南山风格特色课程作为必修课，成立南山志愿服务队，将南山风格渗透人才培养全过程，使学生深刻感受榜样人物的精神引领力量，在潜移默化中逐渐认同并实践共同的价值观念。通过专业导论课、广医南山学堂、新生院士讲座、医学新生宣誓、校史馆、"抗非"纪念馆等，将人文精神贯穿到整个教育环节。在社会实践和志愿者活动中强化人文关怀能力的锻炼，组建南山志愿服务队，深入社区和革命老区开展医学调查、医疗科普、医疗援助、医疗扶贫等活动，培养医学人文精神与责任担当。组建了 13 个跨学院、跨学科的校内外教师教学团队，医学人文专职教师加入课程团队，在每个系统融入有关医学人文的内容。以疾病为主线，打破学科界限，遵循"正常发育过程—正常解剖组织结构—正常生理功能和调节—病理变化与功能异常—疾病诊治—流行病学与循证医学—疾病预防与营养—社会心理因素影响"的逻辑思路，构建了骨骼肌肉系统与皮肤、血液免疫系统、心血管系统、呼吸系统、消化系统、神经系统、内分泌系统、泌尿生殖系统、五官科学等器官系统疾病模块必修课程。还有细胞、分子与疾病，临床技能学等课程模块，引导学生对疾病有系统的整体认识，建立整体医疗的理念（见表 3 - 1）。

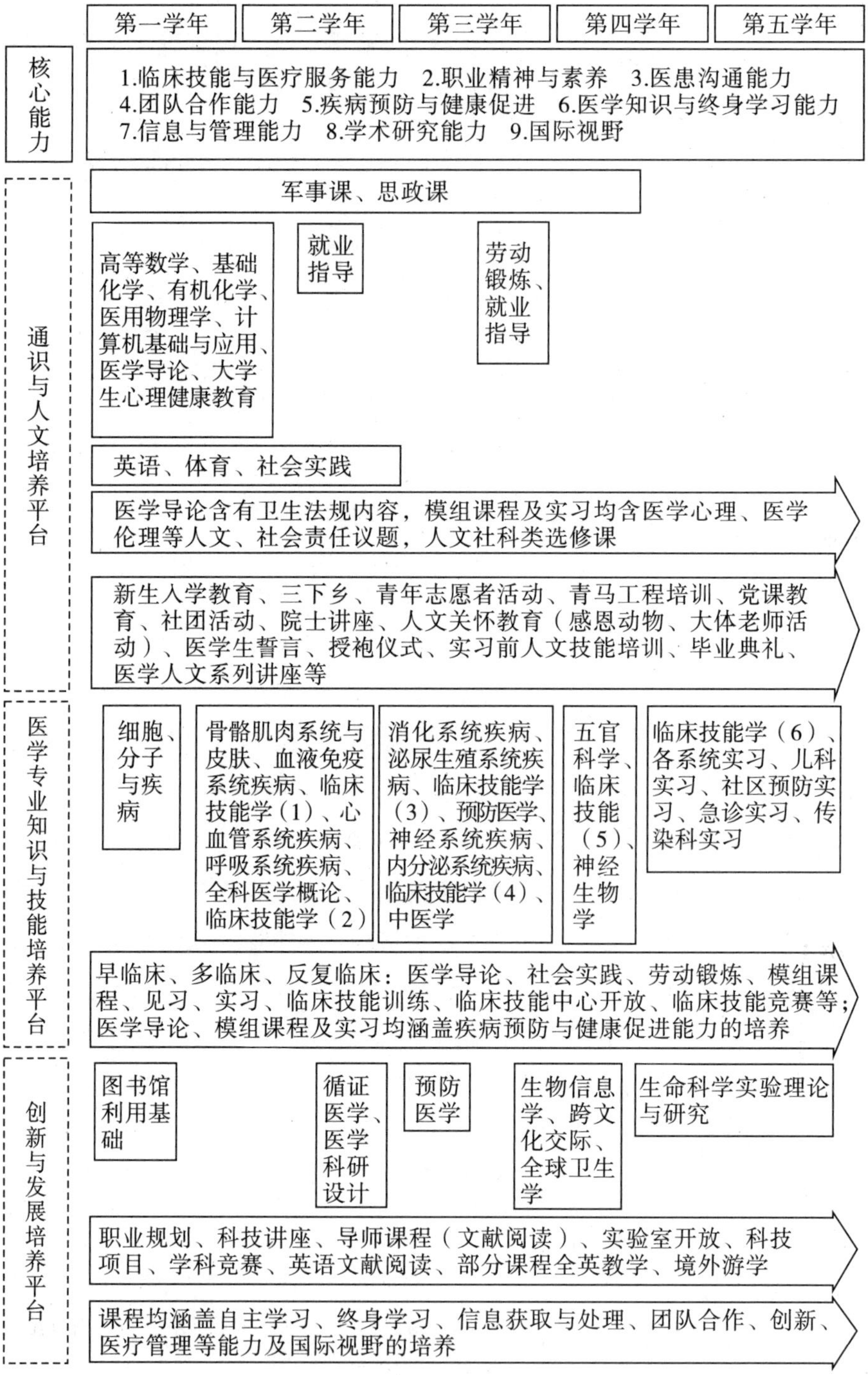

第一学年	第二学年	第三学年	第四学年	第五学年

核心能力

1.临床技能与医疗服务能力　2.职业精神与素养　3.医患沟通能力
4.团队合作能力　5.疾病预防与健康促进　6.医学知识与终身学习能力
7.信息与管理能力　8.学术研究能力　9.国际视野

通识与人文培养平台

军事课、思政课

高等数学、基础化学、有机化学、医用物理学、计算机基础与应用、医学导论、大学生心理健康教育

就业指导

劳动锻炼、就业指导

英语、体育、社会实践

医学导论含有卫生法规内容，模组课程及实习均含医学心理、医学伦理等人文、社会责任议题，人文社科类选修课

新生入学教育、三下乡、青年志愿者活动、青马工程培训、党课教育、社团活动、院士讲座、人文关怀教育（感恩动物、大体老师活动）、医学生誓言、授袍仪式、实习前人文技能培训、毕业典礼、医学人文系列讲座等

医学专业知识与技能培养平台

细胞、分子与疾病

骨骼肌肉系统与皮肤、血液免疫系统疾病、临床技能学（1）、心血管系统疾病、呼吸系统疾病、全科医学概论、临床技能学（2）

消化系统疾病、泌尿生殖系统疾病、临床技能学（3）、预防医学、神经系统疾病、内分泌系统疾病、临床技能学（4）、中医学

五官科学、临床技能（5）、神经生物学

临床技能学（6）、各系统实习、儿科实习、社区预防实习、急诊实习、传染科实习

早临床、多临床、反复临床：医学导论、社会实践、劳动锻炼、模组课程、见习、实习、临床技能训练、临床技能中心开放、临床技能竞赛等；医学导论、模组课程及实习均涵盖疾病预防与健康促进能力的培养

创新与发展培养平台

图书馆利用基础

循证医学、医学科研设计

预防医学

生物信息学、跨文化交际、全球卫生学

生命科学实验理论与研究

职业规划、科技讲座、导师课程（文献阅读）、实验室开放、科技项目、学科竞赛、英语文献阅读、部分课程全英教学、境外游学

课程均涵盖自主学习、终身学习、信息获取与处理、团队合作、创新、医疗管理等能力及国际视野的培养

图3-5　"南山班"课程矩阵图

表 3-1 "南山班"各课程模块内含学科一览表

序号	模块名称	贯通内容	涵盖学科内容
1	细胞、分子与疾病		医学细胞生物学、医学遗传学、生物化学、分子生物学、病原生物学、组织胚胎学、病理学、药理学
2	骨骼肌肉系统与皮肤		组织胚胎学、解剖学、生理学、病理学、药理学、诊断学、影像学、骨科、神经内科、儿科、皮肤科
3	血液免疫系统疾病		医学遗传学、组织胚胎学、病原生物学、医学免疫学、生理学、病理学、病理生理学、药理学、诊断学、儿科学、风湿免疫科、血液科、感染科
4	心血管系统疾病	专业英语 卫生法学 预防医学 临床技能学 医学心理学 医学伦理学	组织胚胎学、病原生物学、解剖学、生理学、病理学、病理生理学、药理学、诊断学、影像学、儿科、妇产科、心血管内科、心外科、血管外科
5	呼吸系统疾病		组织胚胎学、病原生物学、解剖学、生理学、病理学、病理生理学、药理学、诊断学、影像学、急诊科、感染科、儿科、呼吸内科、胸外科
6	消化系统疾病		组织胚胎学、病原生物学、解剖学、生理学、生物化学、病理学、病理生理学、药理学、诊断学、影像学、感染科、儿科、消化外科、消化内科
7	泌尿生殖系统疾病		组织胚胎学、病原生物学、解剖学、生理学、病理学、病理生理学、药理学、诊断学、影像学、妇产科、皮肤科、儿科、肾内科、泌尿外科、乳腺外科
8	神经系统疾病		组织胚胎学、病原生物学、医学免疫学、生物化学、解剖学、生理学、病理学、药理学、诊断学、影像学、骨科、儿科、感染科、精神科、神经内科、神经外科、康复科
9	内分泌系统疾病		医学遗传学、组织胚胎学、解剖学、生理学、生物化学、病理学、病理生理学、药理学、诊断学、核医学、影像学、流行病学、儿科、妇产科、骨科、内分泌科、肾内科、泌尿外科
10	五官科学		组织胚胎学、解剖学、生理学、病理学、药理学、诊断学、影像学、耳鼻喉科、眼科、口腔科

实现基础、临床、预防、人文"多学科+"纵横贯通融合,专业课程前移至第三学期,10 大模块课程学时学分大幅度减少,理论讲授减至 799 学时以下。开设"医+X"前沿交叉融合选修课程,如生物信息学、组学分析原理与数据挖掘、生物医学大数据与精准医疗等,着力培养学生解决临床问题的综合能力和跨学科整合研究能力等。

重构教与学新模式。全面实施基于问题、基于案例、基于研究和线上线下混合的深度学习改革,建设相匹配的学习环境与多元学习资源,为自主深度学习提供保障。探索多维评价体系改革,使评价内容综合化,即日常考勤、学习态度、课堂提问和测验、课后作业和实验报告、阶段测验或期中考试、期末考试、案例或问题讨论、小组答辩、技能操作及考核、病史采集和病历书写、调查报告、小论文和综述、学习反思等;评价主体多元化,如师生互评、生生互评和学生自评;评价方式手段多样化,如形成性评价与终结性评价相结合、定量与定性评价相结合、线上与线下评价相结合。通过评价的多维多样化改革,引导学生学习目标向能力提升转化,更多关注思维能力、解难能力的提升(见图 3-6)。

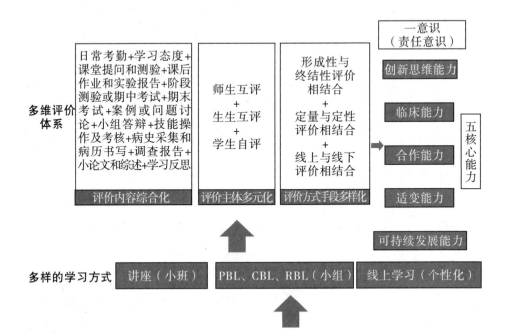

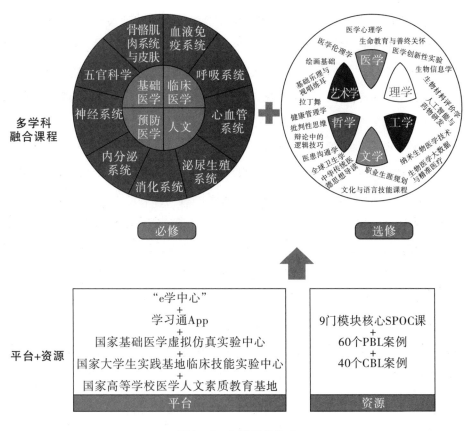

多学科融合课程

图 3-6　多维评价体系

（三）临床实践和科研创新紧密结合，重构双链螺旋式培养体系

卓越医学人才培养，临床实践能力是基础，科研创新能力是发展，如何在人才培养过程中有机融合两种重要核心能力导向的教育，是学校积极探索和推进的。

首先，通过重构临床实践全阶段贯通、临床实践全方位实施、临床实践全过程多元评价、临床实践教学质量全面保障的"四全"临床实践体系，实现"早临床、多临床、反复临床"，培养学生扎实的临床实践能力。一是临床实践全阶段贯通。第一学年通过社会实践活动和基础—临床双导师开展临床预见习，使学生早期接触临床，强化专业意识、激发学习兴趣与主动性；第二学年至第四学年，开设器官系统疾病课程和临床技能课程，将课内见习与床边集中见习 1 个月相结合；第五学年按器官系统疾病实行实习轮转。二是临床实践全方位实施。将内科、外科、妇产科、儿科及医学人文等多学科技能进行有机融合，构建了包含四层次（基本技能、专科技能、综合技能及综合思维）螺旋上升式临床技能学课程、临床技能培训、临床技能竞赛、见习实习在内的临床实践内容体系，全方位培养学生临床思维及临床能力。三是临床实践全过程多元评价。临床技能学课程在课堂及课后回看操作录像进行自评、生评与教师评相结合；见习课利用学习通 App 进行课前、课中和课后评价相结合；实习阶段采用个人学习档案袋、Mini-CEX、DOPS 和 OSCE 等相结合的多元形成性评价方式。终结性评价以考核学生临床思维、临床能力为导向，采用笔试（A1、A2、A3、A4、B1 型题）、技能操作、病史采集、病例分析、病历书写等相结合的多元考核方式。四是临床实践教学质量全面保障。依托国家医学中心、国家及省临床重点专科、国家临床技能培训中心和培训基地，搭建高水平临床教学平台，进行临床技能教学、轮转见习和实习，全面保障临床实践教学质量。

其次，通过一体化设计，重构课程、实验内容、项目、国际化活动、平台"五维"科研创新体系，实现科研与转化关口前移，着力培养学生的科研创新能力。一是开设前沿性课程、创新性课程、本研一体化课程和国际化课程四类理论和实验课程，将学科前沿知识、最新成果、最新指南等深度融合到课程内容中，提高课程高阶性、创新性与挑战度。二是将医学基础实验内容按基础性、综合性、设计性、创新性四层次螺旋式上升设计。三是设立大学生创新创业项目、实验室开放项目、教师科研基金项目、大学生科技创新创业竞赛项目四类项目，鼓励教师带领本科学生开展创新科研项目研究。如教师申报校级课题，学校规定必须吸纳本科生参与，并将本科生研究成果作为项目验收的重要指标。四是开展国际化交流学习活动。如利用地域优势安排课间到香港大学李嘉诚医学院短期学习、到国外大学或医院重点实验室交流，开展寒暑假境外学习、参加国际会议等国际化活动，拓展学生国际视野；五是搭建面向学生开放的教学实验室、科研实验室、大学生创新实验室和创业实践基地四类平台。学校将各级科研重点实验室认定为"大学生科技创新实践基地"，并将成效纳入重点实验室考核内容，如国家重点实验室作为"南山班"科研实习一个月的基地和学生创新训练的主阵地。在"五维"体系的软支持与硬保障下，人才培养达到了做与学融合、课内与课外融合、显性与隐性融合的效果，确保科研训练和创新实践贯穿人才培养全过程。

（四）引导形成拔尖人才培养合力，重构教学组织

学校坚持医、教、研协同，致力组建跨学科专业、跨医院、跨学院、跨研究院所、跨临床专科、跨教研室的高水平、多学科协同科研与育人团队，整合人才资源、学科资源为教学服务，为人才培养服务。如学校各附属医院利用优势学科和专科牵头，组建了 16 个"基础—临床＋"、8 个"临床—临床"学科和临床专科共建团队，并以此为基础，组建了由钟南山院士领衔，由"长江学者""杰青"等高层次人才参与的 13 个"基础—临床＋"器官系统整合课程模块教学团队和导师团队，投入"南山班"整合课程教学、PBL 教学改革，担任"南山班"科研导师等。教学团队实行临床学科、基础学科"双负责人制"，保证了器官系统课程整合改革的顺利开展，也确保了 PBL 案例撰写的质量。通过持续举办教育理念培训、教师境外培训、临床教学能力和 PBL 分阶段培训，开展集体备课和试讲活动等，选派基础教师到临床进修学习，临床、基础或人文课程教师共同上一堂课，基础与临床教师共同申报课题、开展研究等，不断提升团队多学科融合的能力。

第二节　夯实医学人文培养体系，素质教育突显南山特色

关于人文，《辞海》中这样写道，"人文指人类社会的各种文化现象"，文化是人类或者一个民族、一个人群共同具有的符号、价值观及其规范。人文分类有文化、艺术、美学、教育、哲学、国学、历史、法律（即规范）等。人文集中体现为重视人、尊重人、关心人、爱护人。简而言之，人文，即重视人的文化。

一、新时代对医学人文素质教育的要求

我国社会主义现代化建设进入新时代，人民生活不断改善，人民对健康有

了更高追求。党的十九大报告指出"人民健康是民族昌盛和国家富强的重要标志",提出"实施健康中国战略"。在此背景下,国家和社会对医务人员的综合素质提出了更高要求,对医学人文素质教育给予了前所未有的重视、要求和期望。现代大学应当担负起对学生精神引领、情感关爱、成长快乐的教育,为国家为民族培养有信仰、有担当、有情怀的接班人。

医学是一门融自然科学、社会科学和人文科学等为一体的学科,其本质是对生命健康的维护和对人的尊重关怀。医学不仅是单纯的科技,更是对患者的同情、照顾和安慰,是人道主义的关怀。[①] 医学人文精神是医学技术中凝结的对人类生命关爱与尊重的精神,核心价值是维护人类生命的尊严和人的权利,医学人文是医学的灵魂。[②] 随着现代医学模式的转变,医学生人文素质教育受到医学教育界的高度重视。国际医学教育专门委员会 2001 年制定了《全球医学教育最基本要求》,其中近 60% 的内容都与医学人文素质要求有关。教育部于 2018 年制定的《本科医学教育标准——临床医学专业》中,提出了临床医学专业本科毕业生必须达到的 35 项基本要求,其中近一半的要求与医学人文素质相关。

2017 年国务院办公厅出台《关于深化医教协同进一步推进医学教育改革与发展的意见》,2018 年教育部、国家卫生健康委员会、国家中医药管理局制定《关于加强医教协同实施卓越医生教育培养计划 2.0 的意见》,2020 年国务院办公厅出台《关于加快医学教育创新发展的指导意见》,这些国家政策文件一致强调加强医学人才的人文素质教育。同时,无论是 2003 年"非典"疫情的暴发,还是 2020 年新冠肺炎疫情在全球的蔓延,无不提示着我们要从全人类、全社会和全球视角看待重大公共卫生问题,要适应医疗观念、医学模式、卫生健康工作方针和医学服务理念的转变,培养懂得敬畏生命、救死扶伤、甘于奉献、大爱无疆的医务工作者。因此,加强医学生人文素质教育,不仅是医学本质的内在驱动使然,更是新时代新形势下对医学教育发展的现实需要和必然要求。

---

① 王琛,刘小红,张月浪,等. 医疗影视作品融入医学人文教育的探索与实践 [J]. 中国医学伦理学,2019,32 (12):1622 – 1626.
② 光明日报. 人文精神是医学的核心价值 [EB/OL]. (2016 – 07 – 22) [2022 – 02 – 11] https://www.sohu.com/a/107025572_115423.

二、当前我国独立建制医科院校医学人文素质教育的现状

医学人文素质教育在医学教育和人才培养中的重要地位与价值已经得到普遍认同，不少医学院校在加强医学人文素质教育方面也做了大量努力和实践，但在实践中仍然存在着一些问题。

（一）医学人文教育针对性不强

医学生是未来的医务工作者，承担着救死扶伤的重任，只有具备崇高的职业道德和高度的责任感，才能担负起社会赋予他们的重任，这就要求医学院校的人文素质教育要突出医学专业的特殊要求，要符合学校自身实际。但目前我国独立建制医学院校人文素质教育普遍没有突出医学专业的特点，也未能从本校卓越医学人才身上去深挖医学人文要素，没有对本土医学人文精神进行凝练并确立本土化精神核心，对未来医务工作者的医学人文教育针对性培养不足。

（二）医学人文教育与医学专业教育有机融合不够

一方面，目前我国独立建制医学院校人文课程教师多来自师范类等非医学类院校，他们主要讲授思想政治课程，容易把人文素质培养等同于思想政治教育，把人文精神涵养等同于思想政治化，使人文素质培养失去了活力。并且由于缺乏医学背景，致使授课中缺少鲜活的医学素材教学案例，内容难以与实际相结合，难以激发学生的学习积极性和参与性。[①] 另一方面，专业课教师人文素质教育意识和能力有待提高。专业课教师在医学生心目中某种程度上是权威的代表，其价值导向更能引起学生的认可和关注，他们的职业道德和人文素养对学生的影响更为直接，他们在传播专业医学知识的同时，渗透人文素质教育，效果会更佳。但医学专业课教师大多也是在"重知识技能，轻人文素养"的教学理念下培养出来的专门人才，自身的知识结构普遍存在单一性，人文社科知识储备相对薄弱，人文教育意识相对缺乏。

---

① 王秋静，纪影实，陈霞. 白求恩精神融入医学生人文素质教育培养模式探索［J］. 教育教学论坛，2020（31）：357－358.

（三）校园文化环境不够理想，人文氛围不够浓厚

与综合性大学相比，独立建制医学院校由于学科门类相对较少、专业口径较窄、学生学业较重，校园文化氛围不够活跃，学生各类文娱活动相对较少，学生与其他学科专业尤其是人文类学科专业学生交流的机会不够，所拥有的周边文化资源也相对欠缺，使医学生人文素质的培养土壤不够肥沃。

三、以南山风格为引领的大学人文精神培养与实践

人文素质是医务工作者必不可少的基本素质。医学生人文素质培养体系构建的实践目标是医学人文素质教育与医学教育实现全程、全方位的有机结合。广州医科大学在长期的办学实践中，积极探索医学生人文素质教育，形成了"德术兼修，医文相融，师生为本"的办学理念。

（一）坚持"德术兼修，医文相融，师生为本"的办学理念

坚持德术兼修。在育人过程中协同推进思想道德教育、文化知识教育和社会实践教育，特别注重在厚植家国情怀、加强品德修养、增长知识才干上下功夫，引导学生学以致用、用以促学，努力培养德智体美劳全面发展的社会主义建设者和接班人，在助力区域经济社会高质量发展中发挥积极作用。

坚持医文相融。注重人文教育浸润医学教育，积极开展医学教育和人文教育有机融合的探索与实践，学校于1982年率先在全国医学院校中开设医学伦理学等医学人文类课程，在专业基础教育阶段提高学生科学人文素养，在临床教学阶段增强人文关怀意识，在临床实习阶段促进良好医德的形成，通过把人文教育融入医学教育全过程，培养人文情怀与实践能力兼具的卓越医学人才。

坚持师生为本。把人才培养作为学校的中心工作，不断提高教学、管理和服务水平，为学生成长成才创造良好条件。不断完善制度建设，逐步强化教职工在学校发展中的主体地位，激发教职工教书育人、参与学校建设的积极性和创造性。着力解决事关师生切身利益的实际问题，把师生员工对美好生活的向往转化为推进高水平大学建设的不竭动力，汇聚成推动学校改革发展的强大合力。

（二）构建"三渗透四结合"医学人文素质培养体系

广州医科大学构建并实施了以南山风格为引领的"三渗透四结合"医学人文素质培养体系，即全程、全员、全方位渗透，第一与第二课堂相结合、显性与隐性教育相结合、线上与线下教学相结合、理论与实践教学相结合，努力加强医学与人文的交融性，促进医学生的专业水平与人文精神同步成长，追求实现人的全面发展，取得了积极成效。

（三）以南山风格为引领的医学人文素质教育模式实践

1. 以身边楷模人物为榜样，凝练大学精神

如果没有历史上的先贤为榜样，一个人就很难具有理想目标。正是先贤的历史功绩和艰难困苦的经历，才激励后人不断超越。人文精神的核心在于具有普世情怀和对他人的责任感，这经常被人们理解为家国情怀，也即对国家、对民族、对社会、对集体、对家人的爱。

医学生的人文素质教育不仅仅是简单地传授人文知识，更重要的是培养有利于职业发展的人文素质。与科学教育不同的是，人文素质教育的成败很大程度上取决于对核心价值是否认同，而能够对这种认同产生巨大影响力的并非书本上的知识，而是身边的楷模。[①] 广州医科大学在长期的办学实践中，汇聚并培养了以钟南山院士为杰出代表的一大批优秀医学人才，他们潜心于人民健康守护、科学研究、医学教育，在临床诊治、医学科学、医学教育领域成绩斐然，在抗击"非典"、新冠肺炎疫情防控等战斗中表现卓越，成为广医人和学生心中的楷模。基于此，广州医科大学将多年来深受广医人认同的"艰苦创业、脚踏实地、开拓进取"的广医人精神，"奉献、开拓、钻研、合群"的南山风格，"临危不惧、实事求是、无私奉献"的"抗非"精神不断融汇、凝练、升华，最终形成了以"勇于担当的家国情怀，实事求是的科学精神，追求卓越的人生态度"为核心的新时代南山风格。

2. 以新时代南山风格核心要素为导向重构人才培养目标

重构人才培养目标，提出了"以新时代南山风格为引领，培养适应全球

---

① 魏东海，朱新婷. 以"南山风格"为精神引领的医学人文精神教育模式的构建与实施 [J]. 中华医学教育杂志，2013（4）：481–484.

医疗卫生事业发展需要，德、智、体、美、劳全面发展，具有宽厚的人文情怀，熟练掌握基础医学、预防医学、临床医学的基本知识、基本理论和基本技能，社会责任感强、业务精湛、学术思想活跃、国际视野开阔、发展潜力大的拔尖创新医学人才"的培养目标。强调培养的人才应具有责任担当意识、职业素养良好、业务精湛、创新能力强、实践能力扎实，具体细化为 11 个专业基本知识要求、16 个专业能力要求和 13 个专业素质要求：

（1）专业基本知识要求。

①掌握与医学相关的自然科学、人文社会科学、生命科学等学科的基础知识和科学方法，并能用于指导未来的学习和医学实践。

②掌握各器官系统常见病、多发病的病因、发病机制、自然病程、临床表现、诊断、治疗以及预后。

③掌握基本的药理知识及临床合理用药原则。

④掌握中医学的基本特点和诊疗基本原则，树立整体观念。

⑤掌握公共卫生、预防医学的基础知识及突发公共卫生事件的处理。

⑥掌握传染病的发生、发展以及传播的基本规律，掌握常见传染病的防控知识、治疗原则。

⑦熟悉疾病预防、早期发现、卫生保健和慢性疾病管理等知识与理念，并能结合到临床实践中。

⑧熟练运用英语，能熟练阅读专业文献资料和撰写论文。能用英语进行有效沟通，探讨专业学术问题。

⑨了解影响人群健康、疾病和有效治疗的因素，包括健康不公平和不平等的相关问题，文化、精神和社会价值观的多样化，以及社会经济、心理状态和自然环境因素。

⑩了解医院医疗质量保障和医疗安全管理体系。

⑪了解我国医疗卫生系统的结构和功能，以及各组成部门的职能和相互关系，理解合理分配有限资源的原则，以满足个人、群体和国家的健康需求。

（2）专业能力要求。

①能够应用医学等科学知识处理个体、群体和卫生系统中的问题。

②具有良好的沟通、交流、协调和管理能力，能够与患者及其家属、同行和其他卫生专业人员等进行有效的交流。

③能够全面、系统、正确地采集病史，系统、规范地进行体格及精神状态

评价并规范地书写病历。

④具有较强的临床分析和思维能力，能够依据病史和体格检查中的发现，形成初步判断，并进行鉴别诊断，提出合理的治疗原则。

⑤能够根据患者的病情、安全和成本效益等因素，选择适宜的临床检查方法并能说明其合理性，能对检查结果作出判断和解释。

⑥能够选择并安全地实施各种常见的临床基本操作。

⑦能够根据不断获取的证据作出临床判断和决策，在上级医生指导下确定进一步的诊疗方案并说明其合理性。

⑧能够了解患者的问题、意见、关注点和偏好，及时向患者和家属/监护人提供相关信息，使他们充分理解病情并在充分知情的前提下选择诊断和治疗方案，努力同患者及家属共同制订诊疗计划，并就诊疗方案的风险和益处进行沟通，促进良好的医患关系。

⑨能够依据客观证据，提出安全、有效、经济的治疗方案。

⑩能够发现并评价病情程度及变化，对需要紧急处理的患者进行急救处理。

⑪能够掌握临终患者的治疗原则，与患者家属或监护人良好沟通，避免不必要的检查或治疗。用对症、心理支持等姑息治疗的方法来达到人道主义的目的，提高舒适度并使患者获得应有的尊严。

⑫能够在临床数据系统中有效地检索、解读和记录信息。

⑬能解释和评估人群的健康检查与预防措施，包括人群健康状况的监测、患者随访、用药、康复治疗及其他方面的指导等。

⑭能够以不同的角色进行有效沟通，如开展健康教育等。

⑮掌握科学研究的基本规律、方法和技术，能够应用常用的科学方法，提出相应的科学问题并进行探讨；具有创新能力和批判性思维。

⑯能够获取、甄别、理解并应用医学等科学文献中的证据。

（3）专业素质要求。

①热爱祖国，忠于人民，遵纪守法，树立科学的世界观、人生观、价值观和社会主义荣辱观；弘扬社会主义核心价值观，树立正确的历史观、民族观、国家观、文化观。

②具有强烈的社会责任感，具有保护并促进个体和人群健康的责任意识，秉承广医人精神和新时代南山风格，为祖国卫生事业的发展和人类身心健康奋

斗终生。

③能够根据《中国医师道德准则》为所有患者提供人道主义的医疗服务。

④能够了解医疗卫生领域职业精神的内涵，在工作中养成同理心、尊重患者和提供优质服务等，提高真诚、正直、团队合作和领导力等素养。

⑤明确自己的业务能力与权限，重视患者安全，及时识别对患者不利的危险因素。

⑥掌握医学伦理学的主要原理，并将其应用于医疗服务中。能够与患者、家属、同行和其他卫生专业人员等有效地沟通伦理问题。

⑦了解影响医生健康的因素，如疲劳、压力和交叉感染等，并注意在医疗服务中有意识地控制这些因素。同时知晓自身健康对患者可能构成的风险。

⑧能够了解并遵守医疗行业的基本法律法规和职业道德。

⑨能够意识到自己专业知识的局限性，尊重其他卫生从业人员，并注重相互合作和学习。

⑩能够理解全球健康问题以及健康和疾病的决定因素。

⑪牢固树立自主学习、终身学习的观念，认识到持续自我完善的重要性，不断自我提升、追求卓越。

⑫具有国际化视野，具备跨文化交际能力。

⑬树立正确的劳动价值观，具有良好的劳动品质，具备较高的劳动技能水平与创造性劳动能力。

由此，"让勇于担当的家国情怀、实事求是的科学精神、追求卓越的人生态度的精神品质真正成为每一个广医学子的人生底色"的发展目标写入学校"十四五"本科教育教学发展规划，从顶层设计和理念层面解决了培养什么样的人的问题。

3. 结合医学专业特点设置人文课程体系

立德树人、德育为先。按照突出重点、循序渐进、整体优化、主辅相承、显隐结合的原则，学校将思想政治类、文化素质类、南山风格特色类、医学人文类课程群固化到人才培养方案，按照显性与隐性相结合、课内与课外相结合、理论与实践相结合、线上与线下相结合的四结合原则，构建了医学人文素质教育课程体系（见图3-7），并根据学生身心发展水平和不同的教育阶段确定不同的教育内容，贯穿于大学教育的全过程，着力培养学生勇于担当的家国情怀、实事求是的科学精神、追求卓越的人生态度。从1982年起开设"医学伦理学"必修课，并作为特色课程进行重点建设。

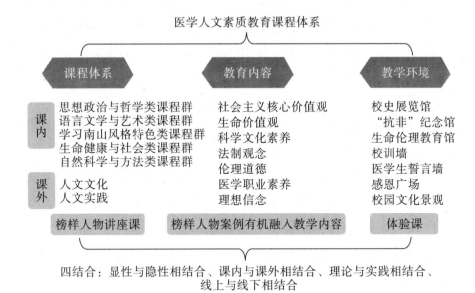

医学人文素质教育课程体系

	课程体系	教育内容	教学环境
课内	思想政治与哲学类课程群 语言文学与艺术类课程群 学习南山风格特色类课程群 生命健康与社会类课程群 自然科学与方法类课程群	社会主义核心价值观 生命价值观 科学文化素养 法制观念 伦理道德 医学职业素养 理想信念	校史展览馆 "抗非"纪念馆 生命伦理教育馆 校训墙 医学生誓言墙 感恩广场 校园文化景观
课外	人文文化 人文实践		

榜样人物讲座课　榜样人物案例有机融入教学内容　体验课

四结合：显性与隐性相结合、课内与课外相结合、理论与实践相结合、
线上与线下相结合

图 3-7　医学人文素质教育课程体系

4. 发挥钟南山榜样力量，提升教师人文素养

设立"南山学者""南山人才培养计划"等人才项目，遴选培养师德师风高尚、教学能力强、学术水平高的教师，激励教师不断提升教学能力和水平，积极推进人才培养改革和医疗卫生事业发展。开设名师示范课，组织广大教师观摩钟南山院士等名师授课。80多岁高龄的钟南山院士授课时坚持全程站立讲课，其家国情怀、医者担当的大师风范，对广大教师起到了言传身教的作用。将"学习南山风格"特色课程作为新入职教师岗前培训的必修课，利用落户学校附一院的全国首家"中国医师人文医学职业技能培训基地"，加强临床带教老师的人文技能培训，打造德术兼备的临床带教队伍。通过将核心精神和信念置于教师专业发展的重要地位，使每位教师在这种特定传统背景的潜移默化中逐渐认同并实践共同的价值观念。

5. 将学习新时代南山风格融入日常教学与学习生活

一是开设"学习南山风格"特色课程，渗透学生学习全程，内容包含入学前"学习南山风格"线上课；医学新生宣誓；开学组织参观校史展览馆、"抗非"纪念馆及抗疫纪念馆。设立南山学院、"南山班"，由钟南山院士亲自面试选拔学生、亲自担任班主任、亲自承担课程教学。开设"广医南山学堂"，邀请校内外专家就学科前沿知识、社会热点等开讲，讲授内容涵盖国内外形势、科学技术、政治民生、经济发展、社会伦理、法制建设、文学艺术、历史文化等诸多方面。尤其是从 2014 年开始，每年邀请一位知名院士在新生入学之初开办院士讲座，作为新生第一课。目前，已邀请巴德年、樊代明、钟南山、钟世镇、张志愿、袁亚湘、苏国辉、邬堂春、徐涛等多位院士以及其他校内外专家，共开办 206 期讲座，较好地引导了学生从一入学就树立远大理想、养成良好学习习惯、掌握科学学习方法，让学生从大师讲坛中追寻奋进的力量和感悟人文情怀。使新生感受到医学的魅力，明确未来的学习方向。

二是课程思政渗透人文素质教育。把"积极开展课程思政教学，将学习新时代南山风格融入日常教学，贯穿人才培养全过程，通过南山风格引领、榜样式育人，坚定学生理想信念，切实提升立德树人的成效"的要求写入教师本科教学工作规程。开展课程思政示范课程和示范课堂评选，鼓励教师着力深挖课程中蕴含的思政元素、南山风格元素，通过课程思政渗透培养职业素养和核心价值观。

书记、校长"第一课"渗透宣讲新时代南山风格、抗疫精神，将新时代南山风格与思政教育知识点有机结合，引导学生把向钟南山榜样学习的热情与课堂学习有机结合。比如，原校长冉丕鑫教授在第一课中，选择以钟南山院士为代表的一代代广医人在抗击"非典"与新冠肺炎疫情中展现出来的责任担当与专业素养的例子，生动形象地讲述了什么是新时代南山风格，并号召广医学子从以钟南山为代表的优秀广医人身上汲取榜样的力量，积极践行社会主义核心价值观，敢为人先，追求卓越。

开设医学导论课，引导学生了解医学史，了解患者与医生的角色。教师在授课过程中讲述钟南山院士在冬天会用手焐热听诊器再给病人听诊，给病人看病时主动俯下身，一只手臂托着患者的后颈和肩部，扶着患者慢慢躺下，检查完再把病人慢慢扶起来，以及新冠肺炎疫情期间逆行前往武汉调研疫情，主持全球视频会议与国内外权威专家一起探讨疫情防控进展等事例，让学生看到一名出色医生的仁者仁心、医者担当和文化自信。

学校医学伦理学课程还将课程内容与医德传统、钟南山等榜样人物的典型案例和事迹有机融入课堂，并编写出版了《中华传统医德思想导读》《钟南山精神研究》等辅助教材。邀请医疗卫生管理部门、政法部门专业人员及国内外知名教授开设医学人文系列讲座，宣讲医疗与法律、分析卫生行政执法错案、开讲生命伦理学与儒家文化等。专业基础教育阶段，突出医学伦理道德教育，增强人文关怀意识。

在解剖学课程开课之始，组织感恩追思"大体老师"仪式，启发学生感恩尊重之心，思考奉献的人生价值。在课程教学中贯穿学科发展史，宣讲医学科学家求实奉献的精神等，使学生感悟医者的责任与担当。临床实习阶段注重提高医学生人文医学技能，促进形成良好医德。实习前开展人文医学技能培训和考核，内容包括宏观的人文医学、医师职业化叙事，微观的人际沟通、冲突处理、病情告知技巧等，为学生提供切实有效的指引。通过临床带教老师的言传身教，渗透人文关爱与沟通技能教育。

6. 开展打下南山风格烙印的医学人文社会实践活动

学团组织长期坚持开展学生社会公益志愿服务，与社区医院、乡镇卫生服务中心密切联系，建立了大批社会实践基地，组织学生开展慢性病、流行病调查，开展医疗知识科普、"三下乡"医疗援助活动、医疗扶贫活动等，通过组建南山志愿服务队、南山风格研学社等，综合打造南山品牌，传承南山风格基因，让学生在耳濡目染中认识国情、社情、民情，身体力行，培养医学人文精神与责任担当。2011年成立的南山志愿服务队，由钟南山担任名誉队长，每年吸引超过800名在校学生加入成为志愿者。自2016年起，服务队率先引进社会组织探索"社工＋志愿者"模式，打造党员先锋计划、急救技能进社区、"快乐星期四"关爱白血病患儿、救心行动、爱肺计划、"听见你的生命故事"等品牌项目，让学生通过志愿服务感受疾病带给病人及其家属的痛苦，了解与病人沟通的方式，强化关爱病人和敬重医生职业的意识。2017年，服务队与广州市青创力社工组织牵手合作，打造了彩虹桥病友会、"听见你的生命故事"等医务社工合作项目，旨在加强病友联结，缓解患者压力，送去人文关怀。新冠肺炎疫情发生以来，服务队在钟南山的带领下，以新时代南山风格为指引，积极投身抗疫一线，以疫情防控服务发扬志愿精神，以医学专业技能回馈社会，助力"健康中国"。

7. 营造利于人文素质教育的校园文化氛围

精神文化是校园文化建设的内核。自1958年建校以来，学校涌现出大批优秀教师，近年新一代医务工作者在重大疫情中表现出来的人格、学识、风范、品质，都是大学精神的个体体现。深入挖掘展示优秀典范，做好广泛宣传，是最好的医学人文精神教育。

营造校园人文景观。一是以"四馆两墙一广场"为载体，构建具有南山风格特色和人文底蕴的校园环境。"四馆"即校史展览馆、"抗非"纪念馆、抗疫纪念馆、生命伦理教育馆，"两墙"即校训墙和医学生誓言墙，"一广场"即感恩广场。在校史展览馆、"抗非"纪念馆、抗疫纪念馆展示广医人的奋斗历史尤其是在国家重大公共卫生事件中的突出表现，比如展示钟南山院士于2020年1月18日逆行前往武汉调研新冠肺炎疫情的无座车票、在高铁餐车上满面倦容的照片等，使广医学子从中追忆广医历史，感受前辈奋斗历程，感悟医者担当，寻找前行力量；在生命伦理教育馆和感恩广场，培养学生对生命的敬畏、对职业的认知、对他人的尊重；在校训墙和医学生誓言墙，让学生以"厚德、修身、博学、致远"的校训和医学生誓言激励自己努力成长为德术兼备的医务人员。

二是打造具有医学人文特色的人文景观。图书馆摆放了姚碧澄教授和钟南山院士等名人塑像，教学楼前摆放校友捐赠的"广医人精神石"等，使学生在学校的每一处都能感受到历史、传统、象征、追求等浓浓的精神氛围。

三是融合打造附属医院文化与大学文化，体现医校协同、具有生命力的医科大学氛围。每年举办一定规模的具有医学文化特色的校园科技文化艺术节、医院文化艺术节、学生社团活动、书香文化月活动等，并鼓励附属医院开办专刊，刊登有关医德医风、优秀学子的优秀事迹和文章，如南山学院办的《立木南山》、第一临床学院办的《医道》、学生社团办的《展翅》等内部刊物，通过塑造身边的榜样，活跃校园氛围，陶冶学生情操，形成了医学院校特有的充满人文气息的氛围。[①]

四、以新时代南山风格为引领的大学体育精神培养与实践

体育是素质教育的重要组成部分，体育教育能在增强学生体质的同时，提升学生技能、锻炼学生意志、锤炼学生人格，培养学生勇于进取、顽强拼搏、团结协作、互助友爱的精神，磨炼意志力、培养领导力、传承创新力，树立公平公正、诚实守信、平等合作的价值取向，树立尊重规则、尊重他人的法律意识。

---

① 吴他凡，殷子寓，李建华，等. 厚人文、强实践、重能力　临床医学卓越人才培养探索：以广州医科大学为例 ［J］. 医学教育管理，2021（6）：610－615，621.

（一）学校重视培养学生树立"终身锻炼、健康第一"理念，传承南山风格体育传统

钟南山在 1959 年全运会上以 54.4 秒的成绩打破 400 米栏全国纪录，是一名优秀运动员。他提出"完全人格，首在体育"的育人理念，将"体育"列在了"德育、智育、美育"前面，认为体育是提高医学生综合素质的重要环节：第一，体育教会人高效率做事，有体育精神就会为了提升运动成绩而不懈地努力奋斗；第二，体育培养抗挫精神，技巧运动可能面对不断的失败，速度运动可能面对无法突破的瓶颈，但是都需要具有长期坚持的勇气；第三，体育培养团队合作精神，不能只突出个人成绩，更重要的是配合团队共同努力，才能产生优异的成绩。钟南山认为，开展体育教育是全人素质教育不可或缺的一部分，尤其医学院校的大学生，须形成"终身体育"理念，争取"为祖国健康服务 50 年"；另外，体育教育应与医学专业教育紧密联系，注重医体结合，使体育活动成为保障健康、治疗疾病的重要手段之一，形成体育辅助大健康教育的预防观念培养特色。学校坚持开足、开好体育课，让学生享受体育乐趣；以增强体质为目标，广泛开展群体活动；以提高带动普及，激发更多学生的锻炼热情。通过体育课、体育活动和各种竞赛活动，培养学生每天坚持运动的良好习惯，培养受益终身的体育爱好与体育精神。

（二）建立智慧课堂课内课外一体化教学模式，创新教育教学方法

学校体育部通过人文素质教育和思政教育的渗透，借助互联网和多媒体等现代教育技术和手段，依托智能终端，进行智慧课堂课内课外一体化教学模式改革。通过课前预习、课中问题导入与解决、课后作业的完成与监督，将体育选项课教学与课外体育活动（体育社团、高水平运动队、课余自主锻炼）有效结合起来，实现了线上线下一体化、课内课外一体化、教、学、练、赛一体化。扩大了体育课的内涵，使课堂教学更加有趣和高效，使课后锻炼更加可控。经过数年沉淀，智慧一体化体育课程体系逐渐完善并固化，取得了实效。

（三）重视体育教学改革与体育科学研究，以科研指导教学

围绕智慧课堂课内课外一体化体育课程体系建设，体育部教师开展了教学改革的相关研究。2014—2020年，体育部共获得教学改革相关课题立项8项，其中省级3项、市级3项、校级2项；在核心期刊上发表教学类论文9篇，其中南大核心3篇，北大核心6篇；多篇论文被全国医学教育学会体育分会的论文报会收录并获奖；出版4部教材和论著。2020年12月，广州医科大学女子排球队"以精神为引领，以战术为指导，以体魄为支撑"核心教育理念的实践体现与成效启示——"文明其精神、野蛮其体魄"主题案例获得广东省教育厅思政教学案例三等奖。

（四）以赛促练、以测促练，以练促学

学校建成以高水平学生运动队为示范引领的多层次、群体性体育社团运动队，广泛开展学生体育课外活动和大学生群体体育竞赛。目前，学校已建有篮球、排球、田径等近15支高水平学生运动队，在各级大学生体育比赛中获得累累硕果。2016—2020年，获国家级、省级和各分赛区等各级各类比赛奖牌近50枚，极大激励了学生的体育竞赛参与热情，提高了学生参加体育锻炼的自主性。运动队起到了"龙头"带领作用，提升了学校整体运动水平，较好地提升了学生群体的身体素质，达到了大学体育培养的目标要求。

建立健全体质健康测试制度，大学生体质健康率良好。体育部成立体质健康测试中心，配置了标准的体质测试室，形成了一套行之有效的测试制度和评价体系。从纵向和横向比较结果来看，学生的体质健康及格率、优秀率稳步攀升，2020年各年级平均及格率为近88%、优良率18.26%，在国家体质健康抽查以及本科教学水平评估中，得到了专家的一致好评。

五、以新时代南山风格为引领的大学美育教育实践

美育教育工作是本科教育的重要组成部分。广州医科大学认真贯彻党的十八大以来中共中央、国务院《关于深化教育改革全面推进素质教育的决定》和《全国学校艺术教育发展规划》的精神，积极推进学校美育改革的发展。

以全面推进素质教育为目标，以深化美育课程改革为核心，更新教育思想和教育观念，大力改革美育教学内容和教学方法，提升医学生的职业道德修养，促进学生全面和谐发展。学校始终坚持"以美育人"的理念，把美育与人文教育作为对学生进行思想道德教育的重要手段和载体，积极探索学校美育教育改革，全面培养和提升了学生的审美能力和综合素质，进一步形成了具有广医大特色的高雅校园文化品牌。

（一）加强领导，健全制度设施，保障艺术教育的顺利开展

学校成立了艺术教育领导小组，形成了完备的艺术教育管理运行体系，制订了艺术教育发展规划，建立和完善了艺术教育各项规章制度，如《第二课堂的管理制度》《学生活动场地的使用和管理制度》《广州医科大学促进大学生参加科技文体活动实施办法》等。在开展艺术教育活动过程中，坚持奖惩过硬、考核合理，逐步形成了有效的激励机制，为学校艺术教育的顺利实施提供了组织保证。

学校重视艺术教育的硬件投入，每年都有固定经费用于艺术教育的基础设施建设，投入充足经费购置艺术教育的硬件设施。两个校区共有师生活动中心和礼堂4个，形体舞蹈教室、器乐训练室8间，美术教室2间，配备了专业音响、多媒体电脑和投影仪等现代化教学设备，购买了钢琴、萨克斯、长笛、古筝、爵士鼓、吉他等一大批专业乐器，有效地保障艺术教育活动的顺利开展。

（二）以美育人，管理机制灵活，提高艺术教育的质量与成效

针对医学院校艺术教育师资偏少、兼职教师工作不稳定的情况，学校通过采取灵活的管理机制，每年投入一定经费，把建设一支素质高、能力强、热心于艺术教育的师资队伍作为艺术教育的中心环节来抓，对任课教师的备课、上课、实践教学等教学基本环节有明确、具体的管理要求。作为一所地方医学院校，学校配备有专职艺术教师2人，学生艺术团指导老师1人，外聘艺术教师15人。外聘艺术教师来自艺术院校、社会艺术团体，采用长期聘请、短期合作、项目包干等形式开展工作。艺术教师根据个人喜好参加各类培训和观摩活动，与其他兄弟院校的艺术骨干共同探讨艺术教学的问题，提出教学的新思路，交流教育心得和体会，针对学校艺术教育改革发展中的热点、难点问题进

行深入研究和探讨。这些活动的开展，促进了教师整体素质的提高，提高了课堂教学质量。近年来，学校艺术教师多次参加省、市科研成果和科研论文竞赛并获得佳绩。

艺术教育必须以课堂教学为主阵地，这是学校开展艺术教育一直遵循的原则。学校严格按照国家艺术素质教育的基本要求全面规划，组织教学。先后开设了基本乐理、视唱练耳、音乐欣赏、合唱艺术、器乐基础、形体、美术欣赏7门公共艺术选修课程，并要求每个学生至少选修一门艺术课程（2个学分），从而保证了艺术教育的普及率。学校于2000年开始组建大学生艺术团，为具有艺术兴趣和特长的学生搭建活动平台。艺术团成立以来，先后培训了超过2万人次学生，现有团员500多人，成立了14支艺术队伍，通过聘请专业院校和专业团体的教师定期指导队伍开展训练。艺术团每年代表学校参加各级比赛，获得了骄人成绩。

（三）更新理念，打造活动品牌，营造健康向上的校园文化氛围

艺术教育课程是教育教学的重点，丰富多彩的校园文化活动则是艺术教育的延续和补充，是课堂教学与社会实践连接的纽带，能有效地提高学生的艺术素质，发展学生特长，丰富学生的课余生活。学校通过成立艺术队伍、艺术社团以及开展各类艺术选修课来提高学生对艺术的兴趣，配备专门的师资力量进行教学。

为了全面普及艺术教育，学校采取"送出去、请进来、寓教于乐"等办法，长期与广州亚羽交响乐团、广州芭蕾舞团、星海音乐厅合作，每年开展"走进交响乐·相约音乐厅"广医大专场音乐会、"足尖下的经典"广医大专场芭蕾舞欣赏等一系列艺术欣赏普及活动，让广大学生走进专业艺术的殿堂，了解高雅艺术的魅力，充分享受视觉和听觉的盛宴。同时，定期邀请国际国内专业团体来校演出，如维也纳交响乐团管乐四重奏、广州话剧团等。活动受到了学生的广泛关注和热烈欢迎。

学校以美育教育和爱国主义教育为校园文化活动的切入点，进一步活跃学生课余文化生活。结合重大节庆日、纪念日，举办了"纪念五四，唱响青春"校园才艺大赛、学生书画摄影展、"五月的鲜花"五四表彰文艺晚会、"灵动金秋"迎中秋庆国庆文艺晚会、"高举团旗跟党走"校园文体艺术节、大学生

艺术展演等一系列形式多样、内容丰富、层次分明的校园文化品牌活动，把艺术教育和思想政治教育有机地结合起来，让大学生在自己热衷的活动中潜移默化地接受教育。每年一度的校园文体艺术节，已成为学校开展艺术教育的一道亮丽的风景线，内容涉及声乐、舞蹈、器乐、戏剧、小品、朗诵、美术、书法等各个艺术领域。丰富多彩的节目中既有传统的中外艺术精品，也有学生和教师改编或创作的新作；既有单项表演，也有组合会演；既有本校学生的献演，也有兄弟院校的交流。校园文化艺术节成为学生参与艺术实践、展示艺术才华的广阔舞台，也成为学校对学生进行生动艺术教育的重要阵地。

（四）以赛促学，强化竞争意识，参与各类文艺比赛成绩喜人

多年来，学校积极开展艺术教育探索和实践，组织学生参加各级各类艺术竞赛，培养学生的集体荣誉感和团队合作精神。近年师生参加国家、省、市各级各类艺术竞赛近1 500人次，获得多个奖项，取得了显著的美育教育成果。如学生舞蹈队参加广东省高校体育舞蹈锦标赛、广东大中专学生舞蹈大赛、CEFA全国国际标准舞锦标赛等，均取得良好成绩。

美育教育是实施素质教育不可缺少的重要部分，是丰富教育生活、陶冶学生情操的重要途径。学校一直发挥医学院校美育教育的特色，从新的视角与高度考虑和确立美育教育新的发展战略，加强学校美育教育理论和实践的研究探索，不断提升教学质量和管理水平，努力开创学校美育教育新局面，让艺术之花绽放在每一个大学生的心中，以美辅德、以美益智、以美促劳、以美健身。

学校以新时代南山风格为引领，传承榜样力量，将大学在长期发展过程中形成的历史积淀、人文品格和价值理念进行内化与外显，通过多种形式在学习态度、价值观念等方面对学生施加潜移默化的影响，为学生养成家国情怀、社会责任感、核心价值观营造良好的氛围。钟南山院士在抗疫时期讲过"要做有人文情怀、有温度的医生"。学校长期以来，以南山风格榜样育人，锻造广医人底色。新时代赋予医学教育新使命，对医学生人文素质教育提出更高的要求。独立建制医学院校应主动适应时代发展要求，克服自身局限，挖掘本土优势资源，做好医学生人文素质教育，将科学精神与人文精神完美结合、专业素质与人文素质有机统一，培养德智体美劳全面发展的高素质医学人才。

第三节　开拓创新能力培养体系，
学科专业建设比翼齐飞

一、创新能力是新时代对医学人才的素质要求

创新是民族进步的灵魂，是国家繁荣发展的不竭动力。习近平总书记指出，"实现中华民族伟大复兴的中国梦，我们必须具有强大的科技实力和创新能力"①，在今天这个创新步伐加快、呈现日新月异态势的变革时代，一定要"应时而变，应势而变，不断开拓创新"②。习近平总书记反复提及的在全社会大力营造创新创造的氛围，把创新贯穿于一切工作、融入社会生活方方面面的一个重要目的，就是要用与时俱进的改革勇气，冲破一切落后于时代的旧观念、旧思想、旧方式，清除旧的机制体制中束缚社会发展的枷锁。发展是第一要务，创新是第一动力。在党的十八届五中全会上，习近平总书记提出了"创新是引领发展的第一动力"的重要观点③，清晰地指出了创新与发展之间的关系，强调创新在事物向前发展中起着第一动力的作用。"人才是创新的第一资源"④，没有人才上的优势，没有培养出高素质和高水平的创新型人才，就不可能占有科技创新优势，研发出具有世界高水平的科技成果。习近平总书记对我国当前的创新人才培养工作作了重要指示，强调"加快形成一支规模宏大、富有创新精神、敢于承担风险的创新型人才队伍，要重点在用好、吸

①　习近平. 在中国科学院第十九次院士大会、中国工程院第十四次院士大会上的讲话（单行本）［M］. 北京：人民出版社，2018：2.
②　习近平. 之江新语［M］. 杭州：浙江人民出版社，2007：35.
③　习近平. 习近平谈治国理政：第二卷［M］. 北京：外文出版社，2017：480.
④　中共中央文献研究室. 习近平关于科技创新论述摘编［M］. 北京：中央文献出版社，2016.

引、培养上下功夫"[1]。

在党的十九大上，习近平总书记作出了优先发展教育事业、加快教育现代化、建设教育强国的部署，把"双一流"建设作为"优先发展教育事业"的重要内容，以提升中国高等教育的水平和质量。人才培养是高等学校的基本职能之一，提高大学生创新能力已经成为高等教育面临的一项重要而紧迫的任务，这既是建设创新型国家、提高全民族创新意识和能力的必然要求，也是大学生个人成长与发展的需要。时任教育部部长陈宝生在 2018 年全国教育工作会议上的讲话中指出，深入推进高校创新创业教育改革，努力培养学生的创新精神、实践能力和社会责任感。实施高校创新创业教育"燎原"计划，推动高校创新创业教育向纵深发展。

创新意识、创新精神、创新能力是衡量新型人才的重要标志。当前全球经济、科技及综合国力的竞争愈演愈烈，各国都将培养创新型人才放在突出地位，这已成为世界各国发展和改革高等教育的共识。培养学生独立的创新意识和创新能力，是时代和社会对教育工作提出的更新、更高的要求，大学生的创新创业教育是当前我国高等教育的重点工作之一，是加快"双一流"建设的迫切需要。医学的进步离不开医学领域的科学研究，医学本科生科研能力的提高以及创新能力的培养备受关注，在大学教育改革中越来越受到重视。只有多途径激发医学本科生的创新精神、创新意识，强化学生科研思维和创新能力的培养，才能培养出具有自主科研能力、临床与科研全面发展的人才。我们必须高度重视、充分认识培养创新型人才的重要性，否则高等医学教育将无法跟上世界发展的步伐。[2]

二、创新教育的理念

（一）创新的动力来源于家国情怀

每个人都是社会的一分子，是家庭的重要成员、集体的一个细胞，更是现

---

① 习近平主持召开中央财经领导小组第七次会议［EB/OL］.（2014 – 08 – 18）［2020 – 10 – 10］. http://www.gov.cn/xinwen/2014 – 08/18/content_2736502.htm.

② 庄文欣，吕娥，付文玉. 医学院校大学生创新能力培养的实证研究［J］. 卫生职业教育，2021，39（8）：28 – 30.

代国家的公民，都具有为社会进步、民族昌盛、国家强大、集体兴旺、家庭幸福作出贡献的责任和义务，必须思考自己该如何进行价值定位，思考在个人目标实现过程中如何促进社会发展。只有通过服务于社会，贡献于社会，才能赢得个人的地位和荣耀。有了家国情怀的价值定位，人们才会有不断探索、不断创造、不断创新的源源不断的成长动力。①

（二）创新人才是全面发展的人才

中国正大步走在建设创新型国家的道路上，这就要求我们培养更多创新人才，成为建设的"主角"。《中国科学院院刊》2008 年第 1 期上，刊登了钟南山关于创新人才的育人观。如何培养创新人才呢？钟南山认为，他们应该具备一定的潜质，概括来说就是"五干"精神：肯干、能干、善干、恒干、敢干。"肯干"解决的是动力问题。人不仅要生活在现实中，还要生活在理想中。创新人才首先要对理想有执着的追求，有理想才会有动力。毕竟，业务能力强的人不如喜欢这份工作的人，喜欢这份工作的人不如陶醉于这份工作的人。"能干"讲的是能力问题，能力首先体现在要有基本功。"善干"指凝聚力，是要善于调动各方的积极性，其中最基本的一点是尊重他人。在尊重的基础上，善于发现团队成员的优点和长处，将团队凝聚成一个整体。"恒干"是指要有好体力、好精力。"敢干"是指抗挫力，要积极提高抗挫力，培养永不言败的精神，这样才能成为有闯劲的一流人才。②

（三）创新能力需要尽早培养

厦门大学高等教育发展研究中心王洪才认为，高等教育质量的本质就在于创造条件满足个体的发展需求，特别是对个体潜在的创新创业潜能的激发与培养，使之成为一个独立自主、具有高度责任感和能够创造社会价值的人。③ 一个人具备了创新创业能力，知道自己该做什么和该如何做，从而满足自己成长

---

① 宁滨. 以创新引领未来：在北京交通大学 2018 年毕业典礼上的讲话［EB/OL］.（2018 - 06 - 24）［2022 - 06 - 23］. http://www. jyb. cn/zcg/xwy/wzxw/201806/t20180625_ 1125596. html.

② 钟南山. 创新人才要有"五干"精神［J］. 中国科学院院刊，2008，23（1）：1.

③ 王洪才. 创新创业能力培养：作为高质量高等教育的核心内涵［J］. 江苏高教，2021（11）：21 - 27.

的需要和社会发展的要求。如果高等教育能够使每个学习者都具备这种能力，无疑就是高质量的。因此，创新创业能力培养作为高质量高等教育的核心内涵是成立的。

高等教育的重心不在于给学生传授或灌输多少知识，而在于教给学生探索知识的方法，这个方法无疑就是科学的方法。科学方法是人们发现问题、分析问题、提出假设、验证假设、得出结论的方法。今天的探究式教学、创新创业计划训练，就其实质而言，都是在进行科学方法训练，而且在这个训练过程中，也就是在培养学生的目标确定能力、行动筹划能力、果断抉择能力、团队合作能力、机遇把握能力、风险防范能力和逆境奋起能力。中国高等教育学会创新创业教育分会 2021 年会暨创新创业创造"三创"高峰论坛于 2021 年 11 月在广州举行。大会主题是"新理念·新阶段·新格局——面向 2035 的高质量'三创'教育"。钟南山在致辞中讲到，结合自己 60 余年求学从医的经历，他认为，创新不仅需要有一个好创意，更要经过不断的实践工作使创意产生效益，创意与效益两者相加起来才真正叫作创新。有了创新的理念才能有高水平的创造，创业是在创新思想指导下将成果转化为实体的一个过程，只有在创新思想的指导下才能产生出经济效益和社会效益。教师在育人中应当多启发学生，让学生自己多去开展研究、自己想办法解决问题。钟南山还以广州医科大学创办的教学改革试点——"南山班"为例，强调创新教育应该在大学本科学习中就注重培养，而不是等到研究生阶段。

三、创新能力培养的实践探索

医学院校承担着为国家、为社会培养医学创新人才、推动医学学科发展的责任。广州医科大学将创新教育与价值观教育紧密结合、将创新教育与专业教育紧密结合，注重"三个服务"，即服务于医学教育变革、服务于医学社会需求、服务于医学学科发展。为扎实落实创新能力培养，学校积极探索，开展了系列实践，以培养本科生创新意识、研究生创新能力为主，在教学、科研工作中贯穿创新人才培养理念，采取了学科融合复合育人、科教融合创新育人、医教融合协同育人的"三合"模式，提升学生实事求是、求真务实的创新能力。

（一）学科融合复合育人

本科生尤其是研究生创新能力的培养，需要依托学科与科研平台，需要跨学科交叉融合的平台支持。由于历史的原因，我国大多数高校医学专业学科建设体系承袭了苏联的模式，以教研室为教学科研单元，一定程度上不利于新时代学科的发展。在医学一级学科之下，各二级学科山头林立、各自为政，学科方向大而散，难以统筹优势资源，形成合力；学科交叉融合能力薄弱，基础医学研究与临床医学实践脱节，制约了人才培养质量的提升。

多学科融合是新医科的要求。2016年起，学校从顶层设计出发，通过改造基础医学科研单元架构、凝练学科方向、统筹资源配置，改革基础医学学科管理体制；推行基础医学与临床医学学科共建，建设以重大临床问题为研究导向的跨学科"卓越集群"，将附属医院优势学科和临床专科组建成16个"基础—临床+"、8个"临床—临床"共建团队，统筹推进医学学科发展。

（1）改造科研单元架构。打破以教研室为单位的科研单元架构，基础医学院成立了独立医学研究机构，把以往按教研室为单元分配的科研实验室全部回收，设立基础医学学科科学研究公共平台，统筹设计、统一管理。

（2）凝练学科方向。依托医学研究机构平台，凝练学科研究方向。基础医学学科重新调整、凝练了五个以临床问题为导向的学科发展方向——免疫学、神经科学、血管科学、蛋白质修饰降解与疾病、肿瘤学。在此基础上，整合各科室优势资源和研究力量，打破行政壁垒，围绕五个方向组建学科团队和科研单元。

（3）统筹资源配置。围绕重点学科方向，调整和建设科研平台，统一调配科研场地和共享仪器设备，优先安排经费支持平台建设和设备购置；重点支持五个学科领域的师资培养，面向海内外开展高层次人才引进。利用呼吸疾病国家重点实验室学科和资源优势，整合校内各级各类相关重点实验室力量加入，凝练拓展七大研究方向，每个方向下根据实际情况成立若干学组（见图3-8）；借鉴专业学会运作模式，由学组牵头，协调整合分布于不同平台内相同研究领域的团队，开展协同研究和学术交流。

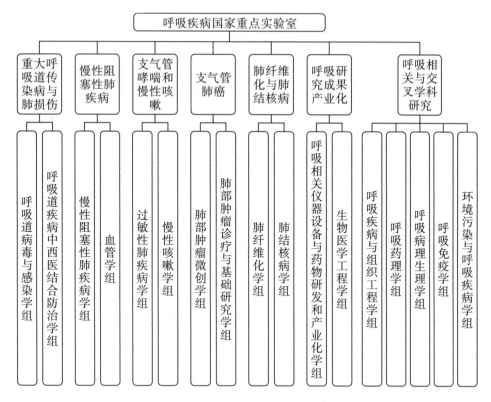

图3-8 呼吸疾病国家重点实验室研究方向设置和学组运作机制

（4）创新共建组织模式。基础医学院形成的学科方向与各附属医院对应临床科室、实验室签约开展基础—临床学科共建，开展大团队式协作研究和研究生联合培养（见表3-2）。共建包括：免疫学方向与临床变态反应学学科；血管医学方向与临床血管内科学；神经科学与临床神经内科学；蛋白质修饰降解与疾病方向、肿瘤学方向与临床肿瘤学科；基础医学院与呼吸疾病国家重点实验室共建哮喘、肺癌、COPD血管组学、呼吸病理生理学方向等（见图3-9）。

表3-2 校本部学院—附属医院学科共建一览表

学院	医院	共建内容
基础医学院	附属第二医院	免疫学、神经科学和血管医学学科及科研平台
	附属肿瘤医院	蛋白质修饰与降解实验室及肿瘤学学科
	附属口腔医院	口腔与生物医学工程学科及科研平台
	附属第三医院	妇产科学及科研平台
	附属第六医院	血管医学、神经科学和肿瘤学

（续上表）

学院	医院	共建内容
药学院	附属第五医院	临床医学与药学学科及科研平台
公共卫生学院	附属第一医院	呼吸病学及科研平台
生命科学学院	附属第三医院	生殖医学及科研平台
卫生管理学院	附属脑科医院	精神卫生与心理学学科及科研平台

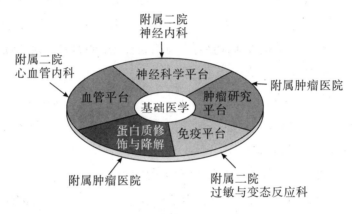

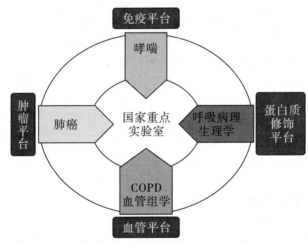

图3-9 基础医学与临床学院（上）、呼吸疾病国家重点实验室（下）共建示意图

创新重构教学组织架构，组建"跨学科专业，跨医院、学院、研究院所（医教研协同），跨临床专科、教研室"的高水平、多学科协同育人团队。钟南山院士领衔，"长江学者""杰青"等参与组建了13个"基础—临床＋"整合课程模块教学团队，并配备基础和临床双主任。

（5）推进人才培养改革。调整和完善课程体系，采用课程负责人制，由负责人召集不同学科的高层次师资开展课程教学。通过基础与临床融合的案例式教学培养学生应用多学科知识解决临床实际问题的能力，全面推进课程教学内容优化并在教学方案中得到体现。

开展基于整合思维培养的课程整合。学校持续优化本科"平台＋模块"的专业课程体系，致力培养学生的创新意识和创新思维。在"南山班"开展模块式课程整合，促进医学与人文、基础与临床、预防与治疗融合；设计大健康及全生命周期课程群，全学程渗透疾病预防、公共卫生与康养观念，探讨多学科教师共同开设一堂课。开展机能学实验、形态学实验、临床技能学、PBL课程、模拟综合训练课程等课程整合，增加综合性、设计性、研究性、创新性实验，精简压缩验证性实验。

（6）推进双导师制改革。研究生推行双导师制，为有需求的研究生同时配备基础和临床指导教师，基础导师主要负责研究生在校期间的课程学习、实验技术指导和基础研究工作，临床导师主要负责基础研究的临床应用；共同制订个性化培养方案，引导学生以临床问题为导向开展科学研究，提高研究生从事课题的创新性、科学性和实用性。各专业也开展了本科生导师的探索，如中西医临床医学、生物技术、口腔医学、药学等专业，在学生创新精神与科研能力培养方面取得良好成效。

学校通过共建模式突破学科、专业、单位壁垒，"卓越集群"建设基本形成，凝练了基础医学与临床医学学科方向，优化了学科资源配置，有效夯实了导师和教师队伍，学科专业综合实力显著增强，为培养创新人才提供了高质量的培养平台，学生创新能力和专业素养不断提升，人才培养质量持续提升。改革创新模式受到兄弟院校密切关注和广泛响应，产生了良好的示范效应。

（二）科教融合创新育人

学校推动学科与专业100%紧密结合、重点实验室科研实验平台100%对学生开放、科研团队100%参与学生培养。重构了科研课程、科研实验、科研项目、科研平台"四维"科研创新体系，实现科研与转化关口前移。

（1）统筹推进学科与专业建设，建立研究生招生培养激励机制。优势学科带动特色专业发展，学校鼓励学科团队为本科生开设系列前沿性课程、创新性课程、本研一体化课程和国际化课程等，将学科前沿知识、最新成果、最新指南等深度融合到课程内容中，提高课程的高阶性、创新性与挑战度。如医学科研设计、动物实验技术、临床生理学、临床病理学等本硕融通课程，培养跨学科思维和批判性思维。出台了《广州医科大学招收优秀应届本科毕业生直接攻读博士学位研究生实施办法（试行）》等一系列支持奖励政策，吸引优秀应届本科生留校攻硕，为学科发展培养卓越人才。

（2）落实科研平台全面对学生开放。利用学校高层次的共建科研与教学平台，深入推进融合发展机制，每个学院争取创设搭建专门面向大学生开放的"大学生科研创新实验实践平台"，发文认定学校各级科研重点实验室作为"大学生科技创新实践基地"，并将大学生创新培养的成效纳入学校各级重点实验室的年度考核考评内容。如呼吸疾病国家重点实验室已经建设成为医学生科研创新的主阵地，国家呼吸医学中心和各大附属医院的 12 个国家临床重点专科已打造成为医学生临床教学的主基地。

（3）落实高层次科研人才承担教学任务。学校制定相关制度，规定科研团队校级科研立项须吸纳学生加入，并将学生成果作为项目验收的重要指标；将参与学生培养作为高层次人才、高水平科研平台、重点学科和临床重点专科考核的必要内容。"挑战杯"大学生课外学术科技作品竞赛及国家大学生创新性实验计划实施以来，学校通过落实高层次科研人才承担教学任务、科研指导任务，组织学生参与国家级、省级和校级等各级各类科技创新项目，通过大学生创新创业项目、实验室开放项目、教师科研基金项目、大学生科技创新创业竞赛项目等，组织学生早进课题组、早进实验室、早进科研团队，使大学生的创新意识及创新能力得到了培养和提升。

（三）医教融合协同育人

2017 年 7 月 3 日，国务院办公厅颁发《关于深化医教协同进一步推进医学教育改革与发展的意见》（以下简称《意见》），指出医教协同推进医学教育改革与发展，加强医学人才培养，是提高医疗卫生服务水平的基础工程，是深化医药卫生体制改革的重要任务，是推进健康中国建设的重要保障。

学校依托附属医院资源，深化医教协同多元合作育人机制。近年根据社会对儿科、妇产科、精神科、公共卫生、护理、助产、康复、心理健康等医学紧缺人才的需要，加大培养力度，适度扩大招生规模，并进一步落实开展学校与附属医院共建学院、共建专业、共建师资、共建培养方案、共建课程、共建教材的"六共建"合作。

（1）利用附属医院高水平学科平台和临床专科优势资源共建学院、共建专业。近年学校主动与附属广州市脑科医院共建精神医学专业、心理学专业，与附属广州市妇女儿童医疗中心共建儿科学专业，合办临床学院，学校也成为全国首批设置此类专业的医科院校，借助学科的优势，专业排名一直在独立建制医科院校中位居前列。另外，坚持按照"一院一专业"的建设模式，如在口腔医学院建设口腔医学专业、第五临床学院建设康复治疗学专业等，助力附属医院尽全力打造好一流专业；利用广州市疾病控制中心资源，共建预防医学专业，致力加快为疫情下的世界培养一批临床医学专业基础扎实、防治结合的公共卫生人才。

（2）《意见》指出，高校要把附属医院教学建设纳入学校发展整体规划，明确附属医院临床教学主体职能，将教学作为附属医院考核评估的重要内容；高校附属医院要把医学人才培养作为重大使命，处理好医疗、教学和科研工作的关系，健全教学组织机构，加大教学投入。学校切实落实了附属医院院长兼任临床学院院长的制度，强化对医学教育的统筹管理，使附属医院与学校有效形成教学合力，并将人才培养工作纳入附属医院绩效考核的重要内容。学校还积极围绕人才培养优化临床科室设置，如附属医院增设了全科医学科室，加强临床学科建设，学校建立全科医学与继续教育学院，落实教育教学任务，积极探索建立公共卫生与临床医学复合型人才培养新机制。

（3）按照《意见》要求，加强医学院校临床教学基地建设。学校制定并完善了临床学院教学基地标准和准入制度，严格教学基地认定审核和动态管理。附属第一医院建成国家临床教学培训示范中心，在本科生临床实践教学、研究生培养、住院医师规范化培训及临床带教师资培训等方面发挥示范辐射作用。各附属医院建立不同学科的临床学系，如皮肤病学系、肿瘤学系、检验学系、影像学系等，共建教学团队，组织开展人才培养方案修订、课程建设与教材建设等工作，使人才培养进一步接轨社会需求。

第四节 稳扎实践技能培养体系，
赋能医学人才持续发展

实践是人们能动地改造客观世界的活动。实践活动构成了人们社会生活的基本内容，推进了人类历史的不断发展，正因为如此，马克思认为"社会生活在本质上就是实践"。在人类生活中，实践体现出鲜明特色。实践是检验真理的唯一标准。实践还是推进理论发展的根本动力。社会实践是不断发展的，科学理论也要随之而不断发展和创新。正因为实践之路常新，才能使理论之树常青，离开社会实践的不断发展，就不可能有理论创新的成果。[①]

《中华人民共和国教育法》第五条规定："教育必须为社会主义现代化建设服务、为人民服务，必须与生产劳动和社会实践相结合，培养德智体美劳全面发展的社会主义建设者和接班人。"这是以立法的形式规定的教育方针，对于指导教育工作具有十分重要的意义。医学是一门实践性非常强的学科，强化医学生实践能力的培养是提高人才培养质量的关键。[②] 教育部、国家卫生健康委员会、国家中医药管理局《关于加强医教协同实施卓越医生教育培养计划2.0的意见》指出，要深化基础性本科医学人才培养改革，夯实本科人才培养在医学人才成长中的基础地位，推进以胜任力为导向的教育教学改革，着力提升医学生职业素养和临床实践能力。[③]

关于医学实践，钟南山有鲜明的观点，他认为：要相信实践，权威说的不一定对，科研工作者要不唯书、不唯上、只唯实。钟南山对学生们说，学习需

---

① 韩振峰. 习近平总书记对理论创新和实践创新的新表述 [J]. 前线，2017 (5): 13 - 17.
② 张景华，许燕，王培松，等. "5 + 3"一体化临床医学专业临床实践能力培养改革与实践：以郑州大学为例 [J]. 医学教育管理，2021，7 (2): 107 - 110, 120; 蔡秀英，段晓宇，孔岩，等. 临床医学研究生实践能力培养的思考与探索 [J]. 滁州学院学报，2013，15 (2): 129 - 132.
③ 中华人民共和国教育部. 关于加强医教协同实施卓越医生教育培养计划2.0的意见 [EB/OL]. (2018 - 10 - 08) [2022 - 02 - 14]. http://www.moe.gov.cn/srcsite/A08/moe_740/s7952/201810/t20181017_351901.html.

要以问题为导向，以器官系统为核心，以培养科学思考能力为主线，以实践能力为抓手，以人文精神为取向。

一、构建实践教学体系

临床实践技能培养是医学教育的重要环节，为探索改革本科生临床实践教学的方法和对策，进一步顺应医学教育改革模式，攻克传统医学教学模式中存在的弊病①，学校采取课内和课外相结合，校内和校外相结合，虚拟、仿真和实操相结合的形式，依托实验教学中心、专业实验室、实习基地三大平台，按实验见习、实习实训、科研训练、社会实践四大模块，以及基础验证性实验、综合设计性实验、创新性实验三大内容层次，构建了贯穿全程的实践教学体系。

（一）医教融合，搭建优质临床实践育人平台

实践平台建设是基础，学校重点打造集教学、培训、科研与服务功能于一体的高水平开放式实验教学平台，为医学生实践技能培养提供良好的环境。如基础医学实验教学中心建设成为国家级虚拟仿真实验教学中心，附属第一医院临床技能中心入选首批国家临床教学培训示范中心，学校临床技能实验中心建设成为广东省实验教学示范中心、国家大学生校外实践教学基地等。

遵循"优化布局、加强内涵"的原则，学校构建了"附属医院—实习医院—社区卫生服务中心"三位一体的临床教学基地群，包含18家附属医院、60多家实习医院、7个社区卫生服务中心。学校定期组织专家到基地指导检查和示范教学，开展示范基地评审，举办教学竞赛、经验交流会等，加强基地内涵建设。

（1）虚拟仿真训练平台。依托临床技能实验中心的虚拟仿真教学平台资源开展训练，开设高级综合模拟人（ECS）综合病例挑战选修课，培养学生临床思维与团队协作能力。临床技能实验中心24小时预约开放，学生在中心"实验室开放超市"利用模拟教具开展临床基本操作技能、专项技能自我训

---

① 曾繁余，陈军宁. 临床技能竞赛对临床教学的促进作用探讨［J］. 华夏医学，2020，33（3）：163－166.

练。学校临床技能实验中心每年面向本科生开放预约累计约 2 万人次。

（2）临床实践教学平台。学校现有由 6 家直属附属医院、11 家非直属附属医院、127 个教学基地组成的实践教学基地群。为学生临床见习、实习提供了丰富的教学资源。建有学校—医院手术直播系统，实现优势教学资源共享。统筹实验班学生的临床实习安排按照"优中选优"的原则，选择各附属医院的优势临床学科科室安排学生实习，如呼吸系统疾病实习安排在附属第一医院的国家呼吸疾病中心、消化系统疾病实习安排在附属广州市第一人民医院的消化疾病中心等。

（3）社会实践训练基地。依托国家重点实验室、国家临床医学中心、国家大学生校外实践教学基地、临床教学示范中心等平台，开展社会实践活动。创立了志愿服务品牌，学生通过南山志愿服务队、志愿急救团队、医疗进基层服务队等系列品牌，长期参与社会公益服务，开展慢性病、流行病调查，开展医疗知识科普、"三下乡"医疗援助活动、医疗扶贫活动等。

（二）强化临床实践教学环节

坚持"早临床、多临床、反复临床"教学理念，坚持临床课程理论教学、见习教学和实习全程不断线，保证理论教学与实践教学的学时比例基本达到1∶1。安排医学类专业毕业实习 52 ～ 60 周，其他专业毕业实习 24 ～ 48 周。如"南山班"早期安排进驻临床学院，在不同附属医院的优势专科开展床旁教学；组织学生参加钟南山每周"院士大查房"，参与多学科专家会诊，开展病例讨论，培养整合临床思维等。

设置医学导论课程，安排新生到医院门诊、手术室参观，接触病患并为其提供帮助等。低年级开设虚拟机能实验选修课，学生在"实验室开放超市"利用模拟教具练习临床基本操作技能。实习前，在临床技能实验中心开展 2 周基本临床技能操作统一培训。实习阶段中心全天候预约开放，开展专项技能培训，并利用高级综合模拟人设计综合病例，培养学生临床思维与团队协作能力。实验班延长毕业实习到 60 周，含内科、外科、妇产科、儿科、神经科、传染科、急诊科、精神心理科、社区卫生服务中心和选科实习，最后进行毕业考试，使学生的临床实践技能得到充足训练。

（三）加强社区卫生实践

注重防治结合。设计大健康及全生命周期课程群，如生长发育类课程、预防医学类课程等；全学程课程内容渗透疾病预防、公共卫生与康养观念；长期坚持强化社区卫生实践，加强急救技能培训，组织科普自由行、志愿服务活动等，培养学生推动社区卫生服务的可持续发展能力；通过开设预防医学专业卫生应急特色专业方向、设置卫生应急课程等，培养毕业生应对突发公共卫生事件的能力。课程体系中设置了预防医学课程，并在各课程中渗透疾病预防、公共卫生与康养观念，培养医学生的"大健康、大卫生"理念。实习阶段安排社区医院实习2周，参与社区卫生防控、预防保健宣教、社区人群建档、流行病学调查等工作。

（四）改革实验教学内容与手段

形态学实验、临床技能学等课程独立开设。更新医学实验课教学内容，整合学科前沿知识，减少重复性和验证性实验，增加综合性、设计性实验。建立机能学虚拟实验室，实现实验课线上线下结合。创新实验教学手段，以高级综合模拟人为载体，设计开发机能实验学、内科学、外科学、妇产科学、儿科学相结合的模拟综合训练课程。

1. 进阶设计实验实践内容

将新时代南山风格融入专业实践教学，培养学生开拓钻研、能干善干的精神，以验证性实验、设计性实验、创新性实验的逻辑设计进阶式实验课内容；以基本操作技能、临床专科技能、临床综合技能的顺序设计技能培养过程；以形态学科绘图阅片比赛、基础学科实验技能竞赛、临床操作技能竞赛、创新创业大赛等设计具有递进式挑战度的学科竞赛，以赛促学，激发潜能。

（1）进阶设计临床实践课程。设计基本操作技能—临床专科技能—创新综合技能培养过程，把内科、外科、妇产科、儿科、急诊、护理等临床基本技能进行整合，并将职业素养教育、医学人文等知识有机融入，第5～7学期开设了临床技能学1～3必修课，共132学时；选修课，利用课外时间，供学有余力的学生选择修读。学校临床技能实验中心聘任了5位临床教学经验丰富的教师担任兼职副主任，课程教学由中心专职和兼职副主任共同管理，每学期从各临床学院抽调教学骨干脱产，集中在学校临床技能实验中心进行统一教学。

课前开展集体备课、培训带教老师，统一教学标准、规范带教。

（2）递进设计临床技能竞赛。从 2011 年开始每年定期举办校级临床技能大赛，营造医学实习生之间比学习、比技能的浓厚氛围。大赛分为学院初赛和校级决赛，初赛由各临床学院组织所有临床教学基地开展，学院通过初赛择优组队参加校级决赛。临床技能竞赛结合临床医学专业实习大纲要求，考核范围主要为诊断学、内科、外科、妇产科、儿科、急诊及护理等科目内容，竞赛项目紧贴临床实践要求，将临床思维与临床技能紧密结合，并将人文关怀、爱伤观念等医学生必备素质融入竞赛项目当中，旨在培养和提高医学实习生的临床实践能力与临床思维能力，加强团队精神和创新精神的培养。[①] 竞赛除设特等奖和一、二、三等奖外，还根据学院组织参赛情况以及竞赛成绩，评选优秀组织培训奖和临床技能优秀带教奖。截至 2021 年，大赛已经连续举办了 10 届，每一届大赛前的学生技能培训覆盖面达 50%，学生参赛面达 20%。

（3）推动科研项目开展。一是"互联网＋"创新创业项目，支持创新创业训练计划项目开展，通过创新创业实践训练平台支持创新创业团队项目孵化与运营；二是实验室开放项目，由学生申请、教师指导课外科研，每年专项经费支持 30～50 项；三是创新性高阶实验项目，课内设计，课外引导学生参与。

2. 加强虚拟仿真训练

（1）课内高阶选修。依托科研与教学平台、校内与校外基地、基础医学和临床技能实验中心的虚拟仿真实验教学平台资源开展训练。如医学类专业在低年级开设虚拟机能实验选修课，高年级开设高级综合模拟人病例挑战选修课，培养学生临床思维与团队协作能力。

（2）课外预约训练。实验室 24 小时开放预约，学生在临床技能实验中心"实验室开放超市"利用模拟教具开展临床基本操作技能、专项技能自我训练；利用学校—医院手术直播系统实现优势教学资源共享。

---

① 胡海霞，孙彦超，刘坐龙，等. 大学生临床技能竞赛培训模式的创新与探索［J］. 中国高等医学教育，2019（3）：73-74；马柏强，吴益芬，陈红燕，等. 大学生医学竞赛对医学生临床技能培养的促进作用分析［J］. 中国继续医学教育，2019，11（1）：45-47；赵静，张椿，胡文刚，等. 竞赛教学法对医学生临床技能教学促进的思考［J］. 重庆医学，2019，48（7）：1249-1251；曾繁余，陈军宁. 临床技能竞赛对临床教学的促进作用探讨［J］. 华夏医学，2020，33（3）：163-166；何雷，邢芸芸，刘雨嫣，等. 临床技能竞赛对临床技能教学和学生素质培养的影响［J］. 当代医学，2017，23（35）：181-182.

二、聚力发展，打造高水平临床教学师资队伍

（一）制定教师教学能力提升规划

教师队伍的素质直接关系到人才培养质量，教师的言传身教和率先垂范作用，对学生成长起着潜移默化的作用。[①] 因此，学校出台了《广州医科大学教师教育教学能力提升方案（2020—2025 年）》，紧紧围绕促进本科教学改革、服务教师发展、助力教师成长的目标，确立了以教育教学改革为导向，以教师教学能力提升为重点的发展机制，创新培训思路和培训机制，有计划、有重点地强化师资培训，提升教师教学能力。

（二）加强临床师资教学能力培训

针对临床实践教学特点，学校教师教学发展中心每年开展 2 期临床教学师资培训班，对当前临床教学热点开展专题培训，培训内容包括标准化病人培训、临床见习带教培训、临床实习带教培训、器官系统整合改革教学、教学查房、教学病例讨论、临床技能操作指导等。2015 年以来，中心面向全校各临床教学基地教师已举办 18 期临床教学师资培训班，累计参训教师近 2 万人次。培训转变了临床教师的教学理念，提升了临床教师的教学技能，规范了理论教学和临床带教，促进了临床教学质量与教学水平的提升。

（三）重视中青年骨干教师培养

关注临床学院中青年教师的培养，拨付专项资金、出台多项政策，鼓励支持年轻教师快速成长，投入专项经费用于教师培训与进修工作。推进人才国际化工作，设立公派出国专项基金，资助直属和非直属附属医院临床教师赴国际著名高校、科研机构研修，拓展临床教师的国际视野。鼓励临床教学基地的教师参加青年教师授课竞赛和教学查房竞赛等活动，以赛促教。

[①] 周芳. 略论教师为人师表及其社会意义 ［J］. 湖北大学成人教育学院学报，2008，26（6）：58 – 60.

（四）设立教师教学发展分中心

促进教师教学发展中心的建设，制定分中心的建设标准，在条件成熟的临床学院建设教师教学发展分中心，与学校教师教学发展中心形成合力，开展多层次的教师教学能力培训。如第二临床学院教师教学发展分中心，致力于打造追求卓越教学的高等教育质量文化，使卓越教学成为每一位教师的价值追求和自觉行动。全面开展教师教学能力提升工作，以教学理念、教学技术和方法、教学内容改革为重点，通过教师培训、研究交流等多种形式促进教师业务水平和教学能力提升。在校级培训基础上，结合各学院专业特点开展培训。2020—2021年举办了3期全英师资培训班，同时举办了指导学生病历书写、开展见习带教、临床技能骨干师资培训等专题培训班，共培训约400人次，促进了教师教学能力提升。

三、完善监控，构建全方位实践教学质量保障体系

（一）完善实践教学管理制度

实践教学按照学校—学院—基地的三级管理体系构成，学校建立了完善的实践基地准入、巡视、考核制度。同时，还建立了比较完善的实践教学管理制度，明确实习管理标准、教师带教标准、实践环节标准，规范临床教学的管理。

（二）统一实践教学标准

学校统一培养方案、教学大纲、实习大纲、见习和实习手册等，建立了明确的实习管理标准、教师带教标准、实践环节标准等，确保教学查房、小讲课、病例讨论、Mini-CEX、DOPS、转科考、出科考质量，各学院不同基地统一考试、统一标准，保证临床教学同质化。

（三）规范实习全程管理

一是严格实习实训管理。根据人才培养方案的修订，每5年组织一次实习大纲修订，各专业按照实习大纲要求，充分保障实习实训时间，严格执行学生

考勤请假制度，以确保学生把主要精力投入到实习中。二是组织专家指导临床教学。学校组织专家每年对基地开展一次教学查房、病例讨论指导、实习技能操作抽查考核等。三是加强学校和临床教学基地的沟通交流。学校定期召开临床教学工作会议；每年统一进行临床教学基地巡点，进行教学检查，了解教学运行情况，协助临床教学基地解决存在的问题。

（四）定期评估促进建设

除了加强全过程监控和关键环节监测外，学校还定期开展实践教学基地专项评估，通过评估，找出差距，加强建设，提升水平。2020 年对学校所有附属医院开展复评，通过组织校内外专家听取汇报、座谈会访谈、现场考察走访、查阅资料、现场测评学生实践能力和教师教学能力等，对临床教学基地的教学工作和人才培养的各个环节进行全面的评估与指导。

四、实践成效

（一）建设了一批优质教学资源

临床技能学教学团队编写出版了《临床操作规程》教材，制作了包括内科、外科和急诊等内容的临床技能学（上）线上课程，已在"人卫慕课"上线。拍摄了 49 个临床基本操作视频，全部上传到学校"e 学中心"供学生学习。开发的"基于虚拟标准化病人的病史采集—综合思维训练系统"获评为国家级示范性虚拟仿真实验教学项目。建设了一批优质实践教学基地，现有国家级大学生实践教学基地 1 个、省级大学生校外实践教学基地 8 个。

（二）打造了一支优秀的临床教学队伍

通过培训，临床教师教学能力得到明显提升。学校现建有内科学国家级教学团队，外科学等 9 个省级教学团队，近年各临床教学基地共有 41 人次获得校级青年教师授课竞赛奖励，3 人次获得中华医学会授课竞赛奖励，129 人次获得教学查房竞赛奖励。

（三）学生的创新实践能力大幅提高

临床医学类专业执业医师考试通过率逐年稳步提升，近3年平均超出全国20个百分点，实践技能通过率分别为95.49%、96.84%、97.14%；医学毕业生近3年考研录取率平均达61.75%；总就业率超过97%。学生在各级各类学科竞赛中获得省级以上奖项200余项，第十届中国大学生医学技能大赛总决赛临床医学代表队获全国铜奖。临床医学专业统筹实验班（"南山班"）学生承担大创项目国家级13项、省级29项，专利12项；第一作者发表论文56篇，含SCI论文42篇，累积影响因子超145。麦可思第三方调查显示，毕业生用人单位满意度达99%以上，思想道德素质、奉献精神、吃苦耐劳精神、实践动手能力等获得高度认可。

健康中国建设、医学教育创新发展对医学教育提出了新的更高要求。广州医科大学将以此为契机，结合医学教育创新发展新要求，聚焦立德树人，围绕服务生命全周期、健康全过程的素质能力发展要求，进一步深化教育教学改革，切实提升医学生实践能力和创新能力，提高人才培养质量，培养满足国家和地方卫生健康事业发展新需求的卓越医学人才。

第五节　筑牢质量监控闭环体系，护航医学院校人才培养

一、质量是高等教育内涵式发展的保证

我国高等教育毛入学率由1998年的9.76%上升到2008年的23.3%、2018年的48.1%、2021年的54.4%，本科高校由1998年的591所上升到2008的1 079所、2018年的1 245所、2021年的1 273所。20多年间，我国高等教育从精英式教育发展到大众化教育、普及化教育，地方高校发挥了主力军作用，但其规模和质量的矛盾也日益凸显，高等教育质量越来越受到国家和社会的密切关注。《国家中长期教育改革和发展规划纲要（2010—2020年)》对

高等教育质量提出了明确要求，将"提高质量"作为工作方针确定下来，把提高质量作为教育改革发展的核心任务。2012 年，教育部、卫生部出台《关于实施卓越医生教育培养计划的意见》，提出要"以提高人才培养水平为核心，改革人才培养模式，创新体制机制，培养适应我国医药卫生事业发展的高水平医学人才"。2013 年，教育部颁布《关于开展普通高等学校本科教学工作审核评估的通知》，将质量保障体系建设作为评估的六大要素之一。时任国家总理李克强在 2016 年政府工作报告中明确提出"教育承载着国家的未来和人民的希望，要发展更高质量、更加公平的教育"。2018 年，时任教育部部长陈宝生在新时代全国高等学校本科教学工作会议上的讲话指出"大学要自觉地建立学生中心、产出导向、持续改进的自省、自律、自查、自纠的质量文化。要将质量标准落实到教育教学各环节，唤起每个主体的质量意识、质量责任，将质量要求内化为大学的共同价值和自觉行为"。同年，教育部、国家卫生健康委员会、国家中医药管理局联合出台《关于加强医教协同实施卓越医生教育培养计划 2.0 的意见》，提出通过 5 年的努力，医学教育质量文化建设要取得显著成效，人才培养质量要显著提升。

目前，世界范围内的一流大学正在回归本科生教育。在国内，"一流的大学必须要有一流的本科教育"已成为业界共识。因此，加强本科教学质量监控与保障是世界高等教育发展的必然趋势，是适应国家高等教育改革发展的必然要求。如何做到教育规模与教学质量协调发展，有效提高人才培养质量，是地方高校求生存谋发展的必由之路，与民族振兴和国家未来息息相关。随着国家层面"五位一体"评估制度的确立，关于实施卓越医生教育培养计划意见的出台，地方医科院校逐渐建立了"以自我评估"为核心的教学质量监控体系，但监控体系缺乏内在驱动力，普遍存在过于关注"教育输入"（教师教了什么），忽视"教育产出"（学生学得怎样），监控责任欠明晰，持续改进不够，未能实现全员主动追求卓越等问题。

二、高校教学质量监控存在的主要问题

（一）教学质量监控体系缺乏顶层设计理念

虽然很多地方高等医科院校都建立了相应的教学质量监控体系，但体系缺

乏顶层设计理念，教学质量监控范围仅局限于对教学过程的监控，学风建设、教学基础条件建设、毕业生追踪调查等方面仍各自独立运转，未能形成完整的有机整体，难以实现对人才培养目标、教学过程及其结果进行全过程、全方位的监控。对教学过程的监控偏重于课堂教学环节，对实践教学、技能培训等其他教学环节的监控不足；比较重视对教学秩序的监控，对人才培养方案编制、课程建设、教学研究等方面的监控力度不够；对教师的"教"监控较严格，对学生的"学"监控较松弛。

（二）教学质量监控责任不够明晰，未打通质量监控"最后一公里"

目前地方高等医学院校普遍成立了校级教学质量监控管理部门，明确了学校教学质量监控责任，但院系级的教学质量监控机构不健全，学院层面、教研室层面以及教师和学生等在教学质量监控体系中的责任地位尚未十分明确，教学质量监控的重心还停留在校级管理层面，且存在不同程度的"重规范、轻激励"现象。广大师生对教学质量监控的主动参与不足，仅仅把自己当作被监控的对象，被动接受监督与管理，未能主动进行教学改革和研究、发现教学中存在的问题、促进教学方法的改进，导致有些教学质量监控工作常常流于形式，因而难以形成有效的教学质量管理网络，难以保证教学质量的不断提高。

（三）教学质量监控体系未能充分体现"以学生发展为中心"，不能很好地发挥评价促进发展的作用

"以学生发展为中心"的理念实质上就是要使学校一切工作都能够促进学生全面发展，不仅包括学生知识水平的发展，也包含技能、情感等多方面综合素养的发展。但目前部分地方高校的教学质量监控手段和措施基本沿用传统方式，评价内容过多注重学科知识，特别是课堂知识，而忽视了对实践能力、创新精神等的考察，评价方法以传统的笔试为主，主要检测学生最终的学业成绩，未能从人才培养目标出发，对学生应该获得的知识、能力、素质进行专门的测量方法与手段的设计，过于关注结果，忽视学生在各个时期的进步状况和努力程度，没有进行真正意义上的形成性评价，不能很好地发挥评价促进发展的作用。

（四）教学质量监控体系未形成闭环反馈系统，质量持续改进不充分

近年来，特别是高校教学工作水平评估以后，构建高校内部教学质量监控体系并形成有效的运行机制已成为各大高校研究的热点，但从目前的研究实践情况来看，尽管大多数高校都已建立了教学质量监控体系并形成了校内教学质量监控运行机制的组织架构，但在实际操作过程中却时常有"重检查、轻反馈，重监督、轻改进，有反馈、欠整改"等类似现象出现，对教学质量监控的整改落实环节重视不够，有些影响教学质量的问题甚至长期存在而得不到有效解决。

三、广州医科大学的质量监控探索

2000 年前后，随着教育部和广东省教育厅本科专业结构调整原则意见的出台，以及广东省教育厅"扩大本科教育，积极发展研究生教育"要求的提出，学校在稳定原有专业规模的基础上，开始积极稳妥地申办新专业。招生专业从 1998 年的 3 个发展到 22 个，招生人数也不断扩大。在校生规模增加对本科教学质量产生了较大影响，提出了更高挑战。

学校始终将人才培养质量作为立校之本，敏锐地认识到外部评估只能短期内从学校整体层面解决对本科教学的重视程度和经费投入问题，但要长期从校内教学单位和师生个体层面解决教学质量保障问题，必须构建学校内部教学质量监控体系。

（一）厚"基础"：健全本科教学质量标准，完善质量监控制度体系

一是健全三大系列教学质量标准。首先，以各专业人才培养方案为核心，以课程体系为着力点，以课程教学和学习大纲为落脚点，架构各专业人才培养质量系列标准；其次，以课程建设质量标准、课堂教学质量标准、教材建设和选用标准等为主要内容，架构理论教学质量系列标准；再次，以实验教学质量标准、见习教学质量标准、实习教学质量标准、毕业论文（设计）规范等为主要内容架构实践教学质量系列标准；最后，将 30 项主要本科教学质量标准

和9项主要本科教学基本规范汇编成册。二是完善以日常教学管理规范为主要内容的47项教学管理基本系列制度。三是制定教学奖励办法、校院两级管理规定等以本科教学激励与责任为主的15项教学激励约束系列制度。四是构建专业评估、课程评估、实践教学基地评估、教学单位评估、毕业生发展质量评价五大评估体系。同时，各学院也相应建立了院级质量监控制度体系。

（二）明"责任"：明确各级教学质量监控主体责任，深入推进校院两级管理体制改革

以校院两级管理的实施为契机，制定校院两级管理实施细则和责任清单，明确教学质量责任主体，落实分级教学质量保障和监控。明确学校为教学质量监控的评估主体，全面主导学校层面的本科教学质量监控工作，主要对教学单位的教学质量管理及专业、课程、课堂、实习实践、毕业论文（设计）五个环节进行评估，考评重点放在内部教学质量监控体系的建设与运行效果上。学院（部）等教学单位为教学质量监控的责任主体，各学院（部）构建了符合实际的系、教研室、课程团队等基层教学组织，指导并支持其建立健全内部教学质量监控体系，开展院级评估，接受校级及以上的各类评估，反馈评估结果，鼓励教师追求卓越。基层教学组织为教学质量保障的工作主体，建立并实施完善的专业及课程内部质量保障机制，保证专业及课程教学质量的不断提升。教师和学生作为教学质量监控的实施主体，主动学习熟悉学校教学质量监控体系和本单位质量监控体系的基本框架与主要内容，明确各自职责和要求，明确各教学环节质量标准的内涵，主动追求卓越，自觉参与教学质量监控。切实将教学质量保障和监控的重心下移，使学院（教学单位）真正成为教学质量保障和监控的主体，加强监控的针对性和时效性，健全学院（教学单位）内部教学质量保障体系建设，唤起每个主体的质量意识、质量责任，将质量要求内化为每个人的共同价值和自觉行为。

（三）强"过程"：全过程监控教学行为活动，重点检查教学关键环节

一是重视人才培养过程中各教学环节对教学质量的影响，围绕人才培养工作开展教学检查、督导、评价等活动。依托评教评学系统，广泛开展校院两级评教评学工作，学校领导、学院领导、校院两级督导和教学管理人员等深入教

学一线，随机、随堂听课，对教师课堂教学和学生课堂学习情况进行即时评价，将评价结果与职称评聘、优秀教师评选、青年骨干教师遴选及优秀班级评选等挂钩。每学期开展期初、期中、期末常规教学检查及毕业论文、试卷等专项检查。组织校院两级督导专家对全校的教学运行、教师授课质量、学生学习情况，以及教学基本建设管理等各项教学工作和活动进行监督、指导、评价与反馈。校级督导专家采取不定期抽查方式，对全校教师尤其是青年教师和学生课堂教学质量评价较差的教师进行督导，帮助其提高教学能力和授课水平。院级督导组对本学院所有教师的理论和实验教学进行督导。同时，督导专家还参与指导新教师试讲和教研室集体备课，将课堂教学质量监控工作前移。二是全面梳理培养目标、资源条件、培养过程、培养质量等方面的评价指标，确立课堂、见习、实习、毕业论文、试卷等关键监控点，重点加强对其监控检查评价。三是定期开展专业评估、课程评估、实践教学基地评估等专项评估。通过评估，找出差距，加强建设，提升水平。比如，学校在 2013 年组织对 2006 年以后新增设的 7 个本科专业进行教学评估。2015、2016 年分别组织口腔医学专业和临床医学专业接受专业认证。2017 年组织对除已通过教育部专业认证的口腔医学和临床医学专业之外，已有两届及以上毕业生的其他 15 个本科专业进行系统评估；同年对临床医学专业的 17 个临床教学基地开展评估，通过组织专家听取汇报、座谈会访谈、现场考察走访、查阅资料、现场调查问卷、现场测评学生实践能力及教师的教学能力等形式，对临床教学基地整体的教学工作和人才培养的各个环节进行综合考察、分析，进行全面的评估和指导。2018 年开展全面本科课程评估，对 2016—2017 学年本科教学计划中所有必修和限选课程（共约 400 门课程）进行评估，最终评选出"优秀"课程 10 门，形成《广州医科大学 2018 年本科课程评估工作报告》并落实整改。四是基于临床实践教学的特殊性，构建临床教学质量监控体系，严格执行实习基地准入制度，统一培养方案、统一实习大纲，定期开展临床师资培训、临床实习教学巡点、教学基地评估等，并严控四个关口，在基础课程结束进入临床学习前、临床课程结束进入实习前、出科和毕业这四个关口设立统一的基础综合考、临床综合考、实习出科考和毕业综合考，保证临床教学同质化，切实保障人才质量。

（四）建"平台"：构建"互联网＋"教学质量监控平台，实施"以学为中心"的教与学双向、内外部并举的质量精准评价

构建"互联网＋"教学质量监控平台，基于伴随式数据采集与动态大数据分析，实施"以学（学生发展）为中心"的教与学双向、内外部并举的质量评价（见图 3 - 10），实现对教师教学情况和学生成长信息的实时精准监测。早在 2003 年，学校便已在省内开发了课堂教学质量网上评价系统，学生、同行、督导专家、领导干部等均可通过该系统实名登录、匿名打分和填写个性化的意见与建议，对授课教师进行教学质量评价。每年有近 30 万人次学生、近 2 000 人次督导通过该系统进行评价。2018 年，在此基础上重新开发了基于 PC 端和微信客户端的评教评学系统，学生、督导评价授课教师，教师、督导评价班级，不同类别人员均可在该系统按相应权限查看相应的评价数据信息，实现

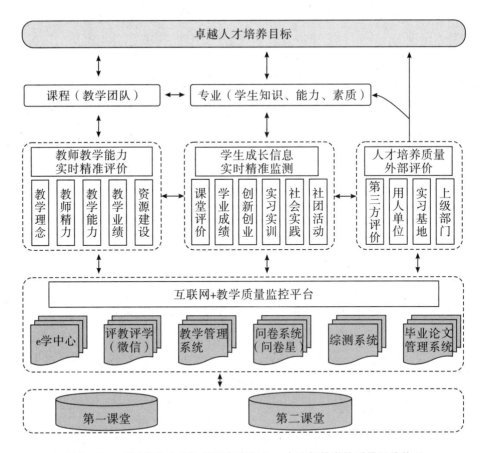

图 3 - 10　"以学为中心"的教与学双向、内外部并举的质量评价体系

评价实时化、精准化。学校还在全部课室安装雨课堂教学软件，建设广州医科大学"e学中心"、学习通等，构建起智能高效的互动课堂，帮助教师更好地建设课程、管理课堂，实现伴随式数据采集与动态大数据分析，及时了解学生个性化学情，实现精准教学。目前，学校正着力构建校园级数据应用集成整合平台，以实现教、考、评、学、管业务的无缝连接与数据贯通，实时监测评估，实现校园教学质量信息数字资产的常态化积累与共享，并结合过程性评价，实现因材施教、全面督导和辅助决策。

（五）推"奖惩"：激励与约束并举，营造良好教学质量监控生态环境

学校制定了 15 项教学激励约束制度，每年加大投入奖励表现突出的教师，并严格处理违反学校有关规定的教师。将教师本科教学质量与其职称评审、年终考核、岗位聘用、绩效工资、人才及荣誉称号等挂钩，将本科教学工作质量作为学院评估、附属医院领导干部考核的重要依据，营造良好的教学质量监控生态环境。比如，2020 年出台教学奖励办法，对获得省级及以上教学成果、获评省级及以上本科教学"质量工程"项目，发表出版高水平教学研究论文、教材，在教学系列竞赛获奖，教学工作业绩突出的教师进行奖励，特别针对学校高级别教学成果较少的情况，将教学成果奖励额度提高到与科研成果奖励额度一致。开展各级"教学名师""优秀教师""优秀教育工作者""最受学生欢迎教师""优秀实习带教老师"等评选活动，举办教学授课竞赛、临床教师教学查房赛、病例讨论竞赛等活动，对获奖者予以表彰奖励。

（六）重"改进"：完善反馈及改进机制，推进教学质量持续改进

（1）做好日常及时随机反馈。对日常收集到的质量信息，采取信箱回复、微信、QQ、电话、通报、谈话等进行实时反馈，要求相关单位认真分析问题原因，提出整改措施、限期整改，并跟进落实整改效果。每学期期初或期末，召开教学工作会议，对学院教学情况进行及时反馈，确保教学质量信息反馈渠道畅通；教学督导听课在当堂课后即时反馈；每学期以午餐会、座谈会等形式，不定期召集相关部门及各级领导，与学生面对面进行交流和反馈。每逢单周周一中午，学生教学信息员协会骨干均到教务处进行面对面交流，有效提升了信息收集力度，提高了反馈时效。

（2）加强重要质量信息反馈及改进。除日常及时随机反馈外，对收集到的重要质量信息，梳理形成教学检查情况通报、评估报告、督导月报、毕业生发展质量调查报告等，向全校及社会利益方进行反馈，要求相关单位限时整改，跟进落实整改效果。比如，2013年以来，通过专业评估，暂停生物科学、统计学、信息管理与信息系统3个专业的招生，法学、药学等专业师资队伍得到快速充实，法学专业生师比从2017年的20.8∶1降到15.9∶1。

依托"互联网＋"教学质量监控平台，开展伴随式数据采集与动态大数据分析，向各级质量监控责任主体精准推送质量信息，实施"以学为中心"的教与学双向、内外部并举的质量评价，诊断学生知识技能掌握情况和教师教学能力水平情况。促进学校领导和管理部门反思学校教学理念、培养目标、专业与课程设置、教学组织方式、管理服务等方面存在的问题，及时加以修正；促进教学单位反思专业、课程教学及管理中存在的问题，及时加以整改；促进教师反思教育方案和教育过程中存在的问题，及时调整教学方案，提升教学能力，提高教学质量；促进学生反思学习过程中存在的问题，及时调整学习状态和学习方法。通过对教师教学情况和学生成长信息的实时精准监测，实现教学质量的持续提升。

四、筑牢"两评价、三驱动、三贯穿"的生态型教学质量监控提升体系

学校采取了多项积极措施，从2003年起组建教学督导组，开展课堂教学质量网上评价、积极主动接受外部评估等，并取得了积极成效。学校依托广东省高等教育教学改革项目"广州医学院本科教学质量监控体系的研究与实践""临床教学质量监控和评估体系的实践与研究""全方位、多元化本科教学质量监控体系的研究与实践"等系列研究课题与实践，通过对国内外大学的本科教学质量监控体系进行文献比较，走访了国内部分兄弟院校了解其教学质量监控体系建设情况，在校内抽取部分教指委委员、教学督导专家、教学管理人员、教师和学生以及用人单位主管、校友等开展座谈与问卷调查，形成以提高人才培养质量为核心、人人主动追求卓越的质量文化。

通过厚"基础"、明"责任"、强"过程"、建"平台"、推"奖惩"、重

"改进"等措施，系统构建了基于"两评价"（教与学双向，内外部并举）、"三驱动"（激励、责任、约束）、"三贯穿"（全员、全程、全方位）的闭环式（收集—诊断—反馈—修正）生态型教学质量监控提升体系（见图3-11）。

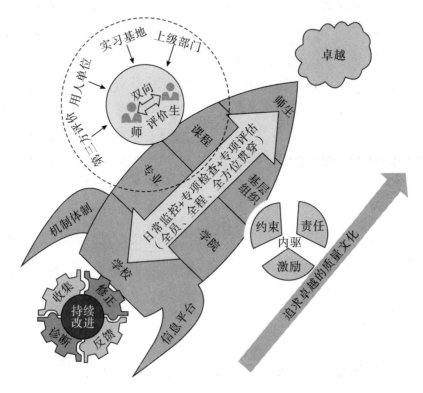

图3-11 "两评价、三驱动、三贯穿"教学质量监控提升体系

五、实践成效

2003年，学校顺利通过教育部组织的本科教学工作随机性评估；2007年，学校以"优秀"等级通过教育部组织的本科教学工作水平评估；2016年，临床医学专业顺利通过外国专家参与的专业认证，人才培养质量得到肯定；2018年，学校顺利通过教育部审核评估。

（一）本科教学中心地位更为牢固

各级领导、广大师生、教学管理人员思想认识得到极大提高，学校的教学运行更为顺畅，教学管理更为科学规范，教学过程监控更为有效。近年来，全校教学事故发生次数、教师调停课次数、学生考试作弊人次逐年减少，党政领导、校院两级督导、同行听课率，高层次人才本科教学参与率，学生评教率和到课率逐年增加。

（二）本科教育教学水平明显提高

学校在国家本科教学工程和广东省质量工程项目建设中取得优异成绩：获得首批国家临床教学培训示范中心、国家虚拟仿真实验教学中心等教育部本科教学工程立项 13 项，国家级大学生创新创业训练计划项目 130 项，省级质量工程项目 123 项；省级质量工程项目一次性验收，通过率排名居全省前列。学科专业建设水平快速提升：临床医学专业、药理与毒理学专业 ESI 排名均位居全球前 1%，学校 ESI 全学科综合排名于 2018 年跻身中国内地高校百强；2022年，已招生专业全部入围"软科中国大学专业排名"，国家级一流本科专业精度居全国第 22 位，全国独立建制医科院校第 3 位，广东省高校第 1 位。

（三）本科人才培养质量持续提升

毕业生研究生考取率，大学英语四、六级考试通过率，执业资格考试通过率等持续攀升。比如，毕业生研究生考取率从 2014 届的 18.13% 提高到 2022届的 65.32%；大学英语四级考试累计通过率从 2012 届的 85.6% 提高到 2022届的 95.17%，大学英语六级考试累计通过率从 2012 届的 28.4% 提高到 2022届的 56.01%；临床执业医师资格考试通过率从 2012 届的 69.46% 提高到 2020届的 83.08%，位居全省第二；护士执业资格考试通过率连续多年保持在100%。本科毕业生在三级医院就业的人数占 71%，其中在三级甲等医院就业的人数占 61%。同时，学生在科技创新和各类学科竞赛中取得了优异的成绩。近年来，学生在"挑战杯"全国大学生课外学术科技作品竞赛、全国大学生基础医学创新论坛暨实验设计大赛、中国毒理学会校园科普大赛等获得多种奖项；获发明专利 23 项，以第一作者发表学术论文 112 篇。

（四）成果在省内外得到广泛推广

学校相关做法和经验得到广东省教育主管部门的重视与推介。分别于2016 年 12 月在东莞召开的广东省教务处处长联盟会议、2017 年 3 月南方医科大学校际协同交流会议和 2017 年 5 月在中山召开的第十二届海峡两岸（粤台）

高等教育论坛上作专题报告。近年来，接待贵州医科大学、右江民族医学院、遵义医科大学等十余所省内外兄弟院校来校学习考察。教育部专业认证专家组和审核评估专家组对学校教育评价体系给予了较高评价，在 2016 年的临床医学专业认证中，专家对学校保证临床教学同质化的做法给予了充分肯定，认为"学校教务处对临床医学专业的课程和教学实施组织有力、统筹协调、严格管理，对各医院的临床教学管理措施得力，保证了教学的同质化和教学质量"。《信息时报》《新快报》等多家媒体均对学校教学质量进行宣传报道。《信息时报》曾以《学生打分决定教授"命运"》一文对学校成功推行网上教学质量评价系统的经验做法进行了介绍；中国教育科学研究院主办的高等学校教学管理信息化暨学生评教（网上评教）学术研讨会上也就此进行了专题介绍；"建立高等医学院校教学质量检测和保障体系的研究与实践"的教学成果还获得了广州市高等学校第六届优秀教学成果奖。

第四章　新时代广州医科大学教育教学综合改革成果

第一节　积极探索教改，十年磨一剑

学校在发展过程中积淀和凝练的大学精神文化主要经历三个阶段：一是创校之初逐渐形成的"艰苦创业、脚踏实地、开拓进取"的广医人精神，是广医大学文化发展的精神基石；二是世纪交替时期彰显的"奉献、开拓、钻研、合群"的南山风格和"临危不惧、实事求是、无私奉献"的"抗非"精神，体现了广医人不懈探索、追求真理、共赢合作、无私奉献的科学精神，丰富了广医大学文化；三是广医人新时期凸显的"勇于担当的家国情怀，实事求是的科学精神，追求卓越的人生态度"的新时代南山风格，是广医在建设高水平教学研究型医科大学道路上的精神动力，是广医大学文化的升华。广医三个时期展现的大学精神一脉相承、与时俱进，引领着学校的发展。

在数十年的教育教学改革过程中，学校不断推进教学理念、教学内容、教学方式、教育技术、人才培养模式的改革与创新，积淀了丰硕的成果，形成了独具特色的办学理念和育人模式：一是学校人才培养与区域卫生事业发展紧密互动的办学发展战略；二是国际合作办学，教育与国际接轨的办学理念；三是以创新能力、实践能力为核心的精神熏陶、课堂教学、实践锻炼"三位一体"的医学人才培养模式。学校以提高教学质量为导向，以培养卓越医学人才为目标，总结经验，通过教学方式方法、教学内容、教学评价、教学激励与师培改革，持续促进学校教育教学水平全面提升。

表4-1 广州医科大学新世纪以来省级以上教学成果奖

序号	项目名称	公布时间	主要完成人	项目获奖级别
1	以教学内容改革为突破口，加强医学伦理学教材建设——医学伦理学系列教材	2001 年	伍天章、翁宗奕、刘义海	第四届高等教育国家级教学成果奖二等奖
2	创建防治结合型全科医学人才培养模式，推动社区卫生服务可持续发展	2009 年	王家骥、雷毅雄、李芳健、周制衡、钟南山	第六届高等教育国家级教学成果奖二等奖
3	以教学内容改革为突破口，加强医学伦理学教材建设——医学伦理学系列教材	2000 年	伍天章、翁宗奕、刘义海	广东省高等学校第四届省级教学成果一等奖
4	以编写《儿科学》教材为依托，促进儿科学教学内容的改革	2000 年	吴梓樑、赖永洪、高铁铮、陈达光、陈福雄	广东省高等学校第四届省级教学成果二等奖
5	加强临床医学生预防医学课程改革，培养高素质的医学人才	2000 年	陈家堃、陈小薇、吕嘉春、吴中亮、刘义海	广东省高等学校第四届省级教学成果二等奖
6	以社区需求为导向，培养具有社区卫生服务能力的防治结合型全科医学人才	2005 年	王家骥、刘义海、王心旺、陈荫民、雷毅雄	第五届广东省高等教育省级教学成果奖一等奖
7	临床医学专业毕业生质量标准与社会评价研究	2005 年	丘飚曾、刘义海、罗兆明、王心旺、肖昆	第五届广东省高等教育省级教学成果奖一等奖
8	结合医学专业特点加强卫生法学教材建设	2005 年	伍天章、董玉整、刘义海、孔志学	第五届广东省高等教育省级教学成果奖二等奖

（续上表）

序号	项目名称	公布时间	主要完成人	项目获奖级别
9	癫痫与神经医学教学模式与教学方法的系列研究	2005 年	廖卫平、陈丽、王剑威、谢保忠、邓宇虹	第五届广东省高等教育省级教学成果奖二等奖
10	现代教育技术和网络教学在耳鼻喉—头颈外科的应用	2005 年	黄敏齐、张建国、严小玲、陈观贵、丘理子	第五届广东省高等教育省级教学成果奖二等奖
11	以"三个代表"重要思想统领"两课""三进"教学改革的实践探索	2005 年	董玉整、伍天章、白丽萍、詹勤彬、王小丽	第五届广东省高等教育省级教学成果奖二等奖
12	创建全科医学教育体系，推进社区卫生服务可持续发展	2010 年	王家骥、雷毅雄、李芳健、黄宇翔等	第六届广东省高等教育省级教学成果奖一等奖
13	构建以"创新教育"为核心的病理学教学模式	2010 年	张雅洁、龙捷、张绘宇、刘奕生、徐若冰	第六届广东省高等教育省级教学成果奖一等奖
14	医学教育网络式 PBL 教学模式（W-PBL）的研究与实践	2014 年	魏东海、吴他凡、林爱华、马宁芳、黄敏齐、马金香、胡明、詹涵舒	第七届广东教育教学成果奖（高等教育）一等奖
15	以能力和素质培养为核心的临床医学人才培养体系的构建	2014 年	张雅洁、李建华、刘俊荣、陈丽、刘世明、曾王兴、汪志标、王家骥	第七届广东教育教学成果奖（高等教育）一等奖
16	独立建制医学院校人文素质培养体系的构建	2018 年	王新华、刘俊荣、吴他凡、林爱华、刘世明、刘宇平、曾王兴	2017 年广东省教育教学成果奖（高等教育类）二等奖

（续上表）

序号	项目名称	公布时间	主要完成人	项目获奖级别
17	以创新创业能力培养为核心的医学基础实践教学体系的构建	2018 年	罗健东、章喜明、马宁芳、李锦新、朱晓琴、戴建威、阳范文、陈晓明	2017 年广东省教育教学成果奖（高等教育类）二等奖
18	基于校企协同平台的医学检验技术人才培养方案的构建与实践	2018 年	徐霞、梁耀铭、邓小燕、吴晓蔓、林勇平	2017 年广东省教育教学成果奖（高等教育类）二等奖
19	与国际接轨的应用型本科护理学专业人才培养模式的研究与实践	2018 年	周英、罗艳华、李桃、郝燕萍、韩媛	2017 年广东省教育教学成果奖（高等教育类）二等奖
20	以岗位胜任力为导向的社区卫生综合服务实践体系构建及教学模式研究	2018 年	王家骥、李芳健、马金香、陈晓熠、蒋义国、王培席、刘宇珊、赵倩	2017 年广东省教育教学成果奖（高等教育类）二等奖
21	"文化传承"为导向的临床医学类专业中医学课程改革与创新	2020 年	王新华、张志敏、范萍、武志娟、黄婉怡、谭玮璐、宋兴华、任培华	2019 年广东省教育教学成果奖（高等教育类）一等奖
22	构建地方医科院校本科教学质量监控体系的研究与实践	2020 年	李建华、王新华、郑建民、林爱华、张辉、张慧群、吴丹桂、章喜明	2019 年广东省教育教学成果奖（高等教育类）二等奖
23	基于"虚实结合"的基础医学虚拟仿真实验教学平台构建与应用	2020 年	章喜明、李锦新、朱晓琴、戴建威、宣爱国、许小洋、马长玲、周丽芬	2019 年广东省教育教学成果奖（高等教育类）二等奖

（续上表）

序号	项目名称	公布时间	主要完成人	项目获奖级别
24	打造校企直联创新模式，助力医学检验技术人才发展	2020 年	罗健东、梁耀铭、邓小燕、徐霞、徐得意、林勇平、程雅婷、郑建民	2019 年广东省教育教学成果奖（高等教育类）二等奖
25	"南山精神"引领的卓越医学人才培养探索与实践	2021 年	冉丕鑫、赵醒村、李建华、吴他凡、王新华、罗健东、刘世明、黄锦坤、郑建民、林爱华、张慧群、张辉	2021 年广东省教育教学成果奖（高等教育类）一等奖
26	地方院校五年制临床医学"统筹实验班"人才培养模式改革与实践	2021 年	李建华、赵醒村、吴他凡、何建行、林爱华、张慧群、张辉、高兴成、郑建民、邓慧敏、潘朝杰、刘世明	2021 年广东省教育教学成果奖（高等教育类）一等奖
27	学科共建推动"卓越集群"发展——创新医学研究生培养模式探索	2021 年	刘金保、付晓东、刘世明、崔书中、马宁芳、刘妍、练雯、李孜	2021 年广东省教育教学成果奖（高等教育类）二等奖
28	创新人才培养机制，培养卓越影像医师	2021 年	谭理连、毕肖红、利晞、吴丹桂、余林、陈淮、宋亭	2021 年广东省教育教学成果奖（高等教育类）二等奖
29	仁心仁术卓越护理人才培养模式的探索与实践	2021 年	周英、罗艳华、徐学虎、韩媛、李桃、敖燕萍、汪国成、涂英、欧丽娅、高云、柳家贤、叶盛	2021 年广东省教育教学成果奖（高等教育类）二等奖

一、以能力和素质培养为核心的临床医学人才培养体系的构建（2014 年省级教学成果）

（一）背景

学校以广东省高等教育教学改革工程重点项目和"151 工程"项目为依托，在医学人才培养由精英教育走向大众教育的背景下，针对地方医学院校临床医学本科教育中存在的医学人文精神缺失、学生专业能力和创新能力亟待提高等问题，从 2002 年开始，进行了一系列的探索与改革，构建了"一体四翼"的临床医学人才培养体系。2014 年，获第七届广东教育教学成果奖（高等教育）一等奖。

"一体四翼"指以"能力和素质培养"为主体，以"课程体系建设、基地建设、教学模式构建和保障体系建设"为四翼的创新型临床医学专业人才培养体系。经过十年实践，学校人才培养质量在三方面凸显优势：学生具备良好的医学人文素养，具备创新精神与实践能力，掌握自主学习和终身学习的方法。

（二）改革主要内容

1. 构建三大课程体系，为医学生能力和素质培养奠定基础

（1）"课程、实践和网络"三维医学人文素质教育体系。

①课程教育。一是在课程设置上，设立了思政、文化素质、医学人文社会科学和医学人文技能 4 个医学人文素质教育课程模块，涉及 44 门课程。除 6 门必修课外，还规定了选修课修读的最低学分要求。同时，定期举办人文精神专题讲座、开展诸如"病与人，谁更重要"等大讨论和广医大学精神熏陶活动。通过显性和隐性课程相结合的方式，让医学人文理念深入学生内心。二是在课程内容上，从低年级到高年级贯通，在基础课、临床课和实习间渗透。纵向在低年级把思政和文化素质课程设为重点，旨在提高学生的思想道德修养和分析判断能力，在高年级把医学人文社会科学和人文技能课程设为重点，旨在培养学生的职业道德。横向在基础课程阶段开启对医生职业使命的认识，在临床课程阶段增强人文关怀意识，在实习阶段提高医学人文技能，同时将医学人文知识纳入客观结构化临床多站式毕业考核中。这种纵向贯通和横向渗透，实

现了人文素质培养无盲点全覆盖。三是在课程建设上，成立校级医学伦理委员会、广东省医学伦理学研究中心和广州市医学伦理学研究基地，加强人文医学研究和教学改革，先后主持了多项国家级课题，获得国家级教学成果奖，主编了国家级规划教材，医学伦理学课程获评广东省精品课程和广东省精品视频公开课。课程和学科建设特色鲜明。

②社会实践。社会实践是学生人文素质教育的有效载体。学校建有稳定的爱国主义教育、农村教育、社情教育、仁爱教育及广医大学精神熏陶等社会实践基地。学校将每学年1周的社会实践纳入人才培养方案，组织学生深入基地开展社会调查、劳动锻炼、社会服务和素质教育等活动，使学生在耳濡目染中体悟国情、社情、民情和校情，在生活点滴中践行人文精神。学校也鼓励和引导学生社团的发展，如青年志愿者协会下有爱心组合、至灵义工队等13个社团，全校80%学生均参加了社团活动。其中至灵义工队长期在天河区和越秀区的广州至灵学校开展智障儿童、自闭儿童辅导工作，成立20年来，人均年服务时长达100小时。

③网络平台。学校搭建网络平台，打造人文素质教育流动空间，对学生进行人文素质教育。建立了伦理学、医患关系等课程和专题学习网站及集新闻和文化为一体的"广医在线"综合网站，推出了网上"抗非"纪念馆、网上校史展览馆，拓展了人文素质教育资源和空间。2012年，"广医在线"荣获"全国高校百佳网站"称号。

（2）实践教学体系。

①完善实践教学体系。进一步创新实践教学课程体系，通过优化教学内容、改革教学方法和手段等，围绕医学生能力和素质培养这"一个目标"，将医学实践课程整合为化学和生物化学、机能、形态、临床技能"四个模块"；将实践教学内容设计成基础性、综合性和创新性实验"三个层次"；将实践教学方式分为实验教学、模拟训练、临床见习、临床实习、社区实践、社会实践和创新创业实践"七种模式"。从而构建和完善了"一个目标、三个层次、四个模块、七种模式"的实践教学体系。

②优化实验教学内容。一是对实验课程、内容和项目进行整合，新增机能实验学、生物技术综合实验、临床技能学等独立设置的实验课程；二是增加综合性、创新性实验项目，如机能实验学中综合性和创新性实验内容比例占课程内容的80%以上；三是不断完善实验和实习教学大纲，突出前沿知识及创新

能力的培养；四是教学科研相结合，实现实验教学内容和手段的更新。

③改革实验教学方法与手段。根据课程的特点，积极探索不同的教学方法。如病理学在实验教学中开展"以病例为先导"教学，机能实验学开展以高级综合模拟人（ECS）为载体，按照"临床病例—计算机编程语言—ECS演示其体征—动物实验"方式开展模拟和实操相结合的教学模式改革，开发了虚拟动物实验软件，建立了"基础性、综合性、设计性实验"三层次及"实操、模拟、虚拟、PBL"四模式的实验教学体系。2007年6月，学校接受教育部组织的本科教学水平评估，该项教学改革受到了评估专家的高度赞扬。

④建立"早临床、多临床、反复临床"的临床实践教学模式。实施双阶梯式的临床实践教学模式。阶梯1是指在一年级开设临床医学导论课程，组织学生到临床技能实验中心和医院见习；在二、三年级开设模拟机能实验学课程，开展PBL教学，组织学生到临床技能实验中心模拟训练、医院和社区见习；在四、五年级开展病例讨论，组织学生到临床技能实验中心模拟训练，医院、社区见习和实习，逐层深入。阶梯2是指实习阶段临床技能培训的阶梯式，即学生下点实习前进行岗前强化培训、实习中进行达标培训和技能竞赛、毕业考试前进行巩固训练，螺旋式加强临床技能培养。通过双阶梯式的临床实践教学，确保学生临床实践能力的提高。

（3）创新教育体系。

学校从教学研究型医科大学的人才培养目标出发，结合现代医学发展和医学模式转变的大趋势，顶层设计人才培养方案，明确创新意识和创新能力培养的战略性地位，将实践教学和第二课堂活动纳入创新教育体系。在学分管理上，单列创新学分并设定毕业最低创新学分标准，把创新意识和创新能力培养落到实处。在课程设置上，设置专业素质课程模块和科学素质课程模块，加大创新意识和创新能力培养相关课程的比重。先后开设了医学科研设计、科学论文写作、创新学基础等12门创新课程。在教学内容上，强调以"三基"（基本理论、基础知识、基本技能）为主，辅以"三新"（新知识、新理论和新进展），鼓励教师科研成果进课堂，进教材，进实验。如长期从事呼吸系统疾病临床和科研工作的钟南山院士，把自己在支气管哮喘等领域的研究成果写进国家级规划教材《内科学》，同时指导青年老师利用SARS临床和基础研究的成果，创建"SARS专题学习网站"，用于本科生课内外学习。在教学方法上，要求教师把科学精神的培养寓于教学的全过程，采用PBL的"以案例为基础"

和"以团队为基础"的学习模式。在师资队伍建设上，制定学科带头人、学术带头人和优秀青年骨干教师遴选考核制度，从制度上确保高水平教师参与本科生教学工作。实施全英和双语师资培训认证制度，提高双语教师和全英教师绩效津贴的权重系数。在创新平台构建上，设立学校和二级学院大学生科研创新基金，开办"广医学堂"和科研系列讲座，举办"大学生科技学术节"，举办大学生创业计划竞赛等活动，全方位开放实验室等，为学生提供全方位培养创新精神的氛围、环境和机会。在组织体系上，建立以教务处、科研处、团委、学生处和各教学单位共同参与创新育人的管理体系，以及以学生科学技术协会为龙头、以各类科技社团为支撑的学生组织体系。

外在激励与内在引导相结合的措施，推进了创新教育，每年直接参与科技创新的学生人数不断攀升，如 2012 年 50% 以上的临床医学专业学生参与了课外科技项目申报活动。

2. 建立三大实践基地，为医学生能力和素质培养提供沃土

（1）构建学校、医院和社会三位一体的医学人文素质教育实践基地。

①学校。建立校史展览馆、"抗非"纪念馆等校内教育基地。如利用"抗非"纪念馆对学生进行"抗非"精神教育，学习医务工作者在紧急关头冲锋在前、不畏艰险的精神。

②医院。实习前，利用附属医院全国第一家"中国医师人文医学职业技能培训基地"对学生进行医学人文技能培训，内容从宏观的对"人文医学""医师职业化"的认识到微观的"人际沟通""病情告知"。实习阶段，通过入院和入科教育、带教老师的言传身教与医院文化，培养学生的人文关怀和道德情感，让学生学会如何尊重病人、关心病人，如何与病人沟通。

③社会。建立了东莞虎门鸦片战争博物馆、广州市花都区禁毒教育基地等八家素质教育基地，通过社会实践使学生切身领悟人文素养的内涵。

（2）建设优质的临床教学实践基地。

①临床技能实验中心。2004 年，学校按照资源整合、统一管理的思路，先后投入 1 200 多万元，打破临床学科界限，优化资源配置，建成了"高新整合、实用高效、仿真模拟、以人为本"的临床技能实验中心，面向学生开放，为临床技能训练和多站化毕业考核提供了保障。

②实习教学基地。在广州市及周边地区建立了包含直属附属医院、非直属附属医院、教学医院和社区四级实习教学基地网络。在严格执行准入制度的同

时，以"一训一查""两会两评""三赛三统"加强基地内涵建设。"一训一查"是指临床教师教学能力培训和教学检查；"两会"是指每年一次的实习基地教学经验交流会和两年一次的临床教学研讨会；"两评"是指优秀实习基地和优秀实习带教老师评选；"三赛"即教学查房竞赛、教师授课竞赛和临床技能竞赛；"三统"是指统一管理、统一标准、统一出科和毕业考核。优质的实习教学基地网，保证了高质量的临床实践。时任国务院总理温家宝曾亲临学校社区实习教学基地海珠区龙凤街社区卫生服务中心视察。

（3）打造高水平的科技创新实践基地。

学校科研资源丰富，拥有国家、省级重点实验室和示范中心等一批高水平科研与教学平台，校内以重点实验室、示范中心，校外以广州金域医学检验中心等为抓手，建立了一批创新实践基地，实行实验室开放，强化科研工作和本科教学的结合，把科研资源转化为本科教育资源，为学生自主学习和创新能力培养提供平台。

3. 探索三种教学模式改革，为医学生能力和素质培养提供环境

信息化建设为学生自主学习和创新能力培养铺平道路。建立教学互动和远程教学系统，为学生自主学习和创新能力培养营造"有路、有车、有货"的教学环境。建立教学互动和远程教学系统，为学生自主学习和创新能力培养搭建平台；以项目建设为驱动、多媒体竞赛活动开展为载体，推进优质医学教学资源的共建共享，建成了一个集资源库、专题学习网站、网络课程等为一体的数字化学习资源网，为新教学模式的实施提供重要保证。随着广州医科大学、南方医科大学和广州中医药大学三校"医校直航"计划的实施，该成果已被另外两校应用。

信息技术创新教学理念，积极开展以学生为主体的研究式、PBL 和小组协作式学习模式的研究。如在病理学教学过程中，构建病理学学习网站，探索了基于网络资源利用的病理学研究性学习模式，在生理学和机能实验学教学过程中，建立了基于网络资源利用的 PBL 教学模式，在预防医学教学中，实施了小组协作学习模式。新教学模式的探索使课堂空间得到拓展、课堂资源得以丰富，授课方式由教师讲授转变为交互讨论、问题探究等，学生由知识的被动接受者转变为信息加工的主体和知识意义的主动建构者，学生自主学习和终身学习的能力得到培养，创新意识得以有效激发。至 2014 年，在临床医学专业开设的 31 门专业基础和专业课程中，已有 20 门课程运用新模式进行教学。

4. 构建三大保障体系，为医学生能力和素质培养提供支撑

（1）制度保障。以能力和素质培养为核心，在创新学分的实施、教学基地建设等各环节，制定了《创新学分实施细则》《关于开展大学生科技创新活动的意见》《教学基地建设与管理条例》等相应的管理制度，形成了完整的管理体系。

（2）师资保障。具有创新能力的教师，才能培养出高素质的创新人才。学校始终坚持教授及优秀教师为本科生授课的制度，授课教师队伍包括中国工程院院士、"新世纪百千万人才工程"国家级人选、长江学者讲座教授、国家"973""863"首席科学家等。优质师资为高素质创新人才培养提供了保障。

（3）经费保障。学校经费优先投入教学，特别是实践教学。2011年以来，共投入100多万元用于学生科技创新和社会实践，投入3 000多万元用于实验室建设，充足的经费为学生素质和能力培养创造了条件。

二、以创新创业能力培养为核心的医学基础实践教学体系的构建（2017年省级教学成果）

（一）背景

以广东省高等教育教改项目"以创新能力培养为核心的医学基础实验教学体系构建""形态学实验教学课程整合及新型实验教学模式构建""机能实验与临床技能实验结合的研究与实践""创新创业背景下的医学院校大学生科研创新能力培养探究"等为依托，针对医学人才培养中存在的医学基础实践体系不够健全、不能满足创新型人才培养要求的问题，分析问题形成的主要原因：一是学校实践教学平台、融合型实验课程不足，综合性实验、创新性实验、创业实践比例偏低；二是学生创新创业意识薄弱、创新实践能力偏低，育人模式亟待优化。

基础学院制定了改进医学基础实验教学体系的实施方案。从1998年起，以创新实践能力培养为导向，开始课程重组、建设融合型课程模块，打造医学基础实验教学平台；2006年起，以创新创业能力培养为核心，增设虚拟仿真实验、科研创新实践、协同育人三个教学平台，开展四个层次的实践教学，实行"五结合"教学及"校企孵"三方协同育人模式，在实践中构建了以"创

新创业能力培养"为主体、以"四个实践教学平台、五个教学模块、四个层次实践教学、两种教育教学模式"为四翼的"一体四翼"医学基础实践教学体系（见图 4-1）。

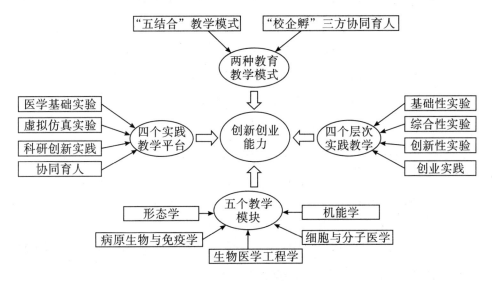

图 4-1　"一体四翼"医学基础实践教学体系

经过近十年实践，人才培养质量提高明显：学生创新精神与创业意识增强；科研创新能力与创新创业能力提升明显，用人单位满意度高；学生自主学习能力在实践中得以提升。改革综合成效明显，获得同行与社会的高度认可，具有一定的示范与引领作用。

（二）改革主要内容

1. 建设四个实践教学平台，为创新型人才培养提供硬件支撑

（1）医学基础实验教学平台。依托省级医学基础实验教学示范中心，包括机能学实验室、形态学实验室、病原生物与免疫学实验室、细胞与分子医学实验室、生物医学工程实验室，面积约为 8 000 平方米，仪器设备总值为 5 346 万元，优良的实验教学条件为学生的能力培养提供了硬件支撑。

（2）虚拟仿真实验教学平台。依托国家级基础医学虚拟仿真实验教学中心，开设 6 间虚拟仿真实验室及虚拟仿真实验教学平台网站，自创或与企业合作研发虚拟实验项目 200 余项，囊括机能学、形态学、病原生物与免疫学、细胞与分子医学等模块内容，供学生在不同时间、地点进行虚拟训练，为真实实

验打好基础。

（3）科研创新实践教学平台。设立大学生创新实验室，并按功能划分实验室，包括分子检测室、细胞培养室、免疫组化室、组织切片室、大体标本制作室、生物信号采集与处理室、医学电子室、生物医学材料室，面积约为600平方米。此外，依托基础医学各科研实验室和公共科研平台、校内重点学科实验室，打造适合创新创业能力培养的校内科研创新实践训练平台。

（4）协同育人教学平台。整合高校、研究所或知名企业及孵化器的资源，如与中科院广州生物医药与健康研究院、珠海丽珠集团、广东省医疗器械研究所及广州开发区科技企业孵化器等联合建设协同育人平台，注重产学研结合的社会实践，构建"校企孵"的协同育人平台。

2. 构建五个教学模块，为创新型人才培养奠定基础

（1）整合四个医学基础实验课程教学模块。通过以器官—系统、正常—异常、健康—疾病的"整体性"为主线的课程整合，强化学科交叉和课程融合，构建融合型医学基础实验课程群；对分散的教学资源进行有效整合，按教学模块重新配置。将医学基础各实验课程整合为机能学、形态学、细胞与分子医学、病原生物与免疫学四个实验课程模块。如机能学实验课程模块，于1998年启动改革，将生理学、病理生理学、药理学三个学科的实验内容有机融合为12个综合性实验项目。

（2）设立生物医学工程学模块。将工程技术运用到基础医学、临床医学和生物学实践教学中，开设生物医学材料、纳米生物医学技术、分子影像学、医疗仪器系统开发与设计等课程。

此外，各实验模块重视将科研成果转化为实践教学项目，如将2006年药理学的教育部获奖成果——"辛伐他汀抗心肌肥厚和心力衰竭作用及机制"转化为"辛伐他汀对抗 H_2O_2 所致的动脉内皮急性损伤"虚拟实验项目供学生使用，启迪学生开展设计性实验。

3. 开展四个层次的实践教学，为创新型人才培养提供沃土

各模块开展基础性实验、综合性实验、创新性实验、创业实践四个层次的实验教学，通过基本训练、综合提高、创新发展、创业实践四个实践阶段的训练，培养学生的基本实验技能、综合实践能力、科研创新能力及创业能力。同时，减少基础性实验比例，而综合性实验、创新性实验、创业实践的比例则逐年提高至43%、12%、5%。

（1）基础性实验。包括基本技能训练和经典实验，巩固"三基"知识与技能的培养。近年逐步减少基础性实验比例，目前其比例约占40%。

（2）综合性实验。实验内容体现多学科知识或实验技能的整合，主要培养学生综合运用多学科知识及各种技能解决实际问题的能力。机能学、形态学、细胞与分子医学、病原生物与免疫学等模块均开设综合性实验，如以病变的主要器官为中心，强化病变器官从正常到异常及主要病变器官与其他病变器官之间的横向联系，将组胚、病理学实验内容整合并开设8个形态学综合性实验。逐年提高各模块的综合性实验比例，目前其比例约占43%。

（3）创新性实验。包括课内的设计性实验和课外的个性化探索实验。设计性实验给出实验目标、要求和实验条件，由学生自行设计实验方案并加以实现，如机能学设计性实验包括实验动员、资料查阅、实验讨论与选题、实验操作、实验总结与考核等环节，通过设计性实验开发的创新性项目已有500多项；个性化探索实验则由学生自主设计课题或结合导师的科研项目来选题，并独立完成实验。目前创新性实验比例约占12%。

（4）创业实践。包括创业体验、创业实训、产业化实训及创新创业大赛。依托"校企孵"三方协同育人平台，以大创项目为载体，开展产学研结合的创业实践，强化学生的创业意识、创新创业能力的培养。目前创业实践比例约占5%。

4. 探索两种教育教学模式，为创新型人才培养提供载体

（1）实行"五结合"的实验教学模式。

以生为本，以提高创新实践能力和人文素养培养为导向，摸索出有特色的基础与临床、教学与科研、实操与虚拟、课内与课外、人文与医学相结合的"五结合"实践教学模式。

①基础与临床相结合。强化学科交叉、课程融合及器官系统整合，如将组胚、病理学实验课程整合为形态实验学，包括应用性实验模块，该模块以尸检病例分析为主，通过临床实际案例，强化形态学知识与临床的纵向联系，模拟临床病例讨论，提高学生对医学知识融会贯通及分析问题的能力，该模块有循环系统病例讨论等四个项目。

②教学与科研相结合。开展开放研究式实验教学。一是开放大学生创新实验室及特色实验项目；二是开展系列科研训练，特别是已有各级立项的大创项目，学生自主设计实验并独立开展实验；三是实行"导师制"，导师为各兴趣

小组制订个性化的培养方案并指导开展科研实验。目前已有400多个获得立项的学生团队进入创新及科研实验室开展科研训练。

③实操与虚拟相结合。建成基础医学虚拟仿真实验教学平台，自主研发近40款虚拟实验软件，学生可于实验课前在任一地点登录平台网站，通过操作相关虚拟实验，预习实验内容及操作流程，动手演练拓展性、创新性的实验项目，为操作实践做准备，这种虚拟与实操相结合的教学模式，大大提高了实验成功率和教学效果。此外，将高级综合模拟人（ECS）应用于机能学实验教学，按照"临床病例—计算机编程语言—ECS演示其体征—动物实验"方式开展模拟和实操相结合的教学，让学生在早期接受临床思维训练。2007年6月，学校接受教育部组织的本科教学水平评估，该项教学方法改革受到了评估专家的高度赞扬。

④课内与课外相结合。课内依托实验教学平台完成实验技能训练；课外以赛代训、以赛促学，定期开展医学基础实验技能大赛、形态学切片及大体标本制作大赛、生物化学实验技能大赛、医学电子设计与制作大赛，遴选和培育学生参加"挑战杯"全国大学生课外学术科技作品竞赛等大赛，培养学生创新创业能力。

⑤人文与医学相结合。在医学基础课实验教学的过程中渗透人文素质教育，培养医学生的人文素养。一是在人体解剖学课程中渗透医学伦理教育，如开展第一次课前追思活动、成立玉烛遗体捐献协会、开展感恩大体老师签名活动等，向学生传递无私奉献、学会感恩、尊重生命的人文精神；二是动物伦理教育，对于机能学、分子医学的动物实验课，引导学生在正确掌握动物实验操作要领的同时学会关爱和保护动物；三是案例式教学渗透人文教育，在病理学、病理生理学等课程中通过案例分析提出医学伦理问题，使学生认识到作为一名合格医生应具备良好的医风医德，学会理解、沟通、尊重和关爱。

（2）探索"校企孵"三方协同育人模式。

构建以高校为主体、以企业和孵化器为辅的协同育人新机制，高校、企业、孵化器三方组建优质教学团队，共同参与三类课程的设计、教学及项目的实施。探索"校企孵"三方协同育人模式，即"3课程＋4实践模式"：创新创业理论课程、实践课程和产业化课程，创业体验、创业实践、产业化实训和创业大赛。以大创项目为载体，通过多个环节的实战训练，使学生熟悉项目设计、项目实施以及创业体验、创业实践等各个环节及流程，而对于有市场开发前景的研发项目,当项目进展到一定程度并经考核合格后可进入孵化器进行孵化。目前已有 2 项省级大创项目进入孵化器孵化,并已分别研制成样品,获得相关专利 3 项。

三、以岗位胜任力为导向的社区卫生综合服务实践体系构建及教学模式研究（2017 年省级教学成果）

（一）背景

为培养适应未来岗位需求的实用性公共卫生人才,强化社区卫生综合实践能力和创新能力,在第六届高等教育国家级教学成果奖二等奖"创建防治结合型全科医学人才培养模式,推动社区卫生服务可持续发展"项目的基础上,学校公共卫生学院于 2010 年 1 月起以转变教育观念、改革实践教学手段为先导,面向临床医学、预防医学专业本科和研究生以及来自广东省基层社区的培训学员,开展了以提升社区卫生服务综合能力为核心的实践教学,打造了"课堂实验教学—课外科研—社区实践"三位一体的实践项目。

（二）改革主要内容

1. 制定和实施以岗位胜任力为导向的实践教学改革研究方法

采用文献资料查询、现场调查（含走访有关教育部门、卫生管理机构和医学院校,听取同行专家意见及经验介绍等）方法,根据当今医学教育发展的新趋势及我国医疗卫生事业改革对卫生人力资源的要求,借鉴美国本科生学习结果模型（undergraduate learning outcomes model）和公共卫生硕士核心胜任力模型（MPH core competency model）,基于我国公共卫生机构等部门对公共卫生人才岗位的要求,创建以岗位胜任力为导向的本科生公共卫生核心胜任力模型。

在沿用传统的课程大纲基础上,融入工作岗位胜任力对教学内容的要求,以指导各核心课程（流行病学、卫生统计学、职业卫生与职业医学、营养与食品卫生学及卫生事业管理等）的实践教学。在核心课程基础上,增加全科医学概论、公共卫生基本技能、健康教育与健康促进和社区重点人群保健等选修课种类与学时数,将为社区人群服务的思想教育以及三级预防的"大卫生观"贯穿于公共卫生教育全过程，实现课程结构的优化。

2. 最早在广东省创建了功能完善的社区卫生综合实践体系

（1）社区卫生综合实践平台建设。整合学校临床技能实验中心、预防保健技能实验室及省全科医学教育培训中心三个平台（含全科诊疗、预防保健和社区卫生服务技能实训室），新配全科诊疗和预防保健技能训练设备、全科医学实验教学演示系统、技能操作直播示教系统以及网站，成立省级全科医生技能培训及社区实践指导中心。该中心 2010 年被评为广东省高等学校实验教学示范中心。2015 年学校社区卫生综合实践平台获得广东省"社区应用型预防医学人才培养示范基地"建设项目。

（2）打破资源壁垒、建设社区卫生服务协同创新中心及社区公共卫生人才培养示范基地。在践行"教学与培训—社区科研—社区卫生服务实践能力提升"相结合的实践教学模式中，学院号召师生走出校园为基层服务，师生直接参与共建或帮扶新建、改建、扩建 30 余家社区卫生服务中心（其中 21 家被评为国家或省市级示范社区卫生服务中心），这些社区卫生服务中心成为社区实践教学基地，成为提升学生社区服务意识、培养综合卫生服务实践能力的主阵地。真正打破资源壁垒，通过产学研合作等途径，联合共建一批社区卫生服务协同创新中心及社区公共卫生人才培养示范基地，为培养"不仅精通治疗和康复，而且能够指导人们防病、促进健康"的新型基层医学专业人才提供良好的实践场所。

（3）社区公共卫生实践教材和网络教学建设。组织公共卫生学院教师及社区实践基地专家主编和参编了多本突出社区预防保健与全科诊疗实例的案例版教材及全科医生基层实践系列教材，搭建了"广东全科医学网"等网络教学平台，制作了与之配套的预防医学和全科医学概论精品共享课（均被评为省级精品课程），并被推荐为国家级精品课程建设和候选项目。较早在广东省探索了基于社区实践平台和网络教学资源利用的自主性研究式创新实践教学模式。

（4）实践基地和"双师双能型"师资队伍建设。选拔和培养一支具有较高学术水平、既有理论教学能力又有一定社区公共卫生服务实践教学能力的"双师双能型"师资队伍。"双师双能型"教师要达到以下条件之一：①具备本专业中级以上职业技能资格证书；②承担过 2 项以上应用型课题研究；③具有行业特许的职业技术中级资格证书（健康管理师、营养师等）或具有专业资格考评员证书；④教师进校后有在实验室工作一年以上的经历或参加教学实践基地建设；⑤其他情况。

3. 构建"二三四"式实践教学模式

"二"是指两种实践基地，即校内实践教学基地和校外以社区为导向的公共卫生实践教学基地；"三"是指三个层次的实践技能培养，即基本公共卫生操作技能、公共卫生执业医师岗位操作技能和以科学研究驱动的创新实践技能；"四"是指四种实践能力，即基本实践能力、专业实践能力、创新实践能力和社会适应能力。

（1）整合实验资源及实验项目，开展开放性、设计性和综合性项目。整合不同课程中部分关联的验证性实验内容，应用启发式、互动讨论式和以问题为导向的教学法，增设体现社区卫生服务特点及内容的综合性、设计性和创新性实验项目，让学生利用网络学习资源和社区实践基地提供的案例获取信息、自主设计实验项目或课外科研项目、开展社区现场调研，参与从研究项目申报、实验操作、信息收集处理到结果统计分析的全过程。在教学改革中，增加了开放性、设计性和综合性实验的数量与比例，并要求核心课程比例达到50%以上。

（2）以师生科研带动学生社区卫生服务创新性实践。探索建立"教师引导、高年级学生牵头、低年级学生参与"社区科研课题或委托合作项目运作模式，组织和指导学生申报课外科研项目或参与教师承担的社区卫生委托合作项目，完成实验或研究，撰写项目总结报告及论文，培养学生团队合作的能力以及综合运用所学知识解决社区常见卫生问题的能力。

（3）引导和组织不同年级及专业的学生与培训学员结成社区服务团队，开辟社区实践教学基地第二课堂。利用假期开辟第二课堂，组织学生参加课外科研活动以及健康教育宣传、卫生咨询等活动。学校通过第二课堂及社区实践教学，使临床医学、预防医学教学走出课堂、走进社区，使学生在实践中验证与应用所学理论，增长见识，提高分析问题和解决问题的能力。通过组织师生帮助广州市番禺区卫生局、中山市卫生局完成社区卫生诊断以及家庭健康档案的建立等工作，加强社区卫生服务内涵建设，为学生提供了良好的见习与实践场所。

四、独立建制医学院校人文素质培养体系的构建（2017 年省级教学成果）

（一）背景

作为独立建制医学院校，加强人文教育与医学教育的有机融合，培养德术兼备的优秀医学人才，一直是广州医科大学努力探索的重要课题。学校的大学精神，从 1958 年建校初期形成的"艰苦创业、脚踏实地、开拓进取"的广医人精神，到 20 世纪 90 年代誉满南粤的"奉献、开拓、钻研、合群"的南山风格，到 21 世纪初享誉寰宇的"临危不惧、实事求是、无私奉献"的"抗非"精神，一脉相承、交融互渗、与时俱进，激励着全体广医人为之奋斗。以此大学精神为魂，学校逐步构建了一种与之相应的教育模式，即"育人为本，德育为先，大医精神，代代相传"的人文素质教育模式，并取得了积极成效。相关研究和实践成果获得国家级、省级、市级教学成果奖，如医学伦理学课程建设成果获得第四届高等教育国家级教学成果奖二等奖，卫生法学课程建设成果获得第五届广东省高等教育省级教学成果奖二等奖，"以能力和素质培养为核心的临床医学人才培养体系的构建"获得第七届广东教育教学成果奖（高等教育）一等奖等。人文素质教育模式得到媒体、专家及政府部门的高度评价。

（二）改革主要内容

1. 以医学伦理教育为核心，加强医学人文课程体系建设

（1）结合医学专业特点构建人文课程体系。按照主辅相承（以选修课为主，辅以必修课）、显隐结合（显性课程与隐性课程结合）的原则，构建了以思想政治理论、医学人文社会科学、文化素质、人文基本技能这四类课程为主的医学人文素质教育课程体系，并根据学生身心发展水平和不同的教育阶段确定不同的教育内容，将人文精神贯穿大学教育全过程。低年级主要以思想政治理论教育为重点，提高学生思想道德修养和分析判断能力；高年级以医学人文社会科学课程为重点，培养学生职业道德，使学生更深入地思考人性，自觉运用学到的人文知识去认识和思考医学中的社会、心理、行为等问题；文化素质课程和人文基本技能课程分布在各个学期，供各年级学生选修。同时，还购买

了一批人文素质教育网络课程，以微学分的形式，供学生网络学习。

（2）围绕医学伦理教育，加强医学伦理学课程建设。学校于 1982 年率先开设医学伦理学必修课，并一直把该课程作为特色课程进行重点培育和建设，加强课程建设成果的推广应用。该课程先后获评省级精品课程、省级精品资源共享课程、省级精品视频公开课程；主编的教材《医学伦理学》获得国家"十一五"规划教材立项；课程建设成果获得第四届高等教育国家级教学成果奖二等奖。

2. 将人文精神贯穿到整个教育环节，强化医学专业教学中的人文精神教育

（1）在专业基础教育阶段，开启学生对医生职业使命的认识，提高学生科学文化素质。一是邀请樊代明院士、巴德年院士等医学大家为新生开设讲座，让新生聆听大师的教诲，感受医学的魅力，认识医生这个职业。二是开设专业导论课，引导学生了解医学的历史与现状，了解病人与医生的角色。三是利用感恩广场，组织即将进入人解实验室学习的学生举行感恩追思仪式，让医学生对人体标本、遗体捐献者满怀感恩和敬意，启发学生思考如何奉献社会、感悟医者的责任和人生价值。四是要求教师在授课中注重向学生讲授学科的发展历史，科学家的求实和奉献精神等。如生理学授课教师讲到消化系统时，用 2005 年诺贝尔生理和医学奖得主巴里·马歇尔教授拿自己做人体试验，与同事沃伦合作，发现了胃溃疡的最大诱因是幽门螺旋杆菌的事例，歌颂这种为科学研究和真理敢于奉献的宝贵精神。

（2）在临床教学阶段，突出医学伦理道德教育，增强人文关怀意识。一是转变专业课教师观念，使专业课教师在专业知识和技能的传授中，加强人文知识和精神的渗透。譬如选取一段《今日说法》电视节目中与医学相关的案例进行分析，使学生吸取医患关系、医学伦理、法律法规问题的经验教训等。二是开展器官系统课程整合，让医学人文专职教师加入课程团队，在每个系统中融入有关医学人文的内容。三是邀请广东省卫生厅、广东省精神卫生研究所、广东省高级人民法院等医疗卫生管理部门、政法部门和研究机构领导，以及美国加州大学、北京大学等国内外高等院校的知名教授为学生开设医学人文系列讲座，宣讲有关医疗与法律、卫生行政执法错案分析、生命伦理学与儒家文化等方面的知识和案例。

（3）在临床实习阶段，提高学生人文医学技能，促进良好医德的形成。一是利用落户学校附一院的全国首家"中国医师人文医学职业技能培训基地"，加强临床带教老师的人文技能培训，打造德术兼备的临床带教队伍，通过他们的言传身教，引导学生对病人实施人文关怀、人性关爱和心理抚慰。二是在医学类专业学生实习前进行实习医师人文医学技能培训和考核，从宏观的"人文医学""医师职业化"认识到微观的"人际沟通""冲突处理""病情告知"等技巧，采用开放式、互动式培训方式，为实习医师提供切实有效的指引。三是让医学伦理学教师参与教学查房，实施伦理教学查房。

3. 以精神熏陶为有益补充，营造良好的校园文化氛围

（1）以"三馆两墙一广场"为载体，构建具有人文精神特色的校园环境。"三馆"即校史展览馆、"抗非"纪念馆、生命伦理教育馆，"两墙"即校训墙和医学生誓言墙，"一广场"即感恩广场。校史展览馆、"抗非"纪念馆，能使广医学子追忆广医历史、感受前辈奋斗历程，寻找前行力量；生命伦理教育馆和感恩广场，能培养学生对生命的敬畏、对职业的认知、对他人的尊重；校训墙和医学生誓言墙，能使学生以"厚德、修身、博学、致远"的校训和医学生誓言激励自己努力成长为德术兼备的医务人员。同时，在校园人文景观方面，图书馆摆放了姚碧澄教授和钟南山院士等名人的塑像，教学楼前摆放校友捐赠的"广医人精神石"等，使学生在学校的每一处都能感受到历史、传统、象征、追求等浓浓的精神氛围。

（2）深入挖掘、广泛展示老一辈优秀教师的感人事迹。在半个多世纪的办学中，学校涌现出一批又一批的优秀教师，如姚碧澄教授、钟南山院士、梁毅文博士、王怀乐博士、张梦石教授等。学校非常重视深入挖掘、广泛展示这些老一辈优秀教师的优秀事迹和高尚品质，充分发挥其在人才培养中的独特魅力和深远影响。譬如钟南山院士，无论是在英国求学期间，以自我健康威胁为代价进行学术实验，还是在身穿白袍救治病人时，将自己的生命置之度外，视病人如亲人；无论是在研究中善于在继承的基础上积极创新，最终研制出新仪器，提出新观点，还是在工作和生活中，以身作则倡导科学合作精神，带队攻克一个个难关，无不鼓舞着广医一代代学子。

（3）开展丰富多彩、寓教于乐的校园文化和医院文化活动。学校每年举办一定规模的具有医学文化特色的校园科技文化艺术节、医院文化艺术节、学生社团活动、书香文化月等活动，并鼓励附属医院开办专刊，刊登有关医德医风、优秀学子的优秀事迹和文章，如附一院开办的《医道》、学生社团开办的《展翅》等，塑造身边的榜样，活跃校园氛围，陶冶学生情操，形成了医学院校特有的充满人文气息的氛围。

4. 以实践锻炼为有效体验，身体力行感受医学人文魅力

（1）开展丰富多彩的社会实践活动。自 1995 年在广东省内率先建立大学生社会实践基地以来，学校每年有针对性地安排各年级本科生进行校外社会实践活动与锻炼，使各年级学生在耳濡目染中正确认识国情、社情、民情，在身体力行中将人文精神付诸实际行动。譬如在广州市儿童福利院建立社会实践基地，对学生进行社情教育，增强其社会责任感和历史使命感；在广州至灵学校建立社会实践基地，对学生进行仁爱教育，鼓励广大学生用知识、智慧与爱心回报社会和人民，实现自身价值。

（2）长期坚持志愿者活动，加强学生人文关怀与心灵抚慰锻炼。积极组织学生开展社会公益志愿服务，参加"三下乡"医疗援助活动，让学生亲临医疗卫生条件落后的乡镇、社区，参加或见证疾病的防控。用事实撞击心灵，使学生真正懂得珍惜生命、呵护生命，勇于担负起医者的神圣使命。多年来，学校团委多次被评为广东省优秀青年志愿者服务集体、广东省大中专学生志愿者暑期"三下乡"社会实践活动先进单位。近年来，更涌现出一批省、市优秀青年志愿者服务集体和获得"爱心天使勋章""优秀义工奖""最勇于承担奖"的优秀个人。

五、基于"虚实结合"的基础医学虚拟仿真实验教学平台构建与应用（2019 年省级教学成果）

（一）背景

针对医学院校临床医学专业在本科教育中普遍存在的实体实验教学资源不足和条件有限、虚拟仿真实验资源匮乏与应用不足、教学模式单一、线上与线下教学分离、学生能力培养亟待提高等教学问题，学校以"虚实结合""以虚补实"为原则，在研发虚拟仿真实验软件的基础上，构建基于"虚实结合"的虚拟仿真实验教学平台，并发挥传统实验与虚拟仿真实验教学各自的优势，摸索线上与线下相结合的新型教学模式。为此，2006 年开始，学校启动了基础医学虚拟仿真实验教学资源建设，自主研发虚拟仿真实验软件并应用于本科生实践教学。2013 年起，以建设国家级虚拟仿真实验教学中心为契机，全面推进虚拟仿真实验教学平台建设与特色教学软件研发，并于 2014 年构建了多模块、开放共享、资源丰富的基础医学虚拟仿真实验教学平台。

在构建虚拟仿真实验教学平台的同时，多途径转变教师教育教学理念，推进优质教学资源应用、线上与线下相结合的混合式教学，提升优质资源的使用范围、辐射效应和育人成效。①校内应用：依托构建的教学平台创新实验教学模式，在临床医学 1—2 年级实施"虚实结合"的实验教学模式，线上与线下教学有机结合，提高学生学习兴趣和主动学习意识，培养五大能力等岗位胜任力。②校外应用：一是对广州地区 12 所高校联盟本科生、广州市部分中小学生开放数字化医学标本馆、特色科普项目等，实现了优质资源的开放共享与辐射效应；二是原创性教学软件推广到国内其他高校，提升了优质资源的示范效应与育人成效。

经过 5 年实践，学校建成了一批有示范引领作用的实验教学示范中心，其中国家级虚拟仿真实验示范中心 1 个，省级实验教学示范中心 2 个；有自身特色的基础医学虚拟仿真实验平台 1 个；自主研发的原创性虚拟仿真教学软件 56 项，获国家级虚拟仿真实验教学项目 1 项，获全国高校虚拟仿真软件大赛奖励 5 项，并获国内同行专家肯定；原创性教学软件推广到国内 20 多所高校，发挥了中心优质资源的示范引领作用，产生了良好的社会效益和经济效益。人才培养质量有效提升，学生学习兴趣和主动学习意识明显增强，自主学习能力、创新实践能力、创新思维能力、临床思维能力、现代信息技术应用能力五大能力明显提升，人才培养成效得到社会肯定。开放教学与服务社会成效好，改革综合成效明显。发表实验教改相关论文 25 篇。

（二）改革主要内容

1. 构建有特色的虚拟仿真实验教学平台，为创新型人才培养提供沃土

以"虚实结合""以虚补实"为原则，以能力培养为导向，以研发特色虚拟仿真实验软件为重点，构建了多模块、开放共享、资源丰富的基础医学虚拟仿真实验教学平台，包括机能学、形态学、病原生物与免疫学、细胞与分子医学、虚拟生命博物馆五个模块，自主研发、合作开发了虚拟实验项目 300 多个，形成了与实验课程对应、功能互补、内容拓展的教学平台。该平台的特色之一是研发了一批适合实验教学和能力培养的原创性虚拟仿真软件，目前已研发 56 个原创性实验项目，包括高级综合模拟人教学系统、基础与临床结合项

目、科研成果转化的实验项目等。这些特色项目，作为实体实验的补充和拓展以及科研创新训练项目，有利于培养学生的创新意识、创新性思维能力等岗位胜任力。

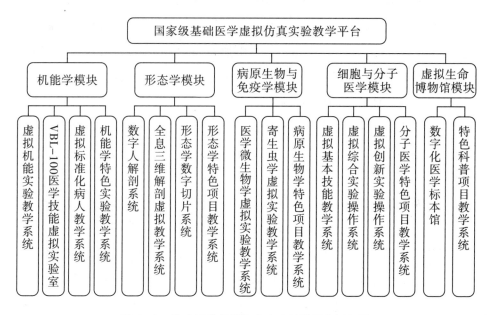

图 4-2 基础医学虚拟仿真实验教学平台框架图

（1）机能学模块。该模块包括虚拟机能实验教学系统、VBL-100 医学技能虚拟实验室、虚拟标准化病人教学系统等，共有 100 多个实验项目，这些软件可补充动物机能学所不能观察到的部分病理生理变化，也拓展了在动物和人体不能实现的实验。自研的原创性项目 30 多个，如"溺水后人体生理病理变化与抢救方法""高级综合模拟人教学系统"等虚拟软件。这些特色软件，一方面可让学生在早期接触临床情景，培养临床思维能力，另一方面可作为设计性实验和科研创新实验之前的训练项目。

（2）形态学模块。该模块包括数字人解剖系统、全息三维解剖虚拟教学系统、形态学数字切片系统等。其中，数字人解剖系统直观展示人体 3D 立体结构，可进行多维的解剖断层学习，也可与真实的断层标本进行比对学习；形态学数字切片系统可在虚拟环境下，模拟显微镜的操作和观察，完成虚拟图片的教学过程，在倍率转换、结构测量、地图漫游和知识点标注等方面突破了显微镜本身的功能限制，学生可按章节对正常与病理组织结构进行比对学习。自研的原创性虚拟软件——"椎间盘的解剖与临床"，通过三维大体标本、影像学图片、动画、视频及人机交互等，逐层递进式帮助学生梳理知识点，引导学生更好地理解和掌握椎间盘的相关知识及其临床应用。

（3）病原生物与免疫学模块。该模块包括医学微生物学、寄生虫学等子模块及原创性虚拟仿真实验软件，共有虚拟实验项目近30个，其中，自研项目包括"血吸虫感染诱导的免疫细胞反应""高致病性呼吸道病毒采集和检测""华支睾吸虫病的检测与防治"等虚拟项目。通过该模块的教学，可避免学生因使用高致病性病原体所带来生物安全的危害，缩短病原体培养时间以及降低高成本病原体感染动物模型的损耗等。

（4）细胞与分子医学模块。该模块包括虚拟基本技能教学、综合实验、创新实验等子模块及原创性虚拟仿真实验软件，共有30多个项目。该模块利用3D游戏引擎、处理因素数据库、体感交互技术等手段虚拟实验过程及模拟结果，可模拟细胞培养、外源基因细胞转染及定量分析等实验，可调用虚拟化的仪器设备、实验用品开展自主设计实验。该模块解决了分子医学实验所涉及的高成本、高消耗和实验周期长等问题。而自研的原创性项目，包括"甲胎蛋白酶标电泳测定法""$PM_{2.5}$对血管内皮细胞损伤"及"纳米分子影像探针对肿瘤诊断与治疗"等6个虚拟项目，这些特色项目可作为科研创新训练之用。

（5）虚拟生命博物馆模块。学校致力于打造网络化、低成本、宽辐射的科普教育模块，已建成数字化医学标本馆和特色科普项目教学系统。数字化医学标本馆界面分为目录区、标注列表区、功能区、中央展示区和缩略图区，现建有2 000多张数字化的正常人体标本、各期正常与异常胚胎标本、大体病理标本及致病性寄生虫标本，为广州地区中小学提供了一个在线了解人体结构、胚胎发育、寄生虫病以及正常与异常器官变化的科普教育平台；此外，还研发了"肝癌的检测方法与防治""华支睾吸虫病的检测与防治"等特色科普教育项目。

2. 试行"虚实结合"实验教学模式，为创新型人才培养提供载体

以学生为中心、能力培养为导向，摸索线上与线下相结合的混合式教学。虚拟仿真实验教学中心依托构建的教学平台，在临床医学1—2年级试行"虚实结合"实验教学模式，包括虚拟实验与实操、模拟实验与实操相结合模式，线上与线下教学有机结合，取得了良好的教学效果与育人成效。

（1）虚拟实验与实操相结合。

自 2014 年起，学校在机能实验学、形态实验学等模块教学中，发挥传统实验与虚拟仿真实验各自的优势，尝试开展虚拟实验与实操相结合教学，即在实体实验的基础上，将教学平台的虚拟仿真实验资源有效应用于各实验课程的课前预习、课中教学、课后巩固提高，线上与线下实验教学有机结合。在实践中，研究团队发现该模式有如下优势：一是方便学生通过网络自主开展课前的实验预做、课后的巩固提高。学生通过线上操作相关虚拟实验，自主学习实验内容及操作流程，为实体实验操作做好充分的准备，而对于实体实验过程中没有完全掌握的操作，可通过课后在线开展虚拟实验来巩固提高。二是加深学生对实验原理和难点内容的理解，如机能学综合实验中，有些实体实验看不到的结构和给药途径，可通过相应的虚拟实验作为有效补充、加深理解。三是开展比对学习、提高学习效果，如数字人解剖系统直观展示人体 3D 立体结构，学生既可进行多维的解剖断层学习，也可与真实的断层标本进行比对学习，通过"虚实结合"来提高学习效果。四是对于一些有必要开展但因条件限制开展不了的实体实验，可通过拓展性虚拟项目来补充，如"溺水后人体生理病理变化与抢救""高致病性呼吸道病毒采集和检测"。五是将科研成果转化的虚拟项目作为科研创新训练项目，启迪学生科学选题与设计实验方案。

（2）模拟实验与实操相结合。

从 2006 年起，率先将高级综合模拟人（ECS）应用于机能实验教学，独立开设模拟机能实验学课程，自主研发了 21 个虚拟仿真实验项目，如呼吸功能异常的病理生理机制、创伤性失血性休克等模拟实验。以高级综合模拟人为载体，按照"临床病例—计算机编程语言—ECS 演示其体征—动物实验"方式开展模拟与实操相结合教学，让学生在早期接受临床思维能力训练。在实践中，研究团队发现该模式有如下优势：一是补充了动物机能学所不能观察到的部分病理生理变化，也拓展了在动物和人体不能实现的实验；二是实现了基础与临床的深度融合，有利于学生早期接触临床情景和培养临床思维能力。

基础医学虚拟仿真实验教学平台除了通过"虚实结合"实验教学模式应用于校内本科生的实践教学外，一是对广州地区 12 所高校联盟本科生开放共享，提升辐射效应；二是面向广州市部分中小学开放共享，提升社会服务功能；三是将原创性教学软件推广到国内其他高校，提升优质资源的示范效应和育人成效（见图 4 - 3）。

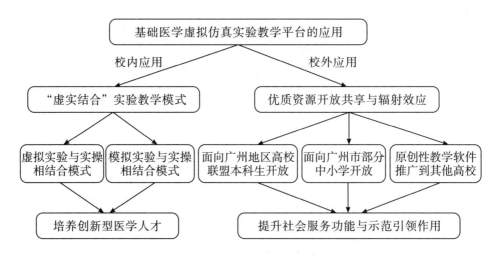

图 4-3　基础医学虚拟仿真实验教学平台的应用

第二节　专业综合改革，努力创一流

2019 年教育部启动一流本科专业建设"双万计划"，计划 2019—2021 年建设一万个左右国家级一流本科专业建设点和一万个左右省级一流本科专业建设点，旨在通过一流专业遴选和建设工作，推动高等教育"质量革命"，全面提高人才培养质量，全面振兴本科教育，实现高等教育内涵式发展。

一、学校专业建设发展现状

广州医科大学围绕"十三五"规划和高水平大学建设方案的既定目标，深入落实立德树人根本任务，持续深化办学综合改革，各项事业取得新发展、迈上新台阶。自教育部和广东省启动一流本科专业建设"双万计划"以来，学校专业建设取得新成效，22 个招生专业中已有 17 个专业获批国家级一流本科专业建设点，4 个专业获批省级一流本科专业建设点（见表 4-2），2022 年新增基础医学专业。

表4-2 学校一流专业建设点名单（截至2022年7月）

序号	专业名称	项目类别	入选年度
1	临床医学	国家级一流本科专业建设点	2019
2	药学	国家级一流本科专业建设点	2019
3	口腔医学	国家级一流本科专业建设点	2020
4	预防医学	国家级一流本科专业建设点	2020
5	临床药学	国家级一流本科专业建设点	2020
6	生物医学工程	国家级一流本科专业建设点	2020
7	医学检验技术	国家级一流本科专业建设点	2020
8	医学影像学	国家级一流本科专业建设点	2020
9	康复治疗学	国家级一流本科专业建设点	2020
10	护理学	国家级一流本科专业建设点	2020
11	生物技术	国家级一流本科专业建设点	2020
12	儿科学	国家级一流本科专业建设点	2021
13	精神医学	国家级一流本科专业建设点	2021
14	中西医临床医学	国家级一流本科专业建设点	2021
15	康复作业治疗	国家级一流本科专业建设点	2021
16	应用心理学	国家级一流本科专业建设点	2021
17	公共事业管理	国家级一流本科专业建设点	2021
18	麻醉学	省级一流本科专业建设点	2021
19	康复物理治疗	省级一流本科专业建设点	2021
20	食品卫生与营养学	省级一流本科专业建设点	2021
21	法学	省级一流本科专业建设点	2021

2021年是学校"十四五"规划的开局之年，也是全面推进新一轮高水平大学建设的关键之年，学校将坚持以习近平新时代中国特色社会主义思想为指导，把握构建国内国际双循环新发展格局，狠抓粤港澳大湾区和深圳中国特色社会主义先行示范区"双区"建设的历史机遇，深入贯彻落实立德树人根本任务，求真务实、锐意创新，全面开启建设国内一流教学研究型医科大学新征程。

二、专业综合改革特色纷呈

（一）医学检验技术：打造校企直联创新模式，助力医学检验技术人才发展（2019年省级教学成果）

1. 背景

传统医学检验面临基因、色谱、质谱等精准检验技术的挑战，精准医学和精准检验已上升到国家战略，由此带来检验技术的进步正快速地转化为临床应用，2016年中国正式启动精准医学计划；同年国家卫计委提出独立实验室设置标准和管理，2017年更是提升到"向下推进分级诊疗、向上提供技术支持"的战略高度；随着健康中国建设的推进和诊断技术的发展，体外诊断产业（In Vitro Diagnosis，IVD）的研发已纳入《"健康中国2030"规划纲要》，体现其重要的经济价值和战略地位。上述医疗资源的结构性调整势必推动人才需求向检测技术、管理技术和研发技术三个维度的转变。

2013年成立的广州医科大学金域检验学院，是金域检验公司和学校开启产教研合作的省教学改革试点学院。学院依托校企直联共建平台，将育人共建机制真正贯穿人才培养全过程，对接行业发展的人才需求，形成校企直联协同育人体系。成功为社会培养并输送医学检验技术创新型应用人才约700人，推动医学检验人才的纵深发展，加强检验技术在临床决策中的作用。2018年教育部对学校开展本科审核评估，该办学模式受到评估专家的一致认可，获得各兄弟院校的好评，近5年专业在全国排名稳居前十。

2. 实践探索

（1）创新校企办学直联模式，推动校企紧密型协同育人机制。

紧密的校企合作是高校提升人才培养质量的重要趋势，学院一直坚持学校—企业—医院协同育人的直联新模式，院长由金域公司董事长担任，公司执行院长负责校企协同直联事宜，学校教学副院长负责学院专业建设，教研室全方位覆盖在校本部、金域公司和临床学院。学院成立校企教指委和教学督导，围绕合作协议，制定教师互聘、岗位职责、项目开放、导师职责、专项经费和教学质量监督等制度，规范校企协同办学过程。设立教师和学生专项奖学金和奖教金，增添人才培养动力。

　　基于校企直联创新模式，校企围绕人才培养、技术研发、专业规划与专利成果获得共同收益。学校可获取人才发展需求、技术更新和设备支撑，提升学生技能训练、技术开发和科研转化能力；金域检验则依托学校的智力资源，提供员工培训和技术咨询服务。通过拓展互利契合点，创新校企协同直联模式，推动紧密型协同育人机制，助力学院人才培养、专业建设、平台建设、教师发展、科学研究和社会服务等过程，培养有创新精神的应用型人才。

　　（2）聚焦医学检验人才需求，校企共建优质课程体系。

　　遵循市场导向培养，推进职业标准、行业标准和岗位规范一体化教学，校企共建优质课程体系，促进人才培养的实用性和创新性，实现人才培养向检测技术、管理技术和研发技术三个维度的转变。

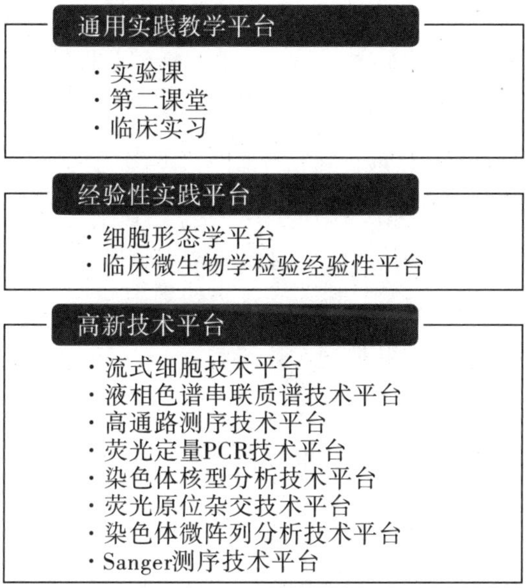

```
┌─────────────────────────────────────────┐
│ 通用实践教学平台                          │
│   ·实验课                                 │
│   ·第二课堂                               │
│   ·临床实习                               │
└─────────────────────────────────────────┘
┌─────────────────────────────────────────┐
│ 经验性实践平台                            │
│   ·细胞形态学平台                         │
│   ·临床微生物学检验经验性平台             │
└─────────────────────────────────────────┘
┌─────────────────────────────────────────┐
│ 高新技术平台                              │
│   ·流式细胞技术平台                       │
│   ·液相色谱串联质谱技术平台               │
│   ·高通路测序技术平台                     │
│   ·荧光定量PCR技术平台                    │
│   ·染色体核型分析技术平台                 │
│   ·荧光原位杂交技术平台                   │
│   ·染色体微阵列分析技术平台               │
│   ·Sanger测序技术平台                     │
└─────────────────────────────────────────┘
```

图4-4　实践教学平台模块

　　①重视实践环节，构建特色课程体系，培养卓越应用型人才。精准医学、体外诊断技术、基因操作等科技创新被列入国家《"十三五"卫生与健康科技创新专项规划》重点支持专项，紧密结合国家战略性需求，学校主动与企业沟通，校企动态调控专业课程教学内涵，加强理论课程的应用性和实践教学的实用性，专业课程实现临床技术的广泛性覆盖，提升临床实践技能的应用性。金域公司是国内同时通过 CAP（美国病理学家协会）和 ISO 15189 认证认可的

医学检验独立实验室。结合其优势的精准检测高新技术平台，校企共同创设实验室质量管理与认证认可课程、临床色谱质谱检验技术和临床基因组学检验精准检验特色课程，学院牵头组织企业方教师主编关于特色课程的人卫版教材2部。特色课程以应用性理论指导实践活动，体现精准医学的国家医疗卫生战略目标。实践教学层面上，金域医学拥有全球领先的肾脏病超微病理诊断中心、国家基因检测技术应用示范中心等平台。依托校企合作共建的通用实践教学平台、2个经验性实践平台和8个高新技术平台（见图4-4），学生可以接受国际知名质量管理专家戴明的"漏斗实验"的管理教育，参与精准检验和形态学检验技术的技能训练，推进医学检验领域卓越的应用型人才的培养，增强人才发展职业规划。

②促创新，校企共筑创新型人才实践教学体系。毕业论文是学院延续30年的科研训练方式，作为这种训练方式的延伸和发展，学院充分利用金域检验国际化的人才资源，建立校企结合的本科生创新创业导师团队。增加创新思维教育第二课堂，提升学生的临床检验创新技能水平。开启科研小组2+2+2+2的"链条式"培养模式，即每个科研小组拥有一年级、二年级、三年级和四年级各两名主干科研成员，保证科研工作的延续性，使科研技术得到传承。金域检验通过广东省院士工作站和广东省企业重点实验室，上游建设体外诊断产品创新平台，本科生依托其强大的研发转化能力，深入进行课外科研创新实践，提高自身研发技术的应用实践能力。

③PDCA循环促校企师资的双向发展，提升产学研的驱动力。PDCA（Plan，Do，Check，Act）循环工具包括教学的事前监控、过程监控和事后监控环节，通过该体系将教学质量监控环节贯穿整个教学过程，企业方教师以高校教学标准规范教学活动，负责培养技能和实战经验，而校方教师依托企业实践平台，负责培养学生的科研能力，实现校企教师的双向发展，改善校企双方的人力资源结构。校方教师对接科研与产业界需求，挖掘技术改进、系统升级和服务拓展中的科学问题，围绕感染性疾病诊断、肿瘤分子诊断和实验室质量管理体系驱动产学研发展。依托金域检验研发平台和大数据平台，校企直联师资45人结合学生79人开展产学研转化项目22项，组建5个体外诊断产品研发团队，围绕感染性疾病和肿瘤疾病进行项目研发，共获得8项发明专利和3项实用新型专利。校企创新型师资队伍共同申报课题、成果和专利，构筑良好的产学研孵化环境。

3. 创新点

（1）机制创新：创新校企紧密型合作直联机制，实现校企双赢。

以学校为主导，融合校企院三方师资力量打造二级学院，采取"校企共建、校企共管、共同运营"的办学模式，共同组成校企协同育人教学指导委员会，拓展校企双方的互利共赢，寻求合作动力，使松散型合作转向紧密型直联，全面提升人才和技术的市场竞争力。

校企直联模式使企业能参与人才选拔、教学、实训带教、人才培养和学生就业的全过程，企业方通过育人过程保障人才规格与岗位需求的一致性，并从中获取后备人才库，人才的企业流向成为学生就业的新方向，不仅减少了企业岗前培训成本，而且扩大了企业影响力；同时，依托学校师资培训平台提升了企业型教师的科研教学能力。校方通过合作纽带，提升学生专业技能市场竞争力，在产学研成果转化方面能有效跨越传统屏障，直接获取企业的真实需求引导学生科研方向，打通教师科研成果转化的瓶颈；同时基于金域检验的实践平台提升学校教师的临床实践经验。因此，共同利益催生校企双方愿意出人、出资、出平台参与人才培养全过程，实现人才共育和师资共培的双赢。

（2）实践创新：以提升专业实践能力为主线，实现多维能力培养。

强化企业对教学的参与指导，把职业能力、专业实践能力培养融入各教学环节，贯穿人才培养全过程，专业教学紧贴技术进步和临床实践。打造企业精准检验特色课程群，同步开拓学生高新技术实践平台和经验性平台实习，重点培养学生的临床操作技能、解决实际问题的能力和实验室管理能力，有效支撑目前医学检验领域结构性调整以及人才需求向检测技术、管理技术和研发技术三个维度的转变，适应医学检验技术应用型人才的成长规律。学生在校企双方教师共同指导下，拓展实验室开放项目和课外科研创新活动，以具有潜在临床诊断转化的项目为导向，促进学生创新能力提高，为学生提供多维度的创新能力培养，体现企业参与人才培养的深度和广度。学校掌握人才培养目标和课程调整的主动权，使专业人才培养与岗位需求无缝直联，提升医学检验人才产出能力与质量。

（3）模式创新：校企直联双向交流，提升产学研转化率。

高等教育作为我国科技生产力和人才资源的重要结合点，具备人才和科研的突出优势，成为推动科技创新的主力军。通过校方教师技能化和企业教师教学科研化，使学院人才层次发生结构升级，实现校企教师双向发展，通过校企教师的交流互通和精准对接，打通产学研"壁垒"，使校企双方真正成为"一家人"，促进校企师资队伍的整体提升，为医疗行业服务提供良性循环。

整合上游创新链，构筑校企直联创新团队，依托校企合作基金，促进产学研合作与创新型人才培养的联动。对接产业界问题，围绕感染性疾病和肿瘤的实验室检测技术，联合攻关共性关键技术，研制开发具有商品化的科技成果，申报专利并进行市场开拓，实现技术成果的推广应用和利益共享，持续服务医疗市场。

4. 成效与应用

（1）学生创新科研能力有效提高。

学院成立 14 个互联网＋创新创业小组，创新实践获全国"挑战杯"二等奖 1 项，广东省"挑战杯"特等奖 1 项、二等奖 1 项，各级学生科研项目 35 项，第一作者发表论文 17 篇，其中 SCI 收录 3 篇，获校科技论文大赛一等奖 2 项、三等奖 1 项。

（2）人才培养质量社会认可度高。

四六级通过率及考研录取率平稳上升，22 家用人单位反馈，学生工作岗位适应能力为 100%，实践工作能力为 97.14%。麦可思第三方调查数据显示医学检验技术专业一次就业率 98%，学生从事工作与就读专业相关度 98%，主要职业流向为医学及临床实验技术员行业。2014 年以来，就业方向显示进入体外诊断企业就业的毕业生比例逐年增加，人才培养符合目前国家医疗市场的需求，体现以市场需求为导向的人才培养模式的优越性。毕业生综合素质高，受用人单位欢迎。

（3）专业建设成效显著。

学院在全国 8 个省（自治区）招生，第一志愿录取率 100%，录取平均分高出省控制线 60.5 分。多次获广东省校企协同类质量工程项目建设（试点学院、专业综合改革试点、人才培养模式创新实验区、省重点专业），通过课程建设获评 3 门省级精品资源共享课程和 1 个省级实验教学示范中心。获广东省教学成果二等奖 1 项，校级教学成果多项。据 RCCSE 联合中国科教评价网发布的全国医学检验技术专业排行榜，广州医科大学排名稳居前十，2017—2018 年跃升第五。

（4）开启产学研转化新篇章。

校企直联师资 15 人结合学生 20 多人组建 5 个体外诊断产品研发团队，围绕感染性疾病和肿瘤疾病进行项目研发，共获得 8 项发明专利和 3 项实用新型专利。感染性疾病诊断试剂方面，开展了新型 B 族链球菌荧光猝灭试纸条、纳米荧光快速定量检测 PCT 技术、肠出血性大肠埃希氏菌 O104：H4 的免疫胶体金快速检测技术和呼吸道病毒的检测技术等研究；肿瘤诊断方面则以肺癌为切入点展开早期诊断试剂盒研究和红外热成像技术研究，其中红外热成像是一种新型的下肢深静脉血栓形成的检测方法，已有成品批量生产。依托企业实验室人工智能方面的应用，学院牵头企业方和各附属医院检验学科，共建医学实验室检测结果自动审核网络生态平台，并在临床一线单位进行验证评价。校企教师共同主编人卫版教材《临床基因组学检验》和《临床色谱质谱检验技术》，其中《临床色谱质谱检验技术》是中国第一本色谱质谱检验技术教材，并成功输送色谱质谱检验技术专业人才 50 人（目前全国该专业技术人员约 300 人），广州医科大学金域检验学院与金域医学成为广东省乃至全国色谱质谱检验技术的培训基地，助力广东省医疗卫生事业发展。

校企直联模式多次受邀在全国介绍经验并接待重庆医科大学、天津医科大学、香港理工学院等 11 家高校来院交流。2018 年，学院牵头 500 多家单位成立中国医检整合联盟，被多家媒体报道，为国内高校提供新的育人理念，提供切实有效的运行模式作为参考。校企合作是一项具有重要意义的公益事业，是贯彻科教兴国和人才强国战略、促进和谐社会建设的有益实践与重要举措。

（二）护理学：仁心仁术卓越护理人才培养模式的探索与实践（2021 年省级教学成果）

1. 背景

护理学的核心价值观是仁爱和关怀。在健康中国、粤港澳大湾区建设的背景下，在重大公共卫生事件突发的情况下，社会需要大批勇于担当、仁心仁术的卓越护理人才。如何适应社会和医学发展的需要，创新人才培养模式，加快推进护理教育创新发展，培养符合国家健康发展战略、适应健康新需求的"大爱无疆、尚德精术"的护理专业人才，是国家对护理教育提出的新要求。

当前护理教育存在的问题有：①传统培养模式注重知识与技能的传授，对课程思政、学生仁爱精神、岗位胜任力及创新能力的培养不足；②课堂上灌输多、启发少，信息技术尚待深度融入教学之中，有待打造更多"金课"；③学生跨文化护理能力及国际执业潜能较为欠缺。

广州医科大学护理学院依托国家级、省部级等教改课题 74 项，坚持立德树人根本任务，秉承"求真笃行、仁心仁术"的院训，遵循"德术兼修，医文相融，师生为本"的办学理念，历经 6 年不懈探索护理教育综合改革，构建并实施了"1-2-3-4"仁心仁术卓越护理人才培养模式，使人才培养质量显著提升，专业建设水平跃上新台阶，形成了可复制、具有良好示范辐射作用的教学成果。

2. **实践探索**

（1）构建"1-2-3-4"仁心仁术卓越护理人才培养模式，实施护理学专业综合改革。

坚持立德树人根本任务，以学生发展为中心，持续深化办学模式改革，优化课程体系，创新教学方法及评价方法。经过教育思想大讨论及广泛调研，对接社会需求及本科护理学专业国家标准，确定人才培养目标为仁心仁术卓越护理人才。

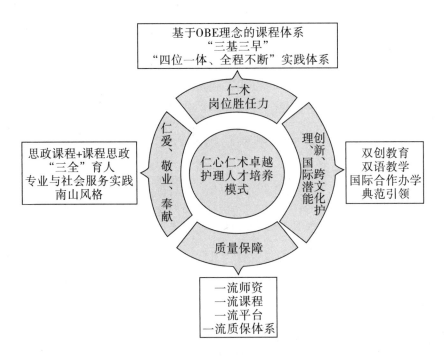

图 4-5　仁心仁术卓越护理人才培养模式

经过 6 年的探索与教育实践，构建了"1-2-3-4"仁心仁术卓越护理人才培养模式（见图 4-5），即一个目标：培养仁心仁术卓越护理人才；两个特色：双创教育、双语教学；三个举措：南山风格引领、"三全"育人、岗位胜任力为本；四个保障：一流师资、一流课程、一流平台、一流质保体系。基于该培养模式，造就了一批仁爱、敬业、奉献，岗位胜任力强，富有创新精神和国际执业潜能的卓越护理人才。

（2）课程思政、人文教育及"三全"育人铸"仁心"。

①将学生人文关怀品质的培养纳入人才培养目标。在加强思政课程的基础上，强化课程思政，积极传播家国情怀、抗疫精神、职业道德、以人为本、科学精神等，培养学生的品格优势。坚持钟南山院士、书记、校长、院长"思政第一课"；以校史馆、"抗非"纪念馆、生命伦理教育馆、校训墙、医学生誓言墙、感恩广场等为载体，培养学生敬佑生命、救死扶伤的精神。通过参与陪护老年人、疫情防控等志愿活动，使学生坚定理想信念，强化责任担当。

②增加护理人文社科课程学分比例。构建了由思想政治理论、护理人文社会科学、文化素质、人文基本技能四类课程构成的人文素质教育课程体系。护理人文社科课程的比例从 2015 版人才培养方案的 7.88% 提升到 2020 版的 9.01%，开设护理人文社科课程 19 门，提升学生的人文素养（见表 4 - 3）。

表 4 - 3　2020 版人才培养方案——护理人文社科课程

课程性质	课程名称	学分	总学时	理论学时	实践学时	修读学期
选修	护理学专业导航	0.5	16	0	16	1
选修	生命教育	1.0	24	12	12	1
必修	护理学导论	1.5	32	24	8	2
选修	临床护理音乐治疗	1.0	24	8	16	2
选修	护理教育学	1.5	32	20	12	3
必修	护理心理学	2.0	40	24	16	3
选修	护士人文修养	1.0	24	14	10	3
选修	护理职业生涯规划	1.0	16	12	4	4
必修	护理伦理学	1.0	24	16	8	4
选修	多元文化护理	1.0	24	12	12	4

（续上表）

课程性质	课程名称	学分	总学时	理论学时	实践学时	修读学期
选修	积极心理学	1.5	24	18	6	4
选修	正念疗法及艺术疗愈	1.5	32	10	22	4
选修	肿瘤心理护理	1	24	12	12	4
选修	护理英语（1）	1.0	24	16	8	5
选修	治疗性沟通与实践	1.0	24	12	12	5
选修	护理管理学	1.5	32	24	8	6
选修	护理英语（2）	1.0	24	16	8	6
选修	进阶护理研究（含循证护理学）	1.0	24	8	16	6
选修	安宁缓和疗护	1.5	32	16	16	6
合计		22.5	496	274	222	

③实施"三全"育人。将新时代南山风格与临危不惧、实事求是、无私奉献的抗疫精神融入全员、全程、全方位"三全"育人体系中，将家国情怀、仁爱精神及人文关怀能力的培养融入课程教学、临床及社会实践、校园文化建设、学生管理及服务之中，引导学生体验和感悟人文关怀，筑牢"仁心"。全面实施本科生导师制，发挥导师对学生的思想价值引领作用；在专业课程教学中渗透人文关怀理念，创建具有人文关怀特征的教学环境；在学生管理及服务中，教职人员通过言传身教，传递人文关怀；在校园文化建设与社会实践中渗透人文元素，如2020年新冠肺炎疫情期间，10多名学生逆行春运火车南站做志愿者，体验和感悟人文关怀；邀请抗疫英雄做报告；开展5·12国际护士节系列文艺活动等，传播护理文化，增进学生的职业情感。

（3）强化护理岗位胜任力培养，修成"仁术"。

①优化课程体系。构建了以护理岗位胜任力为导向，基于成果导向教育理念（OBE）与生命周期模式的课程体系；提升护理学专业课程的比例（从2015版培养方案的32.88%提升至2020版的36.62%）；结合社会需求与学科发展趋势，增设生命教育、临床护理音乐治疗等8门护理特色课程，夯实学生的护理岗位胜任力。

②完善实践教学体系。注重"三基"（基本理论、基本知识、基本技能）、"三早"（早期接触社会、早期接触临床、早期接触科研）；实施由实验教学、

临床见习、毕业实习、社会实践构成的"四位一体、全程不断"的实践教学体系（见表4-4、图4-6）以及校内模拟医院（护理实验中心）、医院、社区"三位一体"的实践教学环境，夯实学生的专业实践能力。建立五段螺旋上升式临床集中见习联合毕业实习模式，即：第2学期进行专业导航临床集中见习，第3学期进行护理基本技能临床集中见习，第4学期进行专科护理临床集中见习1，第5学期进行专科护理临床集中见习2，第6学期进行专科护理方向临床集中见习，第7—8学期进行43周临床毕业实习，让学生早临床、多临床和反复临床，使学生全面提升护理临床、管理等能力。

表4-4　"四位一体、全程不断"实践教学过程安排表

模块	第一学年		第二学年		第三学年		第四学年	
	第1学期	第2学期	第3学期	第4学期	第5学期	第6学期	第7学期	第8学期
实验教学	医学课程实验							
	护理人文课程实验							
			护理人文课程实验					
				专科护理技能				
临床见习			课间见习（综合医院、社区卫生中心、精神科专科医院）					
		专业导航临床集中见习	护理基本技能临床集中见习（护理学基础）	专科护理临床集中见习1（含健康评估、母婴护理学、儿科护理学）	专科护理临床集中见习2（含健康评估、成人护理学）	专科护理方向临床集中见习（选修）		
毕业实习							实践教学基地毕业实习（43周）	
							毕业论文（设计）	
								毕业综合考核
社会实践	参加实践活动、学科竞赛、志愿服务、国内与国际交流等							
	申请并开展大学生创新创业及科研项目，参与教师科研项目							
	参加国内外学术讲座							

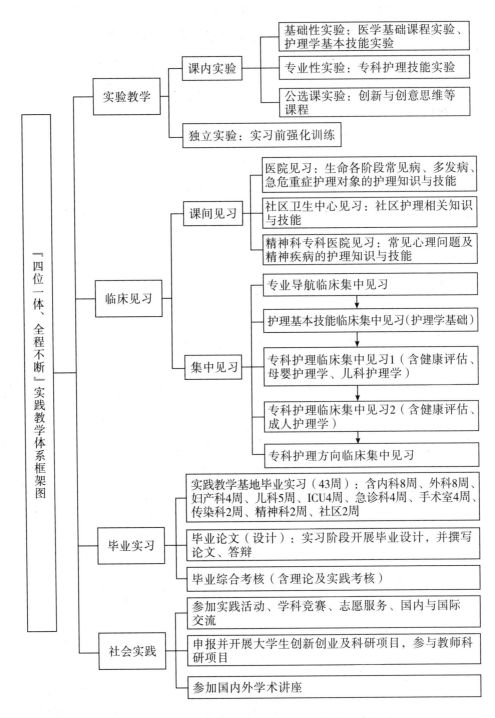

图 4-6　"四位一体、全程不断"实践教学体系框架图

（4）双创教育、双语教学、穗澳合作、国际交流造就卓越护理人才。

①构建四年全程科研创新能力培养体系。设置丰富的双创相关课程如 Innovation and Creative Thinking（创新与创造性思维）、护理创新创业实践等，开设护理研究、毕业论文等科研方法学课程，强化和提升学生的科研创新能力。学生在一、二年级通过学习科研方法学课程，初步掌握科研知识；在三、四年级通过申请及实施大创项目，参与教师科研项目，开展毕业科研项目工作，参加创新创业实践，培养科研创新能力。

②开设全英创新课程，在国内首次引入以挑战为本的学习方法。2014 年以来开设 Innovation and Creative Thinking 课程 10 个学期，由学校特聘教授、国际知名学者汪国成、钟慧仪等授课。开展了"以挑战为本的学习方法"（Challenge Based Learning，CBL）改革，助力提升创新能力。

③深化双语或全英教学提升跨文化护理能力及国际执业潜能。实施小班双语教学 15 年，285 学时专业课程采用双语教学；50 多名教师赴美国及中国香港培训英语，造就了高水平双语教学团队；编写 11 部专业课程双语教材；学生跨文化护理能力及国际执业潜能显著提升，100 多名毕业生在境外就业或深造。

④开展广泛的国内外合作交流，实施中美及穗澳联合办学。学院与境外 10 余所院校签订了合作协议，聘任 14 名客座教授、2 名特聘教授；与美国阿肯色州立大学、澳门镜湖护理学院开展"2 + 2"联合办学项目；20 多名本科生赴港澳台交流学习，344 名澳门护生在学校完成妇产科临床实习。

（5）打造"一流师资、一流课程、一流平台、一流质保体系"，促进人才培养质量稳步提升。

①打造一流师资。坚持"人才兴院"的发展战略。制定了师资队伍建设规划、实施方案及保障制度；注重师德师风建设，定期开展教育理念、教学方法培训；开展教学比赛，以赛促教。注重中青年骨干教师培养，鼓励在职攻博，定期选送教师赴国内外高校及医疗机构培训，造就了教学及科研能力强、拼搏进取、敬业奉献的省级优秀教学团队。

②打造一流课程，创新教学与评价方法。以"金课"建设为目标，以"两性一度"为标准，强化课程内涵与优质课程资源建设。建设了立体化课程资源，包括课程网站、微课视频、全英教材、案例库、习题库、教学参考书等。拥有国家级与省级一流课程、省市校级各类精品课程 20 门。坚持以学生

发展为中心，开展有利于知识传授、能力和素质培养的教学方法创新，灵活采用案例教学、PBL、模拟教学等教学方法。开展全学程评价，构建了形成性评价和终结性评价相结合的课程评价体系，多数课程形成性评价比例达到50%以上。

③打造一流平台。通过与澳门镜湖护理学院开展联合办学，加强护理技能实验教学中心建设，依托学校优势学科及平台，推进校院协同育人，实现优质教学资源共享，积极打造护理本科人才培养高端平台。

④打造一流质保体系。高度重视质量保障体系在人才培养中的重要堡垒作用，通过健全校内三级、校外两级多层次、立体化教育评价系统以及全程化、全员化、信息化的持续"收集—评价—反馈—改进"闭环式教学质量监控体系，实现教学质量全过程监控与常态化评价；严格开展教学过程监控管理，保障教学质量；重视收集并运用教学质量信息，促进教学质量持续改进。

3. 成效及推广

（1）人才培养质量显著提升。

实施仁心仁术卓越护理人才培养模式6年以来，培养了仁爱、敬业、奉献、富有创新精神及优秀岗位胜任力的护理人才693人，深受用人单位青睐。在新冠肺炎疫情期间，大批毕业生积极投身全链条抗疫战斗，50多人次荣获国家、省市政府及护理学会表彰。学生志愿者团队被共青团中央授予全国优秀团队。2021年，本科生获第十届中国大学生医学技术技能大赛护理学专业赛道华中华南分赛区一等奖、全国总决赛铜奖。2016年以来，4名学生获国家奖学金、72人次获国家励志奖学金，学生发表论文24篇（含SCI 1篇）、获优秀科技活动表彰23项，彰显了培养成效。

（2）改革成效赢得教育主管部门认可。

学校护理学专业入选国家一流本科专业建设点，护理心理学（含心理学基础）获批国家级和省级一流线下课程，还获批广东省重点专业、广东省特色专业、广东省人才培养模式创新实验区，获评广东省优秀教学团队。

（3）人才培养模式得到国内同行关注和学习借鉴。

2017年以来，汕头大学、广州中医药大学、贵州大学、哈尔滨医科大学等30多所院校100多人次来学院参观学习。四川大学、贵州大学、南华大学、深圳大学等12所院校学习借鉴仁心仁术卓越护理人才培养模式。

（4）建成一批国家级和省级精品资源共享课及在线开放课程，出版一批教材，为校内外师生提供了优质学习资源。

广东省在线开放全英课程 Innovation and Creative Thinking 在"学堂在线"平台面向全球学习者开放，近三千人在线学习。2016 年以来，学院教师参加编写的《护理教育学》《社区护理学》《基础护理学》《护理心理学》在人民卫生出版社出版，成为国家级规划教材，有 30 余万护理专业师生使用上述教材。2020 年，《护理心理学》获批省级优秀教材。

（5）发表教改论文，为同行提供可资借鉴的教改经验。

2016 年以来，教师发表教改论文 43 篇（含 SCI 4 篇），他引 119 次，下载 8 435 次，丰富了该领域的理论研究及教育实践经验。

（6）在国内外学术会议上交流教改经验，赢得同行称赞。

成果负责人在国内外重要护理学术会议上交流教改经验，如 2019 年在国际护士理事会学术年会上交流教改成果，在全国及全省护理学术会议上做大会交流 6 次，备受同行称赞。

4. 创新点

护理学专业探索构建的"1 – 2 – 3 – 4"仁心仁术卓越护理人才培养模式，经过 6 年教育实践充分证明了其科学性、创新性、实用性，促进人才培养质量显著提升。

（1）对接社会需求及护理学专业国家标准，科学升级人才培养目标为仁心仁术卓越护理人才，造就敬佑生命、勇于担当的医者。

（2）形成双语教学、双创教育两大特色。实施小班双语教学 15 年，285 学时专业课程采用双语或全英教学，开设全英创新课程，中国香港和英国知名护理学者长期参与全英授课；教师多人次在境外培训双语教学技能，造就优秀双语教学团队，编写 11 部双语教材，护理学专业学生大学英语六级通过率位居学校前茅；与澳门镜湖护理学院开展"2 + 2"联合办学，学生跨文化护理能力及国际执业潜能提升。实施四年全程科研创新能力培养，一对一科研指导，一学年毕业科研设计，培养其科研创新能力。在国内率先引入"以挑战为本的学习方法"（CBL），提升学生自主学习及问题解决能力。

（3）秉承"医文相融"的理念，设置丰富的人文社科课程；将新时代南山风格与临危不惧、实事求是、无私奉献的抗疫精神融入"三全"育人体系中，强化责任担当，筑牢学生的"仁心"。

（4）强化学生岗位胜任力培养。基于 OBE 理念构建的生命周期课程体系，注重学生护理岗位胜任力的培养。坚持"三基三早",实施"四位一体、全程不断"的实践教学体系,落实五段螺旋上升式临床集中见习联合毕业实习模式,使学生能"早临床、多临床、反复临床",并能早接触科研,持续融入社会,夯实学生临床护理、管理、教学及科研能力的培养。

(三)医学影像学:创新人才培养机制,培养卓越影像医师

1. 背景

随着 2015 年国家住院医师规范化培训制度的实施,以及关于实施卓越医生教育培养计划意见的出台,规培阶段对影像医师的临床轮科只有三个月的要求,以影像专业科室轮转为主、临床大类科室为辅,影像医师的临床基础、实践技能知识获得的主要渠道只能是本科阶段的系统培养。基于以上政策的实施,各地方医学院校的临床、影像专业,均逐步进行专业综合改革,调整人才培养计划,但人才培养成果与社会对医学影像人才的需求仍存在一定的差距。在历年执业医师考试通过率和用人单位的反馈中发现:影像专业的执业医师考试通过率普遍低于临床专业,临床基础、技能操作能力不扎实,基础—临床—影像的综合分析能力不足、自主学习探究的创新能力不强,制约了影像医师长远发展。那应当如何培养卓越影像医师?影像医师首先是合格的医生,然后才是合格的影像专科医生。因此首先是保证医学影像人才的临床医师属性,为影像医师职业发展奠定厚实的基石;其次是培养影像医师的影像技能,体现其专业属性,明确职业发展定位;最后是培养影像人才的卓越性,能自主学习探究,具备一定创新能力,满足社会对一流影像人才的需求。

自 2015 年开始,广州医科大学医学影像学专业依托 7 项省质量工程项目和高等教育教学改革项目的系列研究与实践,通过修"顶层"、建"课程"、培"师资"、强"实践"、提"能力"等措施,构建了基于卓越医师人才培养理念的医学影像学专业人才培养体系(见图 4-7),形成了虚拟模拟实操相结合、注重情景教学、贯穿学习全过程的全方位实践教学能力培养体系,打造了以专业实验室为平台、以教师团队为引路人、以科研项目为纽带、以学术会议为窗口的全链条创新能力培养体系,有效夯实学生临床基础,提升实践能力和创新能力,促进学生追求卓越和提升主动探索能力,学生培养质量得到同行广泛认可,获评为国家一流本科专业建设点。

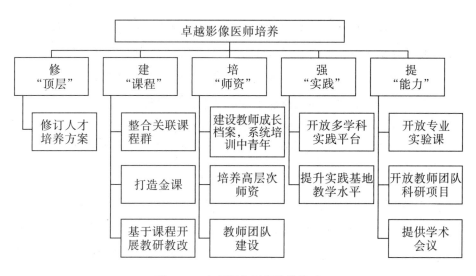

图 4-7　卓越影像医师培养体系

2. 实践探索

（1）修"顶层"：融合卓越医师培养理念，修订人才培养方案。

衔接"5+3"影像医师规培计划，以"厚基础、重临床、强特色"为原则，优化课程体系，提升临床课程占比，增加基础综合考、临床综合考，强化实习、毕业前技能培训，将内科、外科、妇产科、儿科课程的学时与实习时长调整至与临床医学专业相同（见图4-8）。

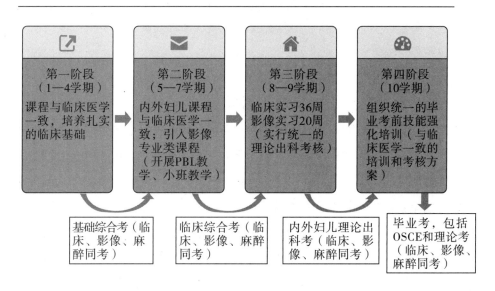

图 4-8　临床基础同质化教学

（2）建"课程"：围绕"两性一度"，整合关联课程群，打造五类"金课"，培养临床综合能力。

融合知识能力素质，深度整合课程。将生理学、病理生理学、药理学课程实验内容整合为机能实验学课程；将诊断学、内外妇儿、急诊医学等课程操作技能内容整合为临床技能学，建立跨学科实践技能课程；将 X 线解剖学、X 线诊断学、CT 诊断学、MRI 诊断学整合为影像诊断学，体现以疾病为中心的教学体系。

融入前沿性内容，优化课程目标。修订教学大纲，推进课堂改革，依托省级课题"医学教学网络平台建设与应用及翻转课堂式教学模式改革研究"，开展基于网络教学资源的翻转课堂，应用 PBL 教学；通过省级课题开展"非标准化考核下培养医学影像专业本科生自主学习能力的实践探究"，进行学习全过程管理，培养学生自主学习能力。践行启发式、互动式、探究式、案例式等教学方法，打造了一批线上、线下及线上线下混合一流课程，其中医学伦理学和药理学是国家一流线下本科课程，影像诊断学、急诊医学、人体解剖学、组织学与胚胎学、生理学是省级一流本科课程。

（3）培"师资"：健全教师发展体系，提升核心竞争力，更新教学理念。

建立教师成长档案，系统培训中青年。严格准入，加强岗前培训、在岗再训，将教学能力发展、培训情况作为遴选出国研修、职称晋升的硬性要求，鼓励参加教学竞赛、会议报告。近 5 年派出 10 人继续攻读博士学位，4 人攻读硕士学位，19 人于国内进修，5 人于国外进修；鼓励参加教学竞赛、会议报告，近 5 年教师参加各类讲学、竞赛获奖 7 项及课程改革获奖 2 项，指导学生在全国竞赛获奖 3 项。

培养高层次师资，加强教师团队建设。根据研究方向建立教学小组，内培、外引高层次师资作为课程或教学小组负责人，开展集体备课，指导年轻教师，推进科教深度融合，依托核心课程，形成了一支高水平专业教学队伍，11 人被遴选为博导，建设省级或以上教学团队多个：基础课程教师团队 3 个，临床课程教师团队国家级 1 个、部级 1 个、省级 2 个，医学影像课程教师团队省级 1 个。

（4）强"实践"：开放多学科实践教学平台，提升实践基地教学水平。

开放实践教学平台。平台由多学科无缝衔接而成，贯穿学习全过程，包括：基础学科国家级基础医学虚拟仿真实验教学中心和省级实验教学中心实验室、药学虚拟仿真实验教学中心；临床学科国家级临床技能综合培训中心；影像学科医学影像实训平台。开放临床技能实验中心、基础实验室实施预约制，有教师全方位辅导。

提升实践基地教学水平。学校与附属医院协同打造了省级影像实践教学基地，带动实习基地同质化水平建设，全面提升实践教学质量。2014 年，与广州医科大学附属第二医院共同打造了省级实践教学基地和市级示范实践基地。2016 年以来，基地新增或更新影像设备多台。为学生提供一流的影像设备、一流的临床教学团队和丰富的临床病例资源，开展 PBL、CBL、TBL 等多种形式的临床教学。

借鉴示范实践基地经验，通过省级临床教学基地教学改革研究项目"高校与医院协同基地建设与管理，实现临床教学质量同质化的探索与实践研究——以广州医科大学医学影像学专业为例"和"MDT 理念联合 PBL 模式在医学影像学教学实践中的研究"，探索实习基地同质化管理与建设。制定临床教学基地遴选标准，建立实习基地准入机制和教学能力的评价体系，促进基地教学质量持续改进。

（5）提"能力"：开放实验室、科研项目、学术会议，提升学生创新能力。

2016 年开始，逐步建立分子影像实验室、介入放射学实验室、超声分子影像实验室、超声模拟实训室、声学基础实验室和超声新技术（演示与模拟）实验室等 7 个影像专业相关实验室，构筑师生共享科研平台，教师指导学生参与或主持学生科研项目，提供学术会议参加机会，开拓前沿视野。团队在立项方面硕果累累：国家级 7 项、省级 11 项、市级 8 项、其他 8 项，经费达 1 245 万元；开放实验室项目 4 项，指导学生科研 33 项，学生发表论文 11 篇，获得专利 4 项。

3. 成效与推广

（1）学生临床基础扎实，实践能力强。

学生临床基础知识、操作技能过硬，人才培养质量得到了极大提高和社会认可。2016—2020 年，执业医师通过率逐年上升，执业医师通过率分别为83.33%、82.14%、81.63%、88.68%、90.83%，分别比全国通过率高9.58%、14.5%、11.25%、20.86%、26.68%；就业率平均保持高位：2016—2020 年初次就业率分别为 100%、94.12%、98.21%、95.65%、

95.69%；升学深造率高，2016—2020 年毕业生升学深造率平均为 35.29%、32.73%、57.14%、35.51%、46.55%（见图 4-9）。

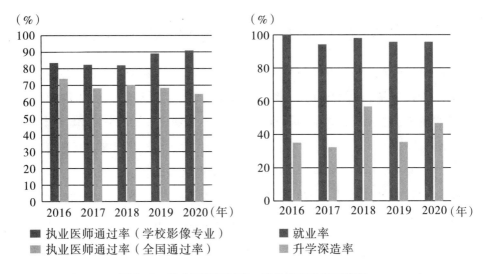

图 4-9　执业医师通过率、就业率和升学深造率

（2）学生创新能力提高，科研成果显著。

学生积极参加各类科研立项，学生主持 2019 年省级大学生创新创业类项目 2 项、校级科研立项 19 项，发表科研论文 11 篇，获得专利 4 项，2018 年"挑战杯·创青春"广东大学生创业大赛获创业计划类铜奖 1 项，2019 年"挑战杯"广东大学生课外学术科技作品竞赛获三等奖 1 项，获第三届世界中医翻译大赛优胜奖 1 项、"于泽杯"第二届全国医学生解剖学绘图大赛优胜奖 1 项、高等院校全国首届大学生医学形态学科普美文大赛优秀奖 1 项。

（3）专业水平得到同行认可，获批国家一流本科专业建设点。

扎实落实培养临床基础扎实、知识面宽、实践能力强的医学影像卓越人才教学体系，卓越影像医师培养成果获同行广泛认同，根据中国科教评价网联合发布的排名（2021—2022），学校在全国 76 所开办该专业的医学院校中排名前 20。

（4）总结改革经验，分享教学成果。

团队教学理念得到提升，主编或参编教材、专著 19 部，发表高水平论文 18 篇，其中"基于卓越医师培养理念的医学影像学人才培养模式改革研究"，作为广东省应用型本科人才培养改革成果，收录于《广东省应用型本科人才培养改革成果论文集》（高等教育出版社，2016），论文《PBL 联合多媒体网络教学在影像诊断学见习中的应用效果分析》获 2016 年度医学教育和医学教育管理百篇优秀论文三等奖。

（四）药学：在新时代南山风格引领下的教育教学改革

广州医科大学药学专业开办于 2004 年，具有一级学科硕士授权点、一级学科专业硕士学位授权点和二级临床药理学博士学位授权点。先后获广东省专业综合改革试点、广州市特色专业称号，2019 年通过教育部药学类专业认证并获批首批国家一流本科专业建设点。学科和专业建设成绩斐然，药理与毒理学居 ESI 排名全球前 1%，拥有广东省高校药学一级专业优势重点学科、省"冲一流"提升计划重点建设学科等，建设有国家虚拟仿真实验教学项目、省级实验教学示范中心、省级虚拟仿真实验教学示范中心、省级大学生校外实践教学基地等，拥有国家线下一流本科课程 1 门、广东省一流本科课程 4 门。

药学专业特色"药学卓越班"构建了以个性化培养、一对一导师制为特色的药学创新人才培养体系，采用"独立建制、导师负责、滚动分流"的全新精英化人才培养模式，培养具有国际视野并符合粤港澳大湾区生物医药需求的拔尖创新人才，于 2016 年开办。目前已与英国伯明翰大学、美国圣约翰大学、香港中文大学、香港浸会大学和澳门科技大学等高校开展了联合培养模式，人才培养成效显著。

1. **专业人才培养目标**

培养适应我国社会主义现代化建设和医疗卫生事业发展需要，德智体美劳全面发展，具有扎实的基本知识、基础理论和基本技能，具有创新精神、创业能力、实践能力和国际视野的高素质人才。毕业生能够胜任药物研发单位、医药院校、医院、药房、医药生产和流通企业、药品检验和药事管理部门等的药物研究与开发、生产、质量监控、管理、营销和监督合理用药等工作。

2. **育人模式探索**

（1）塑造人文情怀。

加强课堂思政与职业素养培养，在药理学、药物化学、药剂学、药物分析学、生药学、药事管理学等课程的教学中渗透职业人文教育，将职业人文素养教育贯穿教育全过程。在培养学生基本药学理论知识与实践能力的同时，培养学生良好的社会责任感和职业道德。如在药物化学课程教学中，讲述药物化学合成新型高效抗肿瘤药物的研发的相关事例。自从我国第一个具有完全自主知识产权的小分子酪氨酸激酶抑制剂——盐酸埃克替尼研发成功以来，打破了我国靶向抗肿瘤药物长期依赖进口、自主创新空白的局面，极大地推动了我国创新药物研制的积极性，充分展现了当代中国药学人才自主创新、敢为人先的情怀。同时，盐酸埃克替尼被纳入国家医保体系，充分展现了中国共产党"不忘初心、牢记使命"，全心全意为人民谋幸福的使命和担当。职业人文教育将专业知识与大学生思想政治教育深度融合，激发学生的学习热情，培养学生的创新精神，加强当代大学生的使命感和责任感，为国家的建设和人民的幸福添砖加瓦。

（2）提升创新能力。

①培养模式改革。药学本科教育秉持精英化教学模式，强化学生创新创业意识与能力的培养，积极鼓励学生参加课外科技、创新、文体比赛，出台《广州医科大学药学院促进大学生参加科技文化活动实施办法》，成立"药学院大学生创新创业工作领导小组"，近年来在全国大学生药苑论坛比赛中，学生获国家创新成果奖一等奖、二等奖，优秀论文奖等多项；此外，学院还加强与国内、国外学校合作，与香港中文大学、澳门科技大学等建立联合培养机制，并将进一步完善与美国圣约翰大学"4+2"高端人才培养体系，完成与瑞典乌普萨拉大学、澳大利亚蒙纳士大学的对接，配合学校积极与国外大学合作办学，培养学生的人文情怀、国际视野、创新精神和实践能力。

②课程建设和课程体系改革。课程建设是学院专业内涵建设的重要内容之一，是提高教学质量的重要环节，是搞好专业建设的基础工作。学院于2019年通过教育部药学专业认证；依托国家级一流本科专业（药学）、国家级线下一流本科课程（药理学）、国家级虚拟仿真实验项目、省级一流本科课程（药理学、药物化学、药物分析、药剂学），构建科学课程体系，着力打造具有高阶性、创新性和挑战度的"金课"，切实提高教育教学质量，推进高等教育内涵式发展。药学课程由通识平台、专业平台、时间平台和创新与个性发展平台四个课程体系构成。为满足学生多样化发展需要，在各类课程中还开设培养学生创新创业精神、提升交流沟通能力、服务社会需求的实践环节。专业平台课程充分体现了医科大学的特点，在强化药学专业前提下，突出药学与生物科学、医学交叉融合的特色，掌握生物医学的基础知识、基本原理和基本实验技能，开设一些医学课程，为解决药学领域的复杂问题夯实基础。学院将天然药

物化学、药物化学、药用植物学、生药学、药理学和临床药学的实验教学内容进行整合、改革，形成一门特色课程——药学综合实验。逐步建立药学综合实验课程新体系，经过 8 年的教学改革实践，不断修正教学内容、教学方法和课程体系，系统设计和构建了一体化教学体系的药学综合实验教学新体系，形成教学大纲和教学方案，以"药学各学科综合实验及研究方法"和"药学专业综合实验"两大体系构建新型的教学实验内容，这门课程开设为一门本科生的专业必修课，在授课内容上承上启下，在难度上循序渐进，使学生能够系统掌握相关的药学专业知识和实践技能。相关实验内容已出版为《药学综合实验指导》，成为中国科学院教材建设专家委员会规划教材和全国高等医药院校规划教材。此外，学院还建有校级精品视频公开课、网络课程多个，建有药理学教学团队 1 个，自主研发和购置 24 个虚拟仿真实验教学项目，具有很好的教学示范作用。

③以教学研究促进教学体系建设和教学内容改革。例如，以广东省质量工程项目为依托，整合多门专业课程内容建立药学综合实验课程新体系，形成本专业特色实验课程——药学综合实验。药物化学、药物分析、药剂学、药理学、药事管理学课程负责人均具有相应的研究方向及主持省级及以上药学科研项目的经历。通过科研深入了解和把握本学科的国内外动态和学科发展前沿，在教学过程中引导学生了解学科前沿动态，并把科学研究中获得的新知识、新成果转化到教学内容中，丰富课堂教学内容，促进教学内容和教学方法的更新；将学生毕业论文与教师的科研结合起来，教师对学生论文能有的放矢地进行指导；将先进的实验仪器设备和科研学术活动向本科生开放，把科研训练纳入人才培养过程，为本科生及早参加科研活动创造了条件。

④教学手段、方法改革。根据各课程特点与教学内容，采用 PBL、TBL、线上线下、混合式教学等教学方法，实现教与学两方面的最佳效益，调动学生的积极性和能动性，培养学生的自主学习能力、批判性思维和终身学习能力，如药物分析课程采取多媒体教学、超星线上学习平台混合式教学，提升课堂趣味性，引导学生积极参与课堂讨论和互动，提高理论教学质量。学院还尝试了翻转课堂的新型教学方法，如 2016—2017 学年第二学期，在"药品质量控制"课程授课时，选取部分学时，由学生分组完成课前资料查阅和知识点学习，以组为单位制作 PPT，课堂上由学生在讲台上结合 PPT 讲授知识点和自己的学习心得，各组学生完成分享后再由授课教师进行点评和总结归纳。在生药学教学

过程中，教学团队开设了精品视频公开课"岭南的道地药材"的教学内容，详细介绍了岭南地区（广东）五种特色药材：广陈皮、化橘红、巴戟天、阳春砂和广藿香。教学录像为学生认识岭南道地药材提供了丰富的素材。在生药鉴别和挥发油提取内容中，结合虚拟仿真教学手段，增加了广东特色药材资源"广陈皮的生药学鉴定及其挥发油的提取和分析"的教学内容。线上线下混合式教学已取得一些成果：药物分析课程在广东省本科高校在线开放课程指导委员会举办的疫情阶段在线教学优秀案例评选中荣获二等奖，生物药剂学课程在2019—2020 学年第二学期第三周广州医科大学新冠肺炎疫情防控期间线上教学质量报告中作为线上教学示范案例展示。黄侃、吴海珊和徐兰琴三位教师获第二届"人卫慕课"在线课程与教学资源比赛教学课件本科组一等奖。

⑤产学研模式改革。积极推行产学研模式教学改革，鼓励科研成果反哺教学，提高学生培养质量。根据药学专业培养特点和需要，结合广东省地方特色，以培养应用领域的高层次、应用型药学专门人才为导向，以产学研合作方式，与地方龙头企业（广东新宝堂生物科技有限公司）就道地药材广陈皮资源积极开展科研合作，共同承担科技部重点研发计划课题，共建实习教学基地。在教学的过程中发挥产学研融合的优势，通过线上线下混合式的教学模式，达到良好的教学效果。又如：药剂学教研室主任周毅教授承担的2015 年广东省教学改革项目"产学研模式下的药剂学人才的培养"，此教改项目对药剂学的教学方式有了很大的改革，教师更关注学生自主学习能力培养，积极探索 PBL 教学改革、结合虚拟实验平台开展教学。教师们将科研成果成功引入教学过程中，比如将周毅教授课题组研发的镇眩缓释颗粒剂，作为固体制剂介绍的案例讲授。药剂学教研室与上海梦之路数字科技有限公司合作成功申报教育部产学合作协同育人项目"基于虚拟大平台建设的药剂学教学课程及体系改革"，该软件已经制作成功，这将运用到以后的药剂学的教学中，培养学生的科研、创新能力和创业精神。

（3）增强实践能力。

①实验教学改革。药学专业课程重视学生实验实践能力的培养，药物化学、药物分析、药剂学、药理学、有机化学等课程加大实验课时比例，增加综合性、设计性实验项目权重，实现实验教学内容的优化整合。通过药学综合实验课程新体系的建立，强化药学研究的创新思维培养。

②实践教学改革。实践教学和专业实习是药学专业学生培养过程中的重要

一环，是理论联系实际、课堂通向实践的纽带。学院十分重视实践教学。学校教务处对药学院的实践教学给予了大力支持。学院已经与广东省药检所、广州市药检所、广药集团、扬子江药业、健康元药业、辉瑞公司、大翔药业、百济神州等20多家事业单位以及大型药企和上市公司联合建立校外实习教学基地，多次安排学生赴以上单位见习和实习。目前实习单位覆盖了药物的种植、流通、研发、生产、检验和使用等领域，通过身临现场，学生去听、去看、去感觉，切身体会到药学专业知识的实用性和重要性，为后续的药学课程学习提供动力和导向。另一方面，让实践经验丰富的一线工作人员或具有广博阅历、作风严谨的企业负责人与学生面对面交流，更贴近实际工作要求，助推学生成长与成才。此外，通过接触涉药单位，学生了解工作岗位内容，有利于提前做好自己的职业规划。

通过各类不同的见习和实习，了解掌握药学不同学科的实用知识和技能。学生在中药企业，可了解药用植物的名称、辨识、科属、药用部位以及药用价值等知识，同时学习多种重要中药材的鉴别方法；在生物医药研究部门，学生通过参观分析测试中心、高通量分子药物筛选中心、毒理评价平台、药物化学与分析部等，可以更好地了解药物研发的整个流程；在制药企业，学生则深入药物研究所、生产区、现代分析研究所参观，学习新药的研发、生产以及质量控制方面的知识；在医院药学部，学习、了解、掌握医院药学、临床药学的基本知识，为进一步做好临床合理用药、评价药物作用、从事精准医疗等工作奠定基础。

③鼓励学生参加本科生创新研究。积极引导低年级学生进入专业教师的课题组参与科研实践活动，极大地提高了学生对所学书本知识的掌握程度，强化了学生的实践能力，提高了他们进一步从事科研活动的兴趣。学院组织药学专业本科学生积极参与药学实验技能竞赛，通过实验技能理论笔试、实验设计、实验操作等方面的比赛，让学生们通过对相关文献进行查阅和归纳，提出研究方案，将理论知识与药学实践有机地结合起来，进一步理解和巩固所学的知识。在药学专业本科生毕业论文中，学生论文与指导教师各类科研项目相关的比例都在95%以上，课题内容包括药学基础研究、新药研制、药物临床应用、药物流通和药事管理等。

3. 专业育人成效

（1）教师队伍能力提升。

2011年以来，承担国家级教改项目1项，省级教改项目15项，广州市教改项目11项，校级教改项目31项；获国家级教学奖励2项，省级教学成果10项，市级教学成果奖1项，校级教学奖励16项。其中，专业负责人余细勇教授获国家虚拟仿真实验项目1项，省级质量工程项目1项、省教学改革项目1项；2016年编写（副主编）国家卫生健康委员会临床医学生规范化培训教材《医学遗传学》（人民卫生出版社）；2018年专业教师团队获校级黄大年式教师团队称号。

（2）人才培养质量优良。

本科生就业前景良好，2018年以来，3年就业率均为100%，其中出国深造和考取研究生的比例约占40%，到大型综合医院和大型医药企业工作的比例约占50%。2016级"药学卓越班"深受市场青睐，出国深造和考取国内知名高校研究生的比例为66.7%。我们列举优秀的本科生案例如下：

梁姬寰、文华颖、冯宇婷同学负责的项目"基于 Glut–1 识别的肿瘤靶向氧化还原响应性注射毫微球的研究"，荣获第十四届"挑战杯"广东省大学生课外学术科技作品竞赛三等奖、2017年广州医科大学"挑战杯"大学生课外学术科技作品竞赛二等奖；获第六届全国医药院校药学/中药学专业实验技能竞赛三等奖；获"知识发现与创新"广东省高校大学生读秀检索技能大赛优胜奖；获第五届《药学学报》药学前沿论坛优秀壁报奖。

（五）预防医学：新时代南山风格引领下公卫应用型人才的实践与探索

预防医学是一门综合性学科，在医学领域中有着较特殊的地位。广州医科大学预防医学专业成立于2004年，为国家级一流本科专业建设点。专业教育重视人文和预防医学有机结合，在落实课堂学科教学知识、技能任务的同时，根据教材内容深入挖掘、开展人文精神的熏陶和人文知识的积累，增强学生人文底蕴，关注学生终身成长，真正使每个学生学有所获。专业坚持以学生为中心、以社会需求为导向，落实"服务行业、服务地方、追求卓越"的人才培养理念，在人才培养方案设计上注重实践能力和创新能力培养，坚持课内与课外结合、教学与科研结合、教学与公共卫生服务结合的理念，重课堂、重实践、重创新，实现预防医学专业学生综合能力阶梯式提升。加强人文教育与思政教育，切实将新时代南山风格融入专业内涵，以"三式三合三体系"的育人模式，着力培养健康中国需要的社会主义建设者和接班人。

1. 专业人才培养目标

培养适应国家和区域公共卫生与疾病防治发展需要，凸显责任担当和业务能力精湛，具备扎实的基本知识、基础理论和基本技能，具有人文情怀和新时代南山风格，具有较强的实践能力、创新精神和国际视野，德智体美劳全面发展的防治结合型高素质社会主义建设者和接班人。毕业生能在疾病预防与控制机构、卫生行政部门、职业病防治机构、医学高等院校等单位从事疾病预防与控制、卫生检验与检疫、职业病防治、预防医学教学和科研等相关工作。

2. 育人模式探索

（1）落实立德树人机制，人文和思政教育贯穿专业教育始终。

专业培养坚持将以德育人放在首位，在专业教育中有机融入思政元素，知识传授和价值引领并重，实现全方位、全程育人目标，帮助学生树立正确的人生观、世界观和价值观，同时有助于教师自身思想提升，达到"教书"与"育人"并重的目的。

在专业课程讲授中，教师结合专业特点，采用辩证法的观点把握环境与健康的规律；在案例讨论中，有机渗透我国预防医学专业的举措与成就，弘扬爱国主义教育；同时将理论课程与时政相结合，使学生能及时了解国家大政方针政策；将课程教育与职业素养培养相结合，强调医学人文素养。

预防医学专业根据自身特色和社会需求，提出了"服务行业、服务地方、追求卓越"的人才培养理念和专业发展思路，近年来在人才培养模式、教学手段、实践环节和管理体制等方面进行了重点建设与深入改革，包括以专业共建为目标，加强与公共卫生行业的合作交流，引入行业优质师资力量，弥补高校师资实践技能和教学能力的不足；以公共卫生执业医师实践技能考核内容为基础，构建公共卫生综合技能培训实验平台；设立预防医学技能实践、卫生应急课程，强化公共卫生综合实践能力培训；在新冠肺炎疫情特殊时期，密切结合粤港澳大湾区公共卫生事业发展和人才需求，加强学生对公共卫生突发事件的组织应对、处置程序和资源配置协调能力的培养，为地方公共卫生事业输送实用型人才，切实做到服务地方。

面对突发的新冠肺炎疫情，预防医学专业师生发挥专业优势助力广州疫情防控，参与全市密切接触者的追踪与分析、可疑感染者的筛查、疫情数据的整合与处理、防控政策内容的编制、指导各区学校的防控等工作，展现了公卫人的社会责任和专业担当。

（2）专业教学和科研相融合，提升创新实践能力。

①兴趣主导，教研融合。

充分利用该专业重点学科的科研优势，鼓励学生充分利用第二课堂和其他形式进行创新研究活动，通过立项建设，以"兴趣—科研培训—科研实践—培训提高"的培养模式使学生的实践能力和创新能力得到大幅提升，利用优势条件，发挥专业特色，重视科学研究。重视实践和创新活动。预防医学专业毕业生参加公共卫生执业医师资格考试通过率稳步提高，2018—2021年平均总通过率64.14%，超过全国平均水平8.08%，其中实践部分通过率达到91.03%。学生在科研创新活动中表现突出，国家级、省级大学生创新创业训练计划项目数量逐年增加，2018—2021年该专业学生发表论文20余篇，其中SCI杂志收录5篇，国家级期刊收录11篇；在全国和广东省大学生公共卫生综合技能大赛中，学生表现突出，多次获得团体和单项技能奖项。这都表明该专业在强化创新素质教育和深化实践技能教学改革中取得了一定的成效。

②新培养模式探索——卫生应急特色方向。

2020年预防医学专业创设卫生应急特色培养方向，标志着该专业与广州市疾病预防控制中心建立教学、科研全面合作关系，开创了国内预防医学高等教育与地区疾控联合办学的新模式。专业通过校地合作，扩大了专业外聘师资，为学生提供了新的专业培养方向，满足了国家和社会对现代复合型、实用型公卫人才的急迫需求。

③实践教学及实训基地建设。

预防医学专业具有布局合理、层次分明、重点突出、功能齐全的教学实验室体系，含临床技能实验中心、基础医学实验教学中心以及公共卫生与预防医学实验教学中心。

预防医学专业实习基地包括省、市、区各级职业病防治院、疾控中心、卫生监督所、社区卫生服务中心等10余家单位。2019年增设广州市胸科医院为实习教学基地。该专业注重学生临床技能的培养，依托广州医科大学各大附属医院构建了临床教学基地体系，丰富的临床教学资源及优质的临床师资为学生临床理论和实践操作提供了专业化的坚实后盾，促进了预防医学与临床医疗有机深度融合，满足了人才培养的需求。

在以上平台基础上，该专业以进阶实验课程体系、虚拟仿真训练体系、实习实训实践体系三个体系增强学生实践能力，抓好实验、实训、实习三个关键环节。改造、更新实验室设备，开放实验室，增加综合性、设计性实验比例，鼓励学生自主思考和设计实验，增强动手能力，最大程度提升学生科研素养。2021年新增实习基地与原有实习基地构建了"临床＋预防""理论＋实践"相结合的网络化教学基地。构建实践教学管理体系，增加实习前后培训和考核机制，定期开展实习单位巡点工作，建立了实习单位与实习生反馈机制。

3. 专业育人成效

为监测和评估预防医学专业人才培养质量，提升毕业生的竞争力和培养质量，预防医学专业自2015年开始，建立了毕业生培养质量评价制度，分别针对毕业生和用人单位跟踪调查。

以2018—2019年调查结果为例，2018年该专业总体就业率98.8%，考研升学率29.07%，执业医师通过率为71.67%，通过率超出全国平均16.11%。毕业生和用人单位调查结果表明，被调查者普遍对毕业生的能力和素质给予了正面评价，对实践动手能力和职业素养的评价尤其突出。被调查者认为学校课程设置合理，专业课设计内容具有较好的深度和广度，培养了学生的分析能力和创新能力。同时被调查者也提出如现场流调和卫生应急能力不足、临床教学需优化等意见建议。2019年该专业总体就业率98.9%，考研升学率38.46%，较2018年有较大幅度提升。2020年毕业生的考研升学率超过85%。调查结果显示该专业近年来的改革举措收到了较好的成效。

（六）康复治疗学：新时代南山风格引领的卓越人才培养模式改革

广州医科大学第五临床学院坚持社会主义办学方向，全面落实立德树人根本任务，不断巩固本科教学基础地位和人才培养中心地位，依托学校国家级呼吸重点学科平台，以呼吸康复（呼吸治疗）为重点，打造具有新时代南山风格的高水平师资队伍，建设国家一流本科专业建设点——康复治疗学专业。

在国家"健康中国"战略背景下，康复治疗学专业以"大国计、大民生、大学科、大专业"的新定位，旨在立足广州、服务粤港澳大湾区、面向全国、放眼世界，培养具有人文情怀、国际视野、创新精神和实践能力的中国特色康复人才。该专业积极推进人才培养模式改革与创新，教学成果显著，为区域与国家经济社会发展提供了人才、智力和科技支持。

1. 专业人才培养目标

秉持"德术兼修，医文相融，师生为本"的办学理念，培养适应我国社会主义现代化建设和康复治疗事业发展需要，德智体美劳全面发展，具有扎实的操作能力、掌握岭南特色康复手法、具备前沿国际视野的高素质康复人才，毕业生能够胜任康复治疗特别是心肺康复治疗相关的临床、教学及科研等相关工作。

2. 育人模式探索

（1）塑造人文情怀。

①思想政治教育与专业教育的融合。

康复治疗学专业课程借助合适的案例引入思政元素教学内容，实现专业课程思政育人。围绕教学目标结合教学内容设计专业课程的教学形式和考核方式，设计不同的思政教育切入点，如医者责任、团结合作精神、关爱病患等。学院教师纪双泉的课程思政案例《千里之行　始于足下》获得广东省课程思政优秀案例二等奖。

②课程建设融合传统文化，增强文化自信。

专业发展始终契合我国国情，在课程建设中融入中华优秀传统文化教育，弘扬"龙氏正骨手法""无痛蜂疗"等独具岭南特色的中医传统康复技术，将"天人合一""整体观念"等中华优秀传统文化精神融入课程中。在中国传统康复方法学等课程中融入中西医结合理念，使专业教育紧随国际发展的潮流，为康复治疗学专业发展增添中国色彩，促进康复治疗学专业的多元化发展。既提升学生的文化自信，也培养学生的家国情怀。

③将专业实践与社会服务相结合，提高学生的社会责任感。

专业实践教学安排学生将专业知识与临床和社会需求相结合，为社会服务。如学院建成广东省示范性"上居下医、垂直养老、医养结合"养老院实践平台，学生长期对养老院护理人员开展防止老年人跌倒、老人认知能力评判和居家养老环境改造等方面的指导，并与老人谈心交流，体现学院"爱的文化"。通过社会实践，学生服务意识增强，实践能力提高，社会责任感和职业荣誉感得到了提升。

（2）提升创新能力。

①推进国际化建设，开阔师生视野。

康复治疗学专业以国际专业认证为抓手，推动专业建设。课程标准结合国家标准和国际标准，2021年1月以最高等级通过WFOT国际认证。学院重视学生国际化培养，支持学生境外访学、参加国际研讨会；建立国际交流常态化机制，将人才培养融入粤港澳大湾区国家发展战略。建立与境外高等学校联合培养的机制，深入推进专业人才培养规范化改革，与美国克瑞顿大学等高校建立交流合作，师生利用寒暑假到合作高校访学交流；与香港理工大学康复治疗科学系在教学、科研等方面建立合作。

该专业立足培养具有国际视野的康复物理治疗师、康复作业治疗师，人才培养标准与国际接轨。学院聘请台湾中山医学大学、香港理工大学、悉尼大学的康复专家担任课程主讲教师；也积极派遣骨干教师到美国北得克萨斯大学、纽约大学瑞斯克（Rusk）康复医院、杜肯大学以及英国卡迪夫大学等知名院校访学深造；并通过组织教师参加各级授课能力竞赛，致力打造一支有国际视野、有创造力的高素质师资队伍。

②深化专业改革，改革教学方式。

康复治疗学专业采取"1 + 3"分方向培养模式，即学生大一 1 年学习专业医学基础课程，大二至大四 3 年分康复物理与康复作业治疗专业培养，探索专业分方向教育，以国家标准和 WCPT、WFOT 国际认证为标准，彰显中国文化特色，秉持"德术兼修，医文相融，师生为本"的办学理念，培养康复基础扎实、实践能力突出，具有人文情怀、国际视野的高素质康复治疗师。

提高课程建设质量，淘汰"水课"，提升课程水平。进一步完善课程设置；建立课程负责人制度，聘请境内外优秀教师担任课程负责人；打造一批校级在线课程，逐步培育省级、国家级"金课"；鼓励教师探索翻转课堂、线上线下混合式教学等；促进科研成果反哺转化并融入课堂教学。

③整合多方资源，促进协同育人。

与香港理工大学签署合作共建专业联合建设协同育人平台；促进呼吸康复与学校国家重点专科呼吸内科的学科融通与整合教学；整合兄弟院校、附属医院优秀师资为学生授课；开拓优质实习基地 17 家，安排阶段性轮转实习，强化学生康复亚专业方向的临床实践技能；通过组织学生参加"互联网 +"创新创业大赛，参加大学生创新创业项目和实验室开放科研项目，联合康复知名企业开展创新创业实践活动等，提升学生科研能力和创新创业能力。

④开展教改研究，促进教学改革。

设立教学改革课题院长基金；定期举办由优秀毕业生参与的教学改革研讨会和网络有奖征集教学改革活动；重视创新性实验设计和创新创业计划项目指导；致力打造在线课程，培育省级、国家级线上五类"金课"。

（3）增强实践能力。

①建设全方位、多元化的实践教学体系。

实践体系主要由实践训练、临床见习和临床实习三部分组成。利用实训中心和临床教学基地，结合专业课程教学内容进行专项技能和综合能力的训练，通过循序渐进、由浅入深的训练，促使学生对所学的知识反复运用、不断深化，增强实践能力，逐步达到能力培养的目标和要求。

由学校附属医院、兄弟院校附属医院、全国各地优质实习教学基地组成的临床教学基地体系，教学资源丰富，师资队伍强大，为学生提供了神经康复、骨科康复、儿童康复、精神疾病康复以及假肢矫形器学等课程的见习场所，提供了专业实习实践基地，培养了学生的临床思维和实践能力，为提升专业人才培养质量提供了坚实的保障。

②结合专业特色，早临床早实践。

开展"早见习、分阶段培训"及"早临床"等理念的实践教育。低年级学生每学期都安排一到两周集中见习课程；加大省实验教学示范中心康复实践平台的开放力度，鼓励学生参加黄埔区老人院等单位的实践活动，培养实践能力；开展 PBL 等混合式教学；开设岭南康复手法培训等特色课程，弘扬特色技术；致力培养具有特色康复技能的一流康复医学人才。

③完善硬件设施，建设康复实践教学中心。

学院投入充足资金建设专业实践平台，促进信息技术与实验教学深度融合，打造国家级康复实践教学中心。规范实践教学，强化学生临床技能培训，提高学生动手能力，培养临床思维能力，充分调动学生学习的积极性、主动性、创造性，为进入临床工作打下坚实基础。

3. 专业育人成效

康复治疗学专业获批 2020 年国家级一流本科专业，并在 2020 年获教育部审批设置"康复物理治疗"和"康复作业治疗"专业，2021 年通过 WFOT 专业国际认证。

康复治疗学专业注重提升学生综合素质，通过课程思政，培养仁心仁术医学人才；创建《康韵》系刊，促进医文医理相融；鼓励学生参与运动损伤防护、大型活动志愿者服务及长期老人院服务等志愿服务活动；指导学生参加校外大赛及学术会议，培养创新创业精神。学生积极参与马拉松志愿者活动，在为运动员的运动损伤防治方面提供专业治疗，锻炼了学生的实践能力，也培养了社会责任感和勇于奉献的新时代南山风格。2020 年 3 月，2013 级毕业生谭金泽前往湖北荆州市中心医院抗疫，为重症患者提供呼吸康复治疗服务；15名在校学生在新疆、广州等地参加抗疫志愿者活动，获得社会好评。

在新时代南山风格引领下，康复治疗学系涌现出不少优秀师生。罗庆禄老师被评为 2018 年广东省南粤优秀教师；康复治疗学专业学生在各级科技、创新、文体比赛中，获 18 项国家级、35 项省级和 183 项市级或以下奖项；立项课题 48 项；参与专利发明 5 项；发表论文 7 篇（含 SCI 3 篇）；每年约 6 名学生到境外进行学术交流。2017 级本科生陈慧目前任中国生物材料学会康复器械与生物材料分会秘书组成员。

2017—2019 年，本科毕业生共 134 人，毕业生就业率 95% 以上，其中攻读硕士研究生的毕业生占 7.94%，80.95% 的毕业生进入事业单位岗位，50.79% 的毕业生工作单位位于珠三角地区。

专业招生质量逐年上升，录取分数高于省高分优先投档线且稳步上升。学校《毕业生质量中期评价报告》显示，该专业就业对口度 96.15%，2017—2019 年，毕业生就业率为 95%～100%，初次就业满意度高（76.92%）；用人单位对毕业生的专业知识、职业能力、职业态度等方面较满意。毕业生在中山大学附属第三医院、广州市妇女儿童医疗中心等多家百强医院康复科工作，成为各医院科室治疗师长或已晋升副高职称的毕业生有约 10 名。

（七）口腔医学：新时代南山风格引领下培养卓越临床医学人才的实践与探索

广州医科大学口腔医学院承担以口腔医学本科教育为主体，含博士、硕士、专升本等多层次教育任务，口腔医学专业本科教育创办于 2004 年，目前是国家级一流本科专业建设点，承担"十三五"期间广东省教学质量工程项目 10 余项，牙体牙髓病学是省级线上线下混合式一流课程，同时是省级精品视频公开课，口腔预防医学是省级精品资源共享课，口腔种植学是省级精品在线课程；牙体牙髓病学和口腔颌面外科学获评省级优秀教学团队，创新实验教学团队为校级优秀教学团队；口腔医学实验教学中心为省级示范性口腔医学实验教学中心；附属口腔医院为口腔医学应用型人才培养基地和大学生实践教学基地。在学科建设方面，口腔科是广东省临床重点专科，口腔种植专业为广州市高水平临床重点培育专科，口腔正畸学、口腔修复学和口腔内科学为广州市医学重点学科。学院始终将南山风格等在学校发展历程中形成的强大精神融入日常教学，贯穿人才培养全过程，旨在培养使命感强、家国情怀深、人文素养全、业务水平精的口腔医学人才。

1. 专业人才培养目标

口腔医学专业培养适应我国社会主义现代化建设和医疗卫生事业发展需要，德智体美劳全面发展，具有扎实的基本知识、基础理论和基本技能，具有健全人格和家国情怀，具有责任担当、实事求是的科学精神，具有创新精神、实践能力和业务精湛的可持续发展一流本科人才。毕业生能够胜任口腔疾病预防保健、治疗、教学、科研等相关工作。

2. 育人模式探索

（1）塑造人文情怀。

口腔医学专业着力将人文教育、专业教育、职业素养教育融合贯通人才培养全过程，班主任、本科生导师、辅导员、通识课教师、专业课教师、思政课教师等全员育人，构建专业与人文同向同行的人才培养体系。

①精神熏陶浸润式。口腔医学院始终将思政教育的建设作为落实立德树人的重要环节，以精神熏陶浸润式落实立德树人根本任务，贯彻习近平总书记关于立德树人的重要论述和党的教育方针，强化医学生人文塑造，坚持钟南山院士讲授开学第一课，定期开展"党建引领、朋辈导航、传播正能量"等主题活动，以特色活动为载体提升学生的文化素养，着力培养学生勇于担当的责任意识，引导学生成为有大爱大德大情怀、德智体美劳全面发展的卓越口腔医学人才。

②课程思政融入式。以课程思政为抓手，深化"医文相融"，践行"健康第一"的教育理念，开设医、理、文交叉的特色课程，建立课程思政案例库，将"健康中国"战略、"生命全周期、健康全过程"等新理念融入课程思政教育，提升医学生"以人民为中心，以健康为根本"的政治站位及服务于健康中国的强烈意识。通过加强救死扶伤的道术、心中有爱的仁术、知识扎实的学术、本领过硬的技术、方法科学的艺术的教育，形成口腔医学院特色的课程思政教育，培养学生成为医德高尚、医术精湛的人民口腔健康守护者。

③实践锻炼感悟式。将新时代南山风格广泛融入社会实践，始终将新时代南山风格教育内化于各类实践活动中。注重培育教师具备良好的师德师风，在本科生导师制下，培养导师与学生沟通的方法技巧，"亲其师，信其道"，形

成师生关系的良好氛围，通过教师的言传身教，引导学生树立仁心仁术观念。将"下点前岗前强化培训"作为实践、实习教学的第一出口，强化渗透医学人文教育，学生通过相关含人文内容的实习下点前考核合格方可赴医院进行临床实习。依靠学校稳定的爱国主义教育、农村教育、社情教育、劳动教育、创业教育、仁爱教育等校外社会实践教学基地，组织学生深入幼儿园、社区街道等开展实践活动。采取学生志愿者、义工活动等教育形式，结合安排医疗组带领学生开展社区、学校等义诊，参与敬老院、孤儿院、留守儿童家庭、贫困家庭等社会帮扶工作，并且利用假期开展医院实践、培养学生沟通能力及医者同理心。

（2）提升创新能力。

在提升学生创新能力方面，形成"课程—队伍—方法—平台—经费—奖励"的一体化贯穿式大创培养模式。学生入学1个月内即与本科生导师完成配对，1—2学期导师适时安排学生进入课题组，3—5学期参与创新实验特色课程，采取"临床—科研双导师制"小组式教学，6—10学期继续在导师带领下参与课题研究、撰写论文、申报专利等，全面开放校院两级实验平台供本科学生使用，学院年均下拨30万元（生均1万元，如有特殊需要可申请追加）专项经费支持学生开展课题研究，重奖师生创新成果等，形成了"课程—队伍—方法—平台—经费—奖励"的一体化贯穿式大创培养模式。

①课程设置整合。开设创新实验课程共108学时，贯穿3—5学期教学，6—10学期继续在导师带领下参与课题研究、撰写论文、申报专利等。

②教学手段综合。创新实验课程采用双导师制下的TBL教学模式，引导学生积极阅读文献，参加国际学习交流，拓展学生视野。让学生合理参与导师组科研活动，启发学生创新意识和思维，提升创新能力。

③科研教学融合。学生进入导师课题组参与课题研究，全面开放校院两级实验平台供本科学生使用，学院年均下拨30万元（生均1万元，如有特殊需要可申请追加）专项经费支持学生开展课题研究，重点奖励师生创新成果。

（3）增强实践能力。

①进阶实验课程体系。从培养方案入手，实现"专业教学融合贯穿全程"。新方案优化了课程体系，结合专业动手能力强的特点，提早切入口腔基础和口腔临床课程与实践，专业课同步实验教学和临床教学，早期即开始进入实验室和接触临床，内容从简单到复杂渐进式推进。整个实验教学形成"课

前线上预习—课中讲解演示操作—课后自由练习"反复进阶式教学模式（见图4-10）。

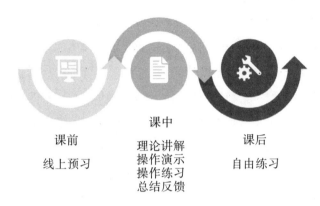

课前
线上预习

课中
理论讲解
操作演示
操作练习
总结反馈

课后
自由练习

图4-10　实验教学反复进阶式教学模式

②虚拟仿真训练体系。投入近亿元建设现代化一流口腔医学实验教学中心，引进智能化模拟系统及机器人，145台多媒体仿头模、数字化虚拟仿真培训仪及教学评估系统，通过现代化一流实践平台为学生提供充足实验设备，强化专业实践技能的培训和考核。机器人、数字化虚拟仿真培训仪及教学评估系统等先进教学设备拓宽了教师授课的手段和模式，强化了学生对新知识、新技术的认知和应用，提升了学生的学习兴趣和教学的效果。

③实习实训实践体系。口腔医学专业建立了以实验、见习、实习为主体，以赴外临床学习交流和社会实践为补充的实习实训实践体系。临床实习实践分别安排在第6、9、10学期，大临床方面的内科实习和外科实习共16周，专业方面的口腔修复、牙体牙髓病、口腔颌面外科共48周。建立了以"三个出口"建设为抓手的实习教学模式，分别是实习下点前培训出口、出科考核出口、毕业考核出口，环环相扣，以此促进学生增强自我培训的意识和积极性。口腔专业实习学生分散在广州市内8个不同的口腔专科或三甲综合医院，通过统一"三个出口"的标准，实现实践教学质量的同质化。

3. 专业育人成效

（1）专业的办学地位和影响力得到提升。

2020年获批国家级一流本科口腔医学专业建设点，2019年在复旦大学公布的华南区医院专科声誉排行榜中排名第四，广东省口腔专科医院DRG学科建设评价排名第三，基于虚拟标准化病人的病史采集—综合思维训练系统获批国家虚拟仿真实验教学项目，基本囊括"十三五"期间广东省教学质量工程项目，获全国高校混合式教学设计创新大赛设计之星奖，培育的硕士生导师数由个位数上升至目前 40 名，博士生导师数由零增至目前 12 名。获批相关各级各类教研教改课题 60 余项，编写专著 24 部，主编了专业技能丛书 15 本（由人民卫生出版社出版），发表教学论文 41 篇。

（2）培养的学生质量明显提升。

毕业生考研率呈逐年上升趋势，就业率稳保 97% 以上，执业医师资格考试总通过率高于全国通过率约 20%；学生申报的创新课题近年来每年增加至数十项，在全国性口腔医学生临床技能赛事中获奖连连，学生大学英语水平测试通过率较改革前显著上升，各实习基地反馈学生综合素质好、动手能力强，赴外交流学生得到合作院校教师的认同；第三方《毕业生培养质量报告》结果显示，毕业生工作与所学专业相关度高达 100%，毕业中期校友评价指数 98%，对母校回馈度 96%，推荐度 88%。用人单位对毕业生综合素质能力总体满意，毕业生个性品质、专业知识、身心素质、岗位胜任力、发展潜力等评价满意度均超过 97%；毕业生的敬业精神、实践能力、学习能力以及专业理论知识让用人单位印象深刻，毕业生素质和能力达到预期的培养目标。

（3）成果在国内口腔院校推广应用，受到同行肯定和好评。

专业培养成效获北欧排名第一的荷兰奈梅亨大学牙学院认可并建立教学合作关系，武汉大学口腔医学院、兰州大学口腔医学院、广东医科大学口腔医学院等多家口腔院校结合自身实际借鉴并应用了成果中"以疾病为中心"开展教学的做法，反馈对提升学生临床思维等能力方面的较好作用。近几年专业教师多次受邀在中华口腔医学教育年会和广东省口腔医学会口腔医学教育专业委员会学术会议上作教学交流汇报，被兄弟院校关注并推广应用。

（4）受到多家媒体专题报道，得到社会广泛关注。

医教研齐抓共进取得飞跃发展，师生受广东电视台、《南方日报》、《羊城晚报》等多家媒体的关注和报道，获《广州日报》2020 年度"健康科普贡献奖"，开展的南都健康大讲堂、十地联合义诊、儿童口腔健康体验馆亲子活动、口腔健康快手直播等系列活动，取得了良好的社会反响。

（八）生物医学工程：卓越生物医学工程人才培养模式建设

立足广东，辐射粤港澳，服务健康中国。广州医科大学生物医学工程专业着力建设卓越生工人才培养模式，形成了以医学优势学科为依托的医工融合式人才培养体系，建立了"校企医孵"四方协同育人新模式。十年树木，百年树人，生工学子铭记厚德修身、博学致远，以新时代南山风格为指引，书写自己灿烂的人生。

1. 专业人才培养目标

培养适应我国社会主义现代化建设和医疗卫生事业发展需要，德智体美劳全面发展，具备扎实的基本知识、基础理论和基本技能，广阔的专业视野和国际视野，具有人文情怀、创新精神、创业意识、创新实践能力和工程应用能力的高素质复合型工科人才。毕业生能够胜任医疗器械、医学电子技术、医学智能影像或生物医学材料等领域的科学研究、技术开发、工程设计、质量控制与生产管理工作。

2. 育人模式探索

（1）塑造人文情怀。

在新时代南山风格引领下，以精神熏陶浸润式、课程思政融入式、实践锻炼感悟式三条路径塑造学生人文情怀。通过挖掘思政素材，将典型思政案例融入专业课堂；定期开展思政教育活动，加强对学生价值观的指导和学术引领，培养德才兼备的新工科人才。生物医学工程专业在教学计划内安排了"社会实践周"，组织学生开展社会实践与志愿服务活动，增强学生社会责任感。将暑期社会实践活动作为学生第二课堂的有力补充，近年来共组织 10 支实践队开展了丰富多彩的"三下乡"社会实践活动。1997 年，该专业与广州越秀区妇联共建"爱心组合"志愿者服务队。"爱心组合"自创立以来累计参与志愿者达 2 000 多人，为社区提供志愿服务 2 000 多次，开展大型集体活动 20 次以上，服务对象惠及 160 多户单亲、特困家庭，为 1 500 多人次儿童开展血液帮扶、心理辅导等志愿服务。"爱心组合"举办的大型活动曾被广州电视台、《广州日报》和《南方都市报》分别报道，2005 年获评"广东省巾帼文明示范岗"，2007 年获评"广州雷锋号志愿者服务先进集体"，2012 年荣获"广东省爱心父母大联盟银奖"，2015 年获评"创益越秀——越秀区第二届公益项目创投活动优胜项目"。值得一提的是，在 2020 年抗击新冠肺炎疫情的战斗中，学院李治、张丹丹两位同学分别积极参与广州南站志愿者和当地志愿者服务队伍，秉承南山风格，强化使命担当，为抗击新冠肺炎疫情作出了贡献。

（2）提升创新能力。

①完善以临床需求为导向的医工融合式人才培养体系。以科研创新能力为目标导向，按照专业培养标准，充分利用学校医学资源优势，在实践中对标培养目标，不断优化课程体系，实施全程导师制，强化科研培训与前沿课程，推动学生早期接触并参与项目研发。

②以强化专业素养为目标的课程教改。以学生为中心，强化以解决临床应用需求为导向的教育理念，先后选派骨干教师赴境内外名校开展教改培训；推进以创新实践能力培养为核心的课程教改，在医学基础、专业基础课程模块开设医工交叉、医工融合课程，注重产学研一体化培养；开展综合性、创新性实验，着力培养学生的工程应用能力和创新思维。

③大力推进科研成果反哺教学。依托呼吸疾病国家重点实验室等平台，以解决临床关键需求为目标，明确学科建设方向，重点围绕呼吸疾病预防、诊断和治疗中的瓶颈问题，多方联合完成多项诊疗器械的研发与应用，并将科研成果应用于实践教学，丰富教学内涵。

（3）增强实践能力。

①打造生物医学工程创新创业实训平台。针对创新型新工科人才培养，"校企医孵"四方共同打造生物医学工程创新创业实训平台，为大学生创新创业教育与实践提供平台支撑。生物医学工程专业与企业、医院、孵化器等协同育人单位按照优势互补、合作共赢的原则，共同打造学生科技创新训练、创新创业教育培训和成果产业化"三位一体"的创新创业协同育人平台。该平台包括"校企医孵"合作共建的联合创新实验室、产业体验与创业实践平台、创业孵化平台。该平台为广州市创新创业实训平台，并作为重点项目获得广州市教育局 200 万元的经费支持。

②开设创新创业课程。创新创业课程是大学生创新创业教育的基础和重要载体。以修订《2020 版生物医学工程人才培养方案》为契机，及时优化课程教学体系，增加创新创业课程比例。一是开设创新教育为主的课程，如创新实践与科研培训、生物医学工程综合实验等课程。二是开设创业教育为主的课程，如创新创业理论与实践，包括创新创业理论、实践和产业化课程。通过该课程学习，使学生熟悉科研创新、创新创业实践和产业化的相关理论、方法及流程。在创新创业课程内容安排上，侧重传授使学生解决工程实际或医学问题的方法，注重经典案例的经验分享，侧重介绍创新创业实践的经典案例，使学

生熟悉创新创业的整个流程、分享成功经验；而产业化课程则重点介绍项目产业化的典型案例，使学生熟悉产业化流程和分享创业经验。

③开展创新创业训练与实践。多途径开展以大创项目、创业项目及创新创业竞赛为载体的创新创业训练与实践，作为培养学生创新创业能力的主要途径。一是以大创项目、创业项目为主要抓手，学生创新创业小组首先通过查阅相关文献提出解决实际问题的初步选题，在导师指导下确定符合要求的选题并设计实验方案，撰写项目申报书；然后在导师指导下在创新创业实训平台自主开展科研训练，并遴选部分有市场开发前景的项目作为创业项目，在导师指导下开展创新创业实践，具有良好市场前景、有阶段性成果的项目则转入孵化器进行孵化应用。二是组织开展各级创新创业大赛，以赛代训、以赛促学。如举办校级创新创业大赛和电子设计大赛，选送优秀作品参加全国和省级大学生"挑战杯""互联网＋"创新创业大赛、电子设计大赛等。通过学科竞赛的历练，激发学生参与创新创业的热情，培养创新精神、创业意识、创新实践能力和团队协作能力。

3. 专业育人成效

（1）秉持新时代南山风格，生物医学工程专业逐渐形成特色与优势。

一是专业构建了以医学优势学科为依托的医工融合式人才培养体系。依托呼吸疾病国家重点实验室、临床医学国家重点学科等高水平实践平台，以临床需求为导向、岗位胜任力为培养目标，聚焦呼吸疾病、肿瘤防治等相关医疗器械研发及应用，发挥医学及工科师资优势，构建了与培养目标相匹配的课程体系，培育掌握医学基础知识、具有医疗器械研发能力的创新型工科人才。

二是专业建立了"校企医孵"四方协同育人新模式。以综合素质培养为核心，构建了学校、企业、医院、孵化器四方协同育人平台，打通"专业知识—工程实践—临床应用—产业转化"新工科全链条育人路径，通过"三协同"（协同打造创新创业实训平台、协同组建教学团队、协同指导学生开展创新创业训练与实践）、"三尽早"（支持和鼓励学生尽早进实验室、尽早开展科研训练、尽早开展社会实践）和"四结合"（创新创业课程教育与大创项目相结合、大创项目与行业需求相结合、大创项目与系列创新实践相结合、大创项目与创业实践相结合）模式，着力培养学生的创新创业综合能力。

（2）专业育人成效显著。

2016—2021年，学生在各类学科技能竞赛、大学生创新创业大赛中获国家级奖项 25 项，省级奖项 81 项，校级奖项 15 项；获体育类竞赛国家级奖项 9 项，省级奖项 41 项。获得大学生创新创业训练计划及大学生实验室开放项目国家级立项 35 项，省级立项 73 项，校级立项 96 项，院级立项 62 项。发表论文 79 篇；申请专利 53 件，其中 22 件获得授权。在创新创业方面，学生通过大创项目、创业项目，开发样品、样机 15 个。学生参与市场转化应用项目 3 项，其中，"系列创新包皮手术器械研制"转化项目获得广州番禺区政府项目资金支持；"婴幼儿纸尿裤及其护肤沐浴用品的草本抑菌功能化开发"项目已开发出"夜啦菟抑菌纸尿裤""夜啦菟婴幼儿洗衣液""夜啦菟痱子粉"3 款产品；"针对高性能医用组织补片的熔体电纺三维打印装备研发与应用"项目则开发出"熔体电纺三维打印机"产品，均已顺利投产，产生了良好的社会经济效益。项目研发培养了学生良好的创新创业和工程实践能力。

（3）用人单位对毕业生总体较为满意。

大部分用人单位反映该专业毕业生在工作中能灵活运用专业知识，在专业技术上遇到困难能及时解决，岗位胜任力较高，能够积极高效完成上级安排的任务，注重团队精神，德行优良，对待工作态度严谨。部分用人单位对该专业培养符合社会需求人才在就业观念、竞争意识、心理素质等方面的工作提出几点建议：一是调整就业心态，虚心学习，设定与自身能力相匹配的期望值；二是夯实专业知识，提高专业技能，注重个人综合素质培养；三是加强职业道德思想建设，努力做到爱岗敬业，学会做一行，爱一行。

（九）应用心理学：新时代南山风格引领下的应用心理学专业教育教学改革

广州医科大学应用心理学专业开设于 2004 年，具有硕士学位授权点，截至 2021 年，已为社会培养了 912 名应用心理专业本科毕业生和 12 届医学心理学方向、精神病与精神卫生方向的研究生。应用心理学专业是广东省特色建设专业、校级综合改革试点专业、校级应用型人才培养示范专业，汇集多家直属附属医院、附属脑科医院、广州白云心理医院等丰富的临床医学资源和心理专科资源。专业以"心理学与医学交叉融合"为特色，以培养具有扎实的心理学理论基础及医学专业知识背景的能够从事心理咨询和心理治疗及相关工作的专业人才为目标。实施本科生导师制，在持续不断的科学研究和人才培养实践中，依托悠久的人文积淀和广医大学文化，人才培养取得了丰硕成果。学生综合素质日益提高，在各类创新创业竞赛中斩获奖项的数量不断增加，岗位胜任能力不断提升，成为国内外心理学行业中坚。众多应用心理本科毕业生考入中国名校或国外名校继续深造。

1. 专业人才培养目标

培养适应我国社会主义现代化建设和医疗卫生事业发展需要，德智体美劳全面发展，具有扎实的基本知识、基础理论和基本技能，具有创新精神、创业能力、实践能力和国际视野的高素质人才。毕业生能够胜任医疗机构、学校、社区、政府机关、企业等部门的心理咨询与治疗、心理卫生保健、心理健康教育等相关工作。

2. 育人模式探索

（1）确定以岗位胜任力为导向的应用心理学创新人才培养目标。

对应用心理学专业毕业生的追踪调查发现，随着国家及粤港澳大湾区的快速发展，用人单位对大学生的道德素质、理论基础、专业技能、职业素养等要求日益提高，岗位胜任力较强的毕业生会被优先选择。很多高校培养的应用心理学人才由于缺乏医学教育基础，心理问题和精神疾病的鉴别能力以及心理咨询与治疗能力存在不足。广州医科大学应用心理学专业是广东省内具有心理学与医学交叉融合特色的本科专业。结合学校实际情况，确定了以岗位胜任力为导向的应用心理学创新人才培养目标。

（2）构建创新教育体系，营造创新教育氛围。

①鼓励创新人才培养体系研究。

开展以应用心理学人才培养为主题的学术交流—鼓励教师团队申报创新人才培养研究项目和编写教材—支持教师团队总结应用心理学创新人才培养成果—完善人才培养方案。

②完善课程体系，加强课程建设。

突出医学与心理学交叉课程、医学心理学特色课程设置—加强课程建设、倡导课程思政—加大科研创新、创业训练类和社会实践教学类课程比例—增加分方向课程与心理医学专家讲座。

应用心理学核心课程依据《心理学类教学质量国家标准》进行设置，同时突出医学与心理学交叉课程模块设置，开设了生理基础与脑机制、心理健康—咨询—治疗、临床心理专业拓展三大子模块课程；医学心理学特色方向课程则包括基础医学和临床医学概论、预防医学、临床心理学、精神病学、社区卫生服务等。鼓励教师积极参与课程建设，并在专业教学中融入思想政治教育，帮助应用心理学专业学生树立正确的价值观。加大实验实践类课程比例，通过方向性课程的设置，使学生各取所需，提升其未来的岗位胜任能力。

实践教学中，形成了卫生管理学院应用心理学系和8所直属附属医院的心理科或精神医学科以及广州医科大学附属脑科医院、广州白云心理医院、佛山市妇幼保健院、中小学、幼儿园和社区等实践教学基地之间的良性互动带教机制；开展学校与用人单位的协同育人模式，促进学生心理知识、实践能力的积累和职业素养、学习工作动机的培养。

除日常课程教学外，还邀请校内外80余名知名专家举办系列讲座，内容涵盖医学人文及应用心理学专业和学科发展、国内外心理学学术动态等，作为课程教学的补充来开阔学生视野。

③打造实验实践教学平台。

应用心理学专业的校内实验教学中心面积1 000平方米，拥有9间独立实验室，实验教学设备和仪器价值1 000多万元，2008年被评为广州医科大学实验教学示范中心。在支持师生开展实验教学创新改革、促进创新实验能力培养方面发挥了重要作用。校外创新实践基地近20家，包括直属附属医院的心理科或精神科、心理或脑科专科医院、社区医疗中心、心理咨询中心、中小学校和幼儿园。

通过多年实践，应用心理学实验和实践平台建设申报了1个国家级医学人文素质教育基地，1个省级校内应用心理学实验教学示范中心和1个省级校外实践教学基地，以及1个市级精神疾病临床转化实验创新平台，为学生人文及实践创新能力培养提供坚实硬件保障。

④加强师资培养。

推进"导师制—入临床—学海外"多维度体系建设。在青年教师引进方面，注重应用心理学专业教师的学缘结构建设，保证应用心理学教学中的医学特色。目前，应用心理学专业50%的教师既具有心理学专业背景，又具有临床医学专业背景。50%的教师有海外医学心理学学习进修经历。为促进青年教师快速成长和创新教学意识的培养，配备教龄长、教学优秀的专业导师进行"传帮带"，青年教师的导师团队中既拥有广东省本科高校心理类专业教指委委员，也拥有临床医学类精神医学专业分委员会教指委委员；既拥有心理学专业的广东省南粤优秀教师，也拥有临床心理学"羊城好医生"。在导师的带领下，青年教师迅速成长为学校的"南山人才"及广东省杰出青年医学人才等。

鼓励青年教师"入临床"参与临床心理带教和研究；支持课程负责人聘请附属医院的优秀的临床心理学和精神卫生学教授为学生讲授课程，进行集体备课。支持应用心理学专业教师与附属医院的医生开展科研合作，要求应用心理学专业教师参与心理见习带教。建立教师海外研修制度，选派教师出国学习，营造教师创新教育氛围。

⑤强化创新创业教育。

架构"国际合作办学—联合培养"互通式国际交流平台，有效拓展学生创新视野；构建"启蒙—参与"层递式训练，稳步提高学生创新意识。

应用心理学专业从 2011 年起与美国加州大学旧金山分校、英国巴斯斯巴大学等开展了"2＋2"国际合作办学和联合培养项目，积极探索专业多样化培养模式，提高学生的整体素质和国际创新视野，提升竞争力。每年选送的"2＋2"本科生中，80%的学生毕业后选择继续攻读硕士学位和博士学位，成为应用心理学界的优秀青年学者或心理工作者。

循序渐进培养学生科学创新意识，指导大学生积极参与各级"挑战杯"学术科技作品竞赛和创新训练大赛，鼓励学生参加名校心理学夏令营，强化学生"争创一流"的竞争意识，超过40%的学生参加过国家、省和校级各类大学生创新实践计划项目和竞赛，取得了优异的成绩。

⑥提升社会服务能力。

鼓励学生深入医院、幼儿园、中小学、流浪救助中心、监狱系统、社区开展心理服务和心理知识讲座，撰写与心理健康相关的科普文章，提高大众对心理健康知识的知晓度。为应对新冠肺炎疫情带来的负面情绪，学院联合大学心理咨询中心和精神卫生学院对社会公众提供线上抗疫心理支持服务，广州医科大学成为广东省首批面向社会提供心理服务的 10 所高校之一。利用微信公众号等形式开展疫情心理危机识别、应激心理应对等宣传，同时提供 24 小时心理咨询与援助。为社会公众包括定点收治的患者、外籍留学生和出现焦虑抑郁的中小学生提供电话心理咨询服务 700 多人次，并编写了内部培训教材《新型冠状病毒肺炎常见心理问题与干预》。

3. 专业育人成效

（1）教师培养成效。

聚焦人才培养问题，应用心理学专业教师以突出专业特色和能力培养为核心教育理念。积极开展创新人才培养体系研究，探索解决当前困扰应用心理学专业创新人才培养问题的教育教学体系，获得创新人才培养相关的省市级教育研究项目和教育成果奖 10 项，编写创新教材 11 部。

（2）学生培养成效。

应用心理学专业在校生形成了创先争优的良好学风，超过 40% 的学生积极参与各级"创新创业""挑战杯"等竞赛。2011 年以来，获得国家大创项目 7 项，省级大创项目和其他竞赛项目 29 项。学生的人文和职业素养也不断提升，在国家级体育、英语、文学大赛屡获大奖。本科生在校期间发表专业论文超过 40 篇。

由于重视整合医学院校精神卫生教育资源和开展课程思政与人文素质教育，应用心理学专业学生具有出色的心理问题和精神疾病鉴别能力，具备突出的临床心理咨询与治疗能力以及岗位胜任能力，很多本科毕业生已成为国内外学术精英和行业中坚力量。新冠肺炎疫情期间，该专业学生更受到同行和社会大众的认可和赞誉，收获了媒体报道和官方感谢，毕业生社会美誉度逐年提升。学校通过用人单位对毕业生进行连续跟踪调查显示，应用心理学专业毕业生在分析、解决问题能力，创新意识等方面的指标满意率达到 95% 以上，人才培养质量获得社会认可。

（十）生物技术：新时代南山风格引领——结合生命科学学科特点协同育人

1. 专业人才培养目标

培养适应我国社会主义现代化建设和粤港澳大湾区健康产业发展需要，德智体美劳全面发展，具有扎实的生物技术专业基础知识、基本理论和基本技能，具有人文情怀、国际视野、创新精神、实践能力的应用型和创新型生物技术人才，毕业后能够胜任科学研究、技术创新、管理服务，以及生物医药研发与生产、医学大数据分析、精准化诊疗服务等相关工作。

2. 育人模式探索

（1）塑造人文情怀。

生物技术专业的多门课程协同作用，共同构建全面覆盖、类型丰富、层次递进、相互支撑的课程体系，构成了契合人才培养目标的专业思政，把提升专业内涵与深化课程改革、提升高素质人才培养质量有机结合起来。结合生命科学学科特点及专业特色课程特点，引导学生热爱祖国、热爱集体、热爱专业，坚定中国特色社会主义道路自信、理论自信、制度自信、文化自信，践行社会主义核心价值观。

新生第一学期开设生物技术导论课程，邀请学术界具有丰富的生物或医学专业背景的专家作为主讲教师，引导学生了解生命科学的历史与现状、一览生物技术进展的全貌、领悟生物技术的重要性，初探科学殿堂。通过该课程的学习，学生充分意识到生物技术是一门融合前沿技术和理论的交叉学科，其发展依赖于多个基础学科的进步，应用取决于各领域的最新进展。同时开设了南山风格课程，鼓励新生学习钟院士的"四乐"品格——知足常乐、自得其乐、助人为乐、苦中作乐。在新时代南山风格的引领下，充分强调和发挥专业核心课程的育人功能，激发学生专业学习热情，增强学生认知和传承中华民族文化基因的自觉，强化学生的自强自律精神，寓价值观引导于知识传授和能力培养之中，帮助学生塑造正确的世界观、人生观、价值观。

每学期开学初，生命科学学院党委书记、院长坚持亲自给学生上思想政治教育"第一课"，将南山风格、抗疫精神、广医人精神贯穿人才培养全过程，积极推进课程思政，卓有成效，受到同学们的热烈欢迎。同时，学院定期召开课程思政专题交流会，全面落实教师职业道德规范教育，号召教师在第一课堂中结合授课内容，注意嵌入对学生的思政教育，把"立德树人"作为教育的首要任务，聚焦德育课程一体化建设。具体的思政目标内容如下：第一，引导学生树立正确的学习目标，树立远大的职业理想，做好脚踏实地的职业规划；第二，引导学生树立正确的学术观点，遵守职业道德，养成良好的学术素养和职业素养；第三，引导学生树立大局意识，培养学生集体主义和团队协作精神，弘扬勤俭节约的优良传统，培养学生诚实守信的品格；第四，引导学生树立奉献、服务、敬业的价值观，激发学生的爱国主义情怀，培养学生的创新精神和创业能力。

新冠肺炎疫情发生以来，科研攻关为战胜疫情提供了强大支撑，这离不开我国在生物技术领域的长期积累。生物技术正成为继信息技术之后新一轮科技革命的制高点和产业变革的新引擎。坚持聚焦前沿，坚持需求导向，以研究突破带动产业创新；提升治理能力，有效防控生物安全风险。科技部把生物技术列为国家科技发展的重点，大力支持生物技术及生物产业发展。在生物技术专业课程中实施案例教学，以教师精心设计的与学生日常生活关系密切的生物现象和问题为案例，融入思政元素，在对学生传授生物技术专业知识的同时，对学生进行思想政治教育，这样符合生物技术专业课程特点，有利于激发学生学习兴趣，增进对生物技术专业研究方法的掌握及应用，提高教学质量，达成教学目标。该专业在生物技术前沿、生物技术制药、分子生物学、抗体工程等专业核心课程中以新冠肺炎疫情事件为案例，阐述疫情发生以来，中国的各项生物技术在临床救治及疫苗的研发、药物和检测等方面所取得的重大进展与突破，为疫情防控作出的重要贡献；同时进一步表明，当前生物技术正在加速向环境、资源、健康等方面的应用领域进行渗透，生物技术领域的科技成果对国民经济发挥了积极的推动作用。

尽管如此，我国目前还存在着人才匮乏、自主知识产权过少、产业化能力低等方面的问题，面对新的形势和任务，应以国家目标的战略需求为导向，激发学生的爱国主义情怀、树立学生强国的意志，以自觉行动投入中华民族伟大复兴的奋斗之中。同时，将新时代南山风格融入专业实践教学，对于培养学生的科学精神、科学思维乃至科学世界观等很多方面的素养都有潜移默化、润物无声的作用。这些维度互相补充、互相协调，共同完成实事求是的科学精神、诚信品德、团队精神、爱国情怀、创新精神等多个元素的挖掘和整理，并把这些元素落实到每堂课、每个环节中去，引导学生树立正确的世界观、乐观进取的人生观和积极向上的价值观，进而提升人文素养、升华道德情操。

人类生存、人民健康、社会发展离不开生物学的发展与应用，生物技术专业以生物学发展为育人的生命线，不断创新生物学学科的课程思政改革，将生命观念、健康使命、奉献精神贯穿于生物技术专业各门课程的教学中，成效显著。经过数年的实践，生物技术专业学生考研率显著提升，专业对口高质量就业率明显提高，课程专业教师真正实现了教书与育人的统一，奉行钟南山院士等老一辈科学家实事求是、严谨认真的科学精神，忧国忧民、敢于担当的家国情怀，孜孜不倦、追求卓越的人生态度，也在育人的过程中成为该专业教师本身的精神传承。

（2）提升创新能力。

①探索改革教学模式，让学生成为学习主体。在生物技术专业教学中，尝试采用目标问题导向式教学模式。首先采用学生自主学习、交流提问和相互讨论的方式，组织检查学生对基本问题的掌握情况，总结学生在知识点的掌握中遇到的问题，从而提炼出课程的重点、难点内容，对其进行重点讲解，进而引

入实践问题，加深学生对知识点的理解，同时与学生进行互动，一起探讨拓展问题，讲解生物技术产业线上教学实例。该教学模式有利于学生的特长和个性得到充分表现，学生也可通过沟通来提高自己的创作能力、团队协作能力。

②研究构建自我持续改进的教学体系，加强信息化平台建设。为了切实提高生物技术专业学生的创新能力，首先应规范教学过程，使教学活动能持续符合产业创新需求，由学校、学院、专业组成全方位、全过程、持续改进的教学质量监控机制。通过校教学督导、院教学督导、学生反馈、教师自评等校内循环途径不断改进创新能力培养模式，保证本科教学的正常运行与创新能力培养的持续改进。学校实行校院两级管理模式，完善教学质量监控体系，加强日常与定期相结合的教学质量监控制度建设，建立科学、合理、多样的质量评价标准，健全教学信息反馈系统，构筑有效的教学质量保障体系。建立教学督导管理制度，充分发挥校院教学督导的功能，维护良好的教学秩序，实现创新人才培养目标，推动本科生培养相关工作的不断改进。学校、学院分别制定和修订了一系列完整覆盖本科教学各环节管理的规章制度，并由各职能部门执行、考核，以保证教学过程质量监控机制的有效运行。其主要内容涵盖教材管理、教学研究、教学运行、实践教学、教学质量管理、专业与课程建设以及综合管理等方面。同时，不断拓展教学资源，充分利用互联网信息技术资源，结合生物技术前沿发展动态，为学生提供综合的信息化教学平台，使学生在不断持续改进的教学平台上得到良好的锻炼。

③研究建设专业创新实践教学基地，构建闭环的实践体系。实践教学基地是生物技术专业实践教学质量的基本保障。实践教学是培养学生专业创新能力非常重要的环节。针对生物技术专业的特点，研究探索以"企业—实验—实训—企业"为闭环的实践教学体系，学生首先通过"企业进校园"活动接触企业，然后通过相关专业实验和实训设计，在实验室中训练专业基本实验技能，最后再通过生产实习，学生走进企业在岗轮岗训练，由此培养学生应用知识、设计实验技能以及创新实践的能力。学生可通过实践平台进行科研课题设计、课题研究、新产品开发、生产质量控制。通过闭环实践教学项目的开展，让学生在专业领域所学的知识得到实践和锻炼，同时培养了学生的实践和创新能力，提高专业技能竞争力。

④探讨开展科研创新活动，建设创新实践平台。为了进一步激发学生的学习潜能和兴趣，为学生搭建参与科研创新活动平台，学院组织学生参与各类大

学生科创活动，大一新生入校后即实行导师制管理，给每一个学生分配指导教师，学生在科研、学习和生活上都能接受教师的指导与帮助。此外，通过组织学生撰写毕业论文，参加国家生命科学竞赛、大学生"攀登计划""挑战杯"和学生创业计划竞赛等活动，激发学生参与实践活动的热情，培养学生的创新精神和实践能力。学生在教师的指导下，通过参加科研实践活动，了解本学科的世界最新发展前沿动态，掌握较为先进科学研究的技术手段，使实践教学紧密结合科学发展的前沿，为培养学生理论联系实际的能力尤其是分析问题、解决问题能力和创造能力提供了广阔的空间。

（3）增强实践能力。

生物技术专业非常注重对学生实践能力的培养，在2020版专业人才培养方案中，实践教学学时共计64.5学分，占总学分（180）的37.9%。所有的生物技术专业课程都根据课程内容设置了一定比例的实践学时，以满足人才培养的需求，如细胞生物学含48实践学时、遗传学含24实践学时、微生物学含32实践学时等。为进一步培养学生的自主学习能力、创新能力和沟通能力，该专业在人才培养方案中引入了进阶实验课程体系，分别在第二学期、第五学期和第六学期，设置了生物技术综合实验1、生物技术综合实验2和生物学创新综合实验。课程打破了"教师教、学生学"的传统模式，采用学生提问、查阅、设计和讨论的科研小课题形式来推动，充分体现了"两性一度"的教育理念。在课程训练中，学生不仅可以学到生物化学、分子生物学、细胞工程、抗体工程等专业的前沿技术，也能促进学生培养团队合作、攻坚克难、勇攀科研高峰的精神。

随着移动互联网的普及，线上线下相结合的课堂模式受到广大师生的青睐。如何将实验课程搬到手机上是教师的一大挑战。为此，生命科学学院通过与其他高校、公司合作成立了基础医学虚拟仿真实验教学中心，构建了细胞与分子医学、生物医学工程、医学形态学、病原生物与免疫学、机能学实验等虚拟仿真训练体系。教师可以在平台上建立自己的实验课程，将枯燥的实验流程转化为生动的图片、动画和操作。学生借助手机或电脑登录平台后，仿佛置身于真实的实验室内，需要正确操作相关的实验设备、实验耗材和实验试剂才能够推动实验朝正确方向前进。为了让学生在操作前对相关实验技术有直观的认识，学院实验中心组织多位教师完成了大量视频的拍摄，视频内容包括分子克隆、q-PCR、Western-blot、细胞培养、细胞转染等实验技术。视频对实验目的、原理、操作、结果作了详细的演示与解释，为学生线上自学铺平了道路。

为进一步加强学生的实践能力和创新精神，顺畅衔接学校所学和行业所需，该专业与多家院、校、企合作，建立实习实训实践体系。借助实习体系，学生把在学校所学的理论知识运用到客观实际中去，不仅能拓展知识面，扩大与社会的接触，也能够增加学生在社会竞争中的经验，锻炼和提高自身的能力。为保障实习的顺利开展，该专业与多家医院、企业、科研机构合作共建实习基地，如广州医科大学附属第一医院、广州医科大学附属第二医院、广州医科大学附属第三医院、广州呼吸疾病研究所、普瑞金（深圳）生物技术有限公司、百济神州（北京）生物科技有限公司、广州赛隽生物科技有限公司、丽珠医药集团股份有限公司、广州医科大学附属第六医院（清远人民医院）等。实习基地中，各院校企专家积极参与学生培养活动，通过选修课题、讲座、实习实践、假期活动的设计及整合，全方位提高学生的素质和动手能力。

3. 专业育人成效

（1）教改特色。

落实"以本为本、四个回归"，推进"四新"建设，以人才培养为中心，完善协同育人和实践教学机制，促进科教、产教融合，调整专业定位和人才培养目标，优化课程体系，改进教育教学方法。

①校院、校企协同育人，分班培养。学校与中科院广州生物院成立联合生命科学学院，开设卓越班，以再生医学为方向、科研能力提升为目标，培养具有创新精神和实践能力的高素质生物技术人才；与粤港澳大湾区生物产业公司如百济神州（北京）生物科技有限公司、广州金域医学检验集团股份有限公司等知名企业协同办学，以抗体药研发为方向，培养契合生物医药领域需求的应用型人才。

②多学科交叉融合，优化专业课程体系。医理工交叉融合，调整专业课程并进行模块化设置，完善生命科学体系，突出基础医学特色，增加人工智能、大数据等相关的新工科课程，实现课程的多元化和特色化，推行高阶创新化培养。强化课程思政，实施"三全"育人，坚持院长思政第一课。如生物技术导论等课程，以专业负责人赵金存教授为代表的钟南山院士团队和中科院广州生物院团队将科研成果与技术及时反哺本科教学，培养学生的创新思维能力。以专业核心课程为抓手，遵循"两性一度"标准，打造省级以上线上线下混合式"金课"。

③虚实结合，构建实践教学新体系。依托国家级虚拟仿真实验教学中心和省级实验与实践平台，优化实践模块，强化实践创新能力。第一，优化实验内容，结合虚拟仿真实验，增加综合性、设计性实验项目；第二，创新实践课程，如生物学创新实验、暑期科研训练等；第三，依托导师制，遴选校、院、企中的高水平人才，鼓励学生课外参加教师的科研课题，或参加国家及省级大学生生命科学大赛和教育部大学生创新创业训练计划项目等，培养创新能力；第四，严控毕业论文质量，增加专业实习时间，优选实践基地和带教导师进行为期 40 周的实习，毕业论文经外校专家组成的答辩委员会评审合格以上才可通过。

（2）育人成效。

①学生成果。2017—2020 年，学生获国家级学科竞赛奖 3 项，参加教育部大学生创新创业训练计划项目 11 项，发表论文 10 余篇。毕业生就业率 95% 以上，2020 年首届卓越班考研录取率 60.7%，3 位同学获中国科学院大学首届"臻溪生命科学研究生奖学金优秀新生奖"。

②外部评价。麦可思第三方调查数据显示，2016 届生物技术专业毕业生平均收入居行业中上水平；工作与专业的相关度为 70%；毕业生从事的主要职业为医学及临床试验相关的技术员；对母校教学的满意度为 87%；校友满意度为 91%。用人单位对毕业生的专业知识、职业能力、职业态度等方面较满意。

（十一）儿科学：新时代南山风格引领下促进儿科学专业高质量发展

2016 年，广州医科大学依托广州市妇女儿童医疗中心成立儿科学院，是国内首批拥有儿科学专业的八大院校之一。广州市妇女儿童医疗中心是国家区域儿童医疗中心，是华南地区规模最大的三级甲等妇女儿童医院；拥有国家重点专科 3 个，省级重点专科 7 个，国家级、省级科研平台 11 个，拥有国际标准的百万级生物样本库，开发了具有自主知识产权的出生队列信息管理系统，建立了全世界最大规模之一的妇幼队列研究平台；连续 9 年进入全国百强，其中小儿外科位列全国第二名，小儿内科位列全国第八名。

儿科学院承担博士、硕士、本科等多层次的教学，儿科学专业是广东省一流本科专业建设点，儿科综合医学 PBL 课程是广东省一流本科课程。在新时代南山风格引领下，儿科学院把立德树人作为人才培养的根本任务，为国家特别是粤港澳大湾区培养具有人文情怀、国际视野、创新精神和实践能力的新医科卓越人才，近年来在开展人才培养模式改革方面取得了一定的成绩。

1. 专业人才培养目标

以培养适应我国社会主义现代化建设和医疗卫生事业发展需要的新医科人才为目标，实现学生德智体美劳全面发展，使学生具备扎实的基本知识、基本理论和过硬的专业实践技能，进而成就业务精湛、开拓创新、善于实践、具有国际视野的儿科卓越人才。同时，以新时代南山风格为引领，培养学生勇于担当的家国情怀、实事求是的科学精神、追求卓越的核心价值观。毕业后，学生能够出色胜任儿科临床医疗、预防保健、医学研究等相关工作岗位需求。

2. 育人模式探索

（1）塑造人文情怀。

全面落实立德树人的教育理念，学院院长、教授带头给本科生上理论课，并且每学期院长、书记坚持上思政第一课。把新时代南山风格落实到学生思政课程中，培养学生的家国情怀和责任担当。把思政教育贯穿教学全过程，并强化师德师风建设，开展多学科交流融合，如人文与儿科、预防与儿科等，构建跨学院、跨学科的教学团队。

通过不同形式的课程、讲座等活动，将职业素质及人文教育贯穿教学全过程，注重学生终身学习能力培养。注重学生的职业道德培养，新生入学第一课由院长带领新生进行宣誓。邀请儿科退休老专家杨善存、叶启慈教授亲临儿科学院学生座谈会，通过言传身教提高学生人文素养，加强思想道德建设。

重视学生思想教育，将思想政治教育与学风建设相结合，注重学生人文素质培养，将学生学习与个人社会价值体现相结合，引导学生树立正确的学习目的，端正学习态度，强化使命感。

大力组织开展社区卫生志愿服务活动、三下乡社会实践活动、社区诊断活动、公益献血、广州马拉松医疗志愿者及其他志愿服务活动。通过志愿服务和公益活动，引导学生进一步了解民众需求，了解目前国家基层卫生医疗状况，了解自身专业知识与社会需求之间的差距，了解本专业的社会价值，从而帮助学生树立远大的学习目标，体会职业自豪感，强化社会责任意识和使命感，促进学习热情，进一步营造良好的学习氛围。开展志愿服务活动10余场，参加学生100多人次，如走进老人院、走进公交站、走进小学、走进医院等，获得校级"社会实践先进单位"。

（2）提升创新能力。

①构建新时代新医科卓越儿科人才培养体系。以"一流本科教育行动计划"为指引，参考国内外专业教育质量标准，制定公共卫生、基础医学、信息学等多学科深度融合的课程体系，打造"医＋X"卓越新医科人才。设立大学生国际交流基金，选派学生前往知名高校假期交流、参加国际会议，将国际交流能力作为素质考核指标。

②多种教学模式融合，以新方法促课程建设新发展。突出专业特色，修订人才培养方案，以"儿童生长发育—疾病"为轴线完善专业课程设计，注重内容连续性。增加创新与个性发展平台，学生可以通过选修线上线下国内外课程、高难度科研实践项目等。不断加强现代信息技术与教育教学模式深度融合，形成线上与线下教学相结合，推出了一批线上公开课和微课。引入标准化病人，在医学导论课程开展"病人告知"教学实践；将 LBL 和 PBL 授课模式相结合开展专业基础知识授课；将微课模式下的翻转课堂引入技能教学。

（3）增强实践能力。

强化实践教学质量标准建设，建立岗前培训、入科教学、技能培训、出科考核、毕业考前培训、毕业考等各关口的质量标准建设，要求任课教师或带教老师完善相应的教学大纲、教案、教学手段与方法、考核要求等。

注重学生的课外科研，把课外科研作为培养学生科学素养的重要途径。邀请资深教授开展科研讲座的培训，积极联系院内专家，为学生参与科学科研提供机会和条件。设置全程兼职班主任，每位兼职班主任指导 5～6 名学生，在思想引领、发展生涯规划、学业指导、学术引领、生活关怀等方面给予引导。

3. 专业育人成效

新时代南山风格在广医人心中是具有家国情怀的医者精神，是追求真理、刻苦钻研的科学家精神，激励着莘莘学子努力提高自己的综合素质，坚定医路信心，坚定"做人民的好医生，做生命与健康的守护者"的理想。该专业学生 2018 年就业率 100%，执业医师资格考试通过率 100%，2021 届毕业生考研率 65.63%。

第三节　课程综合改革，立足好课堂

2019 年 10 月 31 日，教育部印发《关于一流本科课程建设的实施意见》（以下简称《实施意见》），提出实施一流本科课程"双万计划"，计划经过三年左右时间，建成一万门左右国家级和一万门左右省级一流本科课程，包括具有高阶性、创新性、挑战度的线上、线下、线上线下混合式、虚拟仿真和社会实践各类型课程。具体任务是建设 3 000 门左右线上"金课"、7 000 门左右线上线下混合式"金课"和线下"金课"、1 000 门左右虚拟仿真"金课"、1 000 门左右社会实践"金课"。全面开展一流本科课程建设，实现管理严起来、课程优起来、教师强起来、学生忙起来、效果实起来，立下教授上课、消灭"水课"、取消"清考"等硬规矩。《实施意见》围绕课程目标导向、提升教师能力、改革教学方法、科学评价学生学习、强化激励机制等提出了 22 项改革举措。

一、学校推动课程质量革命取得新成效

学校深化课程改革，内涵建设进一步加强。"平台 + 模块"课程体系持续优化，内容与时俱进，合理开设早期接触专业课程、整合实验课程、"以器官系统为中心"整合课程、PBL 课程、临床技能学课程、校企协同育人课程等。课程资源不断丰富，建有国家级和省级一流课程 68 门（见表 4 - 5），40 门特色在线开放课程在知名第三方平台上线，新型冠状病毒肺炎防控、肺功能检查等特色课程受到人民网、《人民日报》等权威媒体推荐，智慧化教学获批教育部在线教育研究中心"智慧教学试点"。

表4-5 广州医科大学国家级及省级一流课程

序号	级别	项目类别	项目名称	立项文号
1	国家级	一流本科虚拟课程	基于虚拟标准化病人的病史采集——综合思维训练系统	教高厅函〔2020〕8号
2	国家级	一流本科虚拟课程	科研成果转化的药学虚拟仿真实验教学	教高厅函〔2020〕8号
3	国家级	一流本科线下课程	医学伦理学	教高厅函〔2020〕8号
4	国家级	一流本科线下课程	药理学	教高厅函〔2020〕8号
5	国家级	一流本科线下课程	护理心理学（含心理学基础）	教高厅函〔2020〕8号
6	省级	一流本科线下课程	医学伦理学	粤教高函〔2020〕16号
7	省级	一流本科线下课程	药理学	粤教高函〔2020〕16号
8	省级	一流本科线下课程	急诊医学	粤教高函〔2020〕16号
9	省级	一流本科线下课程	护理心理学	粤教高函〔2020〕16号
10	省级	一流本科线下课程	中医学	粤教高函〔2020〕16号
11	省级	一流本科线下课程	人体解剖学	粤教高函〔2020〕16号
12	省级	一流本科线下课程	卫生应急	粤教高函〔2020〕16号
13	省级	一流本科线下课程	药剂学	粤教高函〔2020〕16号
14	省级	一流本科线下课程	儿科综合医学PBL课程	粤教高函〔2020〕16号
15	省级	一流本科线下课程	卫生毒理学	粤教高函〔2020〕16号
16	省级	一流本科线下课程	临床检验基础学	粤教高函〔2020〕16号
17	省级	一流本科线下课程	影像诊断学	粤教高函〔2020〕16号
18	省级	线上一流课程（精品在线开放课程）	新型冠状病毒肺炎防控	粤教高函〔2020〕16号
19	省级	线上一流课程（精品在线开放课程）	走进肺功能	粤教高函〔2020〕16号
20	省级	线上一流课程（精品在线开放课程）	心血管生理学	粤教高函〔2020〕16号

（续上表）

序号	级别	项目类别	项目名称	立项文号
21	省级	线上一流课程（精品在线开放课程）	医患沟通与调适	粤教高函〔2022〕10 号
22	省级	线上一流课程（精品在线开放课程）	运动科学	粤教高函〔2022〕10 号
23	省级	线上一流课程（系列在线开放课程）	内科学	粤教高函〔2019〕28 号
24	省级	线上一流课程（系列在线开放课程）	儿科学	粤教高函〔2019〕28 号
25	省级	一流本科线上线下混合式课程	药物化学	粤教高函〔2020〕16 号
26	省级	一流本科线上线下混合式课程	组织学与胚胎学	粤教高函〔2020〕16 号
27	省级	一流本科线上线下混合式课程	生理学	粤教高函〔2020〕16 号
28	省级	一流本科线上线下混合式课程	牙体牙髓病学	粤教高函〔2020〕16 号
29	省级	一流本科线上线下混合式课程	药物分析	粤教高函〔2020〕16 号
30	省级	一流本科线上线下混合式课程	社会心理学	粤教高函〔2020〕16 号
31	省级	一流本科线上线下混合式课程	临床血液学检验	粤教高函〔2020〕16 号
32	省级	一流本科线上线下混合式课程	临床微生物学检验	粤教高函〔2020〕16 号
33	省级	一流本科线上线下混合式课程	生物医学材料学	粤教高函〔2022〕10 号

（续上表）

序号	级别	项目类别	项目名称	立项文号
34	省级	一流本科线上线下混合式课程	心血管系统疾病	粤教高函〔2022〕10号
35	省级	一流本科线上线下混合式课程	病理学	粤教高函〔2022〕10号
36	省级	一流本科线上线下混合式课程	有机化学	粤教高函〔2022〕10号
37	省级	一流本科线上线下混合式课程	卫生统计学	粤教高函〔2022〕10号
38	省级	一流本科线上线下混合式课程	计算机基础与应用	粤教高函〔2022〕10号
39	省级	一流本科线上线下混合式课程	医学成像设备与技术	粤教高函〔2022〕10号
40	省级	一流本科线上线下混合式课程	天然药物化学	粤教高函〔2022〕10号
41	省级	一流本科线上线下混合式课程	临床药物治疗学	粤教高函〔2022〕10号
42	省级	一流本科线上线下混合式课程	生物化学	粤教高函〔2022〕10号
43	省级	一流本科线上线下混合式课程	医学心理学	粤教高函〔2022〕10号
44	省级	一流本科线上线下混合式课程	外科护理学（临床实践技能）	粤教高函〔2022〕10号
45	省级	一流本科线上线下混合式课程	麻醉生理学	粤教高函〔2022〕10号
46	省级	一流本科线上线下混合式课程	卫生法学	粤教高函〔2022〕10号

（续上表）

序号	级别	项目类别	项目名称	立项文号
47	省级	一流本科虚拟课程	基于虚拟标准化病人的病史采集——综合思维训练系统	粤教高函〔2020〕16号
48	省级	一流本科虚拟课程	科研成果转化的药学虚拟仿真实验教学	粤教高函〔2020〕16号
49	省级	一流本科线下课程	病理生理学	粤教高函〔2022〕10号
50	省级	一流本科线下课程	机能实验学	粤教高函〔2022〕10号
51	省级	一流本科线下课程	药用植物学	粤教高函〔2022〕10号
52	省级	一流本科线下课程	生物技术综合实验	粤教高函〔2022〕10号
53	省级	一流本科线下课程	环境卫生学	粤教高函〔2022〕10号
54	省级	一流本科线下课程	功能解剖学	粤教高函〔2022〕10号
55	省级	一流本科线下课程	妇产科学	粤教高函〔2022〕10号
56	省级	一流本科线下课程	临床技能学	粤教高函〔2022〕10号
57	省级	一流本科线下课程	五官科学	粤教高函〔2022〕10号
58	省级	一流本科线下课程	大学体育	粤教高函〔2022〕10号
59	省级	一流本科线下课程	儿科学	粤教高函〔2022〕10号
60	省级	一流本科线下课程	护理学基础	粤教高函〔2022〕10号
61	省级	一流本科线下课程	医院管理学	粤教高函〔2022〕10号
62	省级	一流本科社会实践课程	药学社会实践	粤教高函〔2022〕10号
63	省级	一流本科社会实践课程	社会实践	粤教高函〔2022〕10号
64	省级	课程思政示范课程	医学伦理学	粤教高函〔2021〕4号
65	省级	课程思政示范课程	药理学	粤教高函〔2021〕4号
66	省级	课程思政示范课程	内科学	粤教高函〔2021〕4号
67	省级	课程思政示范课程	药事管理学	粤教高函〔2021〕21号
68	省级	课程思政示范课程	临床药理学	粤教高函〔2021〕21号

（一）思政教育课程体系更加完善

积极构建"思政课程"和"课程思政"同向同行的思政教育课程体系。加强马克思主义理论学科建设，强化面向全体学生的马克思主义理论教育，推出一批"思政课程"示范典型；深挖各门课程蕴含的思想政治教育内容，打造了一批"课程思政"示范项目；打造了以广医人精神、南山风格、"抗非"精神为代表的特色育人课程群。持续举办课程思政教师授课竞赛，加大思政教育课程体系研究投入。

（二）课程含金量显著提高

提高课程建设规划性、系统性，建立与人才培养目标相匹配的课程体系；强化医科内部，传统医科和新兴医学，医科与文、理、工等学科的交叉融合，开设相关整合式课程模块；构建完善的体育美育劳育课程体系；丰富线上线下课程资源，创新课程内容，合理增加课程难度；建立课程负责人制度，健全课程评估制度。以教育部一流本科课程"双万计划"为契机，加强一流课程内涵建设，打造一批国家级和省级一流本科课程。推进与课程紧密融合的教材建设，多途径支持吸引优秀人才参与教材编写，建设出版一批学术理论有创新、适应学校教育教学改革的特色优质教材和新形态教材。

（三）品质课堂建设有序推进

积极推进线上与线下、理论与实践、课内与课外、虚拟与现实有机衔接的混合式教学模式深度融合。深入推广小班化、翻转课堂、启发式、探究式、互动式、项目式、案例式等新形态深度学习方法。打造融通、共享、互动、互助的自主学习空间，引导学生主动学习、刻苦学习、深度学习；加强课堂管理，强化教师教学主体责任和学生学习主要任务，严管、严抓教学秩序；完善学生学习过程监测、评估与反馈机制。

二、坚持质量优先打造一流本科课程体系

（一）着力建设一流课程

依托各级"本科教学质量与教学改革工程"，实施一流课程建设计划，以专业基础课程和专业核心课程为重点，以"两性一度"（高阶性、创新性和挑战度）为标准，着力提升改造现有课程或根据需要新建课程，打造一批含线下课程、线上课程、线上线下混合式课程、虚拟仿真实验教学项目和社会实践课程这五类课程的一流课程。并以加入粤港澳大湾区高校在线开放课程联盟为契机，利用学校相关学科专业优势，以慕课建设为切入点，与湾区高校共建一流课程。同时，依托学校网络学习平台"e 学中心"，建设一批优质 SPOC 课程（小规模限制性在线课程）。

（二）优化课程体系

立足经济社会发展需求和人才培养目标，优化公共课、专业基础课和专业课比例结构，加强课程体系整体设计，提高课程建设规划性、系统性，避免随意化、碎片化。完善实践课程体系，构建由实验见习、实习实训、毕业论文/设计、社会实践、学科竞赛、创新创业训练六大内容组成的，实操与虚拟模拟、课内与课外、分散与集中实践、学习与竞赛四结合的多层次、立体化、开放性的实践教学体系。

（三）加强课程整合与跨学科课程建设

根据专业人才培养定位，合理设置模块课程，整合课程内容，减少课程间的重复，保证学生掌握专业的核心知识体系，形成专业核心素养。贯彻新医科从治疗为主到兼具预防治疗、康养的生命健康全周期医学的新理念，全面整合精准医学、转化医学、智能医学等新领域，将传统医学与机器人、人工智能、大数据等进行融合，及时将"互联网＋健康医疗""人工智能＋健康治疗"等医学领域最新知识、最新技术、最新方法更新到教学内容中，促进医、工、理、文等多学科交叉融通，开设跨学科交叉课程。

（四）编写特色教材

加强教材规划建设，鼓励优势特色学科和专业充分论证，主编、副主编一批医学类及医学相关专业类的特色教材，鼓励和动员资深教授积极推荐优秀年轻教师参与国内其他规划教材的编写。

（五）持续开展课程评价与评估

建立健全课程负责人制度，强化课程建设主体责任意识，以课程建设的"源头"——新课程申报为着力点，规范新开课程的教学大纲和新课审批流程，提高课程建设质量。通过开展课程常规评价和不定期评估，淘汰层次低、内容旧、评价差的"水课"，促进教师主动转变教育教学理念，更新教育教学内容，改进教育教学方法，激发学生求知欲，提升自主学习能力。促使师生共同敬畏课堂，合理提升学业挑战度、增加课程难度、拓展课程深度，打造有深度、有难度、有挑战度的"金课"。

三、课程建设改革探索

（一）医学伦理学课程

在新时代南山风格的引领下，医学伦理学课程围绕学校的办学定位，积极探索德术兼修、医文相融的医学人文教育教学改革。

1. 人才培养目标

医学伦理学课程适用对象为医学类各专业及医学相关专业的本科生。作为一门公共基础课，它的目标是培养医学生的人文情怀，它是强化人文素质教育的重要内容，是实现医学教育与人文教育有机结合的重要纽带。

在新时代南山风格的引领下，医学伦理学课程培养学生正确的职业价值，包括：追求卓越、利他主义、责任感、同理心、共情、负责、诚实、正直以及严谨的科学态度；在维护职业价值和伦理准则的同时，适应变化中的疾病谱、医疗实践条件和需求，医学信息技术发展，科技进步，卫生保健组织体系变化的能力；运用沟通技巧，有效地加强口头和书面表达的能力。

2. 新时代南山风格引领下"三式三合三体系"的育人举措

医学伦理学课程内容模块实施专题授课，形成了理论讲授—榜样示范拓展阅读—实践训练—线上激发的"显隐结合"教学模式。在新时代南山风格引领下，以精神熏陶浸润式、课程思政融入式、实践锻炼感悟式三条路径塑造学生人文情怀，以课程设置整合、教学手段综合、科研教学融合三种方式提升学生创新能力，以进阶实验课程体系、虚拟仿真训练体系、实习实训实践体系三个体系增强学生实践能力，探索构建了"三式三合三体系"的育人模式，着力培养健康中国需要的社会主义建设者和接班人。

医学伦理学是一门公共基础课，以教学内容改革为突破口，以教材建设为抓手，通过显性教学与隐性教学的有机结合，强化医学生的"三观"教育，弘扬社会主义核心价值观，树立生命至上、人文关怀的理念，增强医学生正确的价值判断及与患者沟通的能力。

课程采用 PBL 教学和案例讨论等教学方法，详细阐述了目前医学研究和发展中遇到的伦理问题与挑战。通过理论教学让医学生了解"科学技术是事实判断，回答能不能做的问题；伦理审查是价值判断，回答该不该做的问题；法律是最低界限，解决的是准不准做的问题"的基本观点。以人文情怀看待医学概念，通过案例讨论增强学生的体悟：医学是自然科学与人文社会科学的统一，是技术、人文、艺术的统一。成为医学大家要具备有温度的人文情怀与伦理素养的四个维度：流淌在血液中的仁爱之心、敬畏生命珍重健康的职业能力、防微杜渐守住底线的道德情操、维护尊严受自由的价值取向。

在增强实践能力方面，医学伦理学课程将医学伦理学的一般理论与具体的医德传统、典型案例、社会热点、当代医学科技发展的特点等结合起来，将老校长钟南山院士等榜样人物的真实案例、在抗击新冠肺炎疫情过程中出现的感人事迹等融入课程教学之中。

为此，教学团队编写并出版了《中华传统医德思想导读》《医学伦理学案例 100 例》等教辅材料；邀请参加抗疫一线的医务人员讲授抗疫故事，通过 PBL 教学、案例分析、临床模拟、角色扮演、小组辩论等教学方法改革，激发学生的学习兴趣。同时，还充分利用速课等在线平台进行随堂测试、头脑风暴等活动，增加学生的参与意识，贯彻以学生为中心的教学理念；开设了新学期"思政第一课"速课平台，邀请医院院长等结合医学专业知识开展思政教育，并获得了在线教学案例一等奖，目前已有 7 000 多名本科生在该平台参加学习。

此外，结合学校开展的器官系统教学，参与将医学伦理学教学内容融入基础医学、临床医学教学之中的医文整合教学改革并完成了教学讲义的编写。利用学校建立的"抗非"纪念馆、生命伦理教育馆以及临床医院、校园文化平台等，强化实践教学和隐性教学，巩固课堂显性教学之所学。

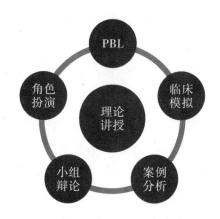

图 4 – 11　医学伦理学理论讲授模式

3. 医学伦理学课程的主要教改特色和育人成效

医学伦理学课程先后被评为广州市重点课程、广东省重点课程、广东省优秀课程、广东省精品课程、广东省精品视频公开课、广东省优质资源共享课、广东省课程思政建设改革示范课、国家级一流本科课程等，获得了国家级教学成果二等奖；所在学科先后被评为广东省扶持学科、广州市重点学科、广州市属高校首批学术创新研究团队、广东省教学创新团队等。

（1）以教材建设为突破口，将南山风格融入教材，主编出版了多部国家级规划教材且获得国家级教学成果奖励。

长期以来，学校坚持以教学内容改革为突破口，加强医学伦理学教材建设，并将医疗卫生改革中的伦理问题、健康责任与健康权利问题、社会主义核心价值观等内容融入教材之中。该课程团队教师先后主编了"十一五""十二五""十三五""十四五"国家级《医学伦理学》及《护理伦理学》规划教材，刘俊荣教授为国家医师资格考试指导用书《医学人文概要》（含医学伦理学）的副主编。团队所主编的系列教材曾获广东省优秀教学成果一等奖（2001）、国家级教学成果二等奖（2002）。

（2）以"精神熏陶，全员育人"为模式，实现了课程思政显性教学与隐性教学的有机结合。

在狠抓医学伦理学课堂教学的同时，还开展了多渠道、多形式的医学伦理学隐性课程教学。如聘请钟南山院士为学生授课、开讲座，建立"抗非"纪念馆、生命伦理教育馆、校史馆等并制作讲解视频上传至速课多媒体平台，充分将广医大学精神、南山风格、"抗非"精神等结合起来，形成了"精神熏陶，全员育人"的医学人文素质教育模式，并被评为全国高校医学人文素质教育基地等。

（3）以教学内容改革为抓手，构建了医学伦理教育与医学人文教育有机结合的集群式教学模式。

将医学伦理学教育作为医学专业教育与人文教育的纽带，在医学伦理学教学内容中融入人文教育。如将社会主义核心价值观、新时代卫生职业精神、健康中国战略与健康责任等人文内容融入教学之中。此外，还在呼吸系统中融入自愿放弃治疗的伦理问题、在传染病教学中融入传染病防治的伦理问题等，积极开展医学与人文整合教学模式的探讨。

（4）以线上教育平台建设为教学改革创新点，开创了医学伦理教育线上线下同步的创新实践。

利用速课技术平台开发了内容丰富、功能强大的速课多媒体学习平台。该平台不仅包括学校医学伦理学、医患关系等精品课程视频，还包括广州医科大学"'抗非'纪念馆""生命伦理教育馆""感动中国人物：钟南山"等人文医学情境教学视频，还经授权纳入了山东大学、西安交通大学等已上传中国大学 MOOC（慕课）、智慧树等平台的课程资源。而且，还整理链接了资源库和 50 多部人文医学电影等。平台中的教学视频共计 2 300 多个，时长超过 600 个小时，已成为全国人文医学视频容量最大的平台之一，医学伦理学课程也被评为"速课网"精品课程。截至 2021 年 3 月 23 日，全国已有 20 多所高校使用，登录学习人数达 140 928 人。

（5）打造完善的学术研究平台，实现了医学伦理教育教研相长模式。

高等学校医学人文素质教育基地、国家医学考试中心医学人文试题开发基地、广东省医学伦理学研究中心、广州医学伦理学重点研究基地等，均挂靠在该课程所在团队。学校还协办有国内唯一的医学伦理学刊物《中国医学伦理学》杂志，建立了国内第一家"中国医师人文医学执业技能培训基地"等。

（6）注重教研团队建设，形成了广泛的国内学术影响力。

团队获得多项国家级荣誉和成果，如获国家级教学成果二等奖、获批教育部高等学校医学人文素质教育基地、担任国家"十二五"规划教材《医学伦理学》主编、担任国家"十三五""十四五"规划教材《护理伦理学》主编、获全国医学人文杯优秀学科建设奖等。先后主办了一系列国家级学术会议，如第二届全国生命伦理学术年会、全国医学人文与临床结合研讨会、全国医学伦理学教育教学研讨会等，并获得了国家级学会"全国医学人文杯优秀学科建设奖"、纪念中国医学伦理学暨生命伦理学研究 30 周年"学科突出贡献奖"、"构建医患命运共同体共享美好医患关系"创新团队奖和最佳传播奖等奖励。

（二）护理心理学课程

为适应生物—心理—社会医学模式及身—心整体护理模式对高级护理人才的要求，学校护理学专业于 1995 年开设护理心理学课程，教授护理学专业学生实施心理护理所需的知识和技能，这对造就职业心理素质优、善关怀的护理人才，具有重要支撑作用。历经 20 多年的不懈努力，该课程现为本科护理学专业必修课，2021 年护理心理学（含心理学基础）课程入选首批国家级一流本科线下课程及省级线下一流课程。该课程对造就护理学专业学生健全的人格、优秀的心理素质、掌握患者的心理问题及干预方法发挥了重要作用。在教学实践过程中，针对忽视价值引领、人文关怀及护士职业心理素质的培养；护理心理学理论知识抽象，心理干预技术复杂，学生识别和解决患者心理问题的能力不足；课程资源不够丰富，难以满足学生自主学习的需求等问题，教学团队不断探索，勇于创新。

1. 秉承立德树人、以学生为中心，基于 OBE 理念创新教学目标

依据护理学的核心理念——仁爱和关怀，毕业生需具备仁心仁术。课程团队在学情分析、多年教学经验总结、文献研究及毕业生素质及能力调查的基础上，以立德树人为根本任务，以学生发展为中心，以 OBE 理念和积极心理学为指导，重新设定课程目标，使其与人才培养目标高度契合。

表4-6　护理心理学课程目标

素质目标	知识目标	能力目标
1. 树立以病人为中心的理念，善关怀、有同理心和爱心 2. 培养健全的人格、优秀的职业心理素质，身心健康	1. 掌握普通心理学基础理论、基本知识 2. 掌握心理应激、心身疾病、心理评估、心理干预的基本知识 3. 掌握病人共性心理问题、特异性心理问题及心理护理的基本知识 4. 掌握护士心理健康维护的基本知识	1. 有良好的人文关怀、应对压力与挫折的能力 2. 能够应用心理评估、心理护理基本技术 3. 有较强的自主学习、解决问题、团队合作能力及创新精神

2. 创新课程设计，更新教学内容

传统教学中，未能充分体现以学生为中心的理念，教材内容更新速度慢，授课内容滞后于学科进展及学生求知的需求。在深入调研的基础上，教学团队以立德树人为根本任务，坚持以学生发展为中心，以积极心理学和OBE理念为指导，构建了基于积极心理学+OBE理念、以学生为中心的护理心理学（含心理学基础）课程体系，更新教学内容，课程挑战度大幅提升。课程总学时为42学时，课程目标与人才培养目标高度契合，教学内容紧贴临床心理护理和生活实际，及时传授新知识、新理论和心理护理干预新技术，还结合新冠肺炎患者的心理问题，研讨心理干预方案，助力学生学以致用，保证了课程目标的达成，满足了学生个性化学习的需要。

表4-7　三阶段四模块护理心理学课程体系

阶段	模块/学时	教学问题	目标	创新内容
初阶	模块1 护理心理学基础知识 16学时	心理学理论抽象且难理解；积极心理品质塑造难度大	理解心理学理论、心理现象、心理过程及人格的理论知识；塑造积极心理品质	以案例教学助力理解抽象理论；引入积极心理学内容：自我效能、乐观、希望、积极情绪、主观幸福感

（续上表）

阶段	模块/学时	教学问题	目标	创新内容
中阶	模块2 护理心理评估及干预技术 12学时	教材内容滞后于学科新进展；年幼及认知障碍者的情绪变化难以准确评估；难以达到深度放松状态	掌握护理心理评估及干预的新技术；掌握身心放松的实用方法	增加音乐疗法、正念心理干预，引入情绪手环、人工智能；介绍生物反馈、虚拟现实技术在心理干预中的应用
高阶	模块3 患者心理问题及心理护理 12学时	难以准确识别、解决患者心理问题	准确识别患者心理问题；提供个性化的心理护理	患者共性及特异性心理护理方案；新冠肺炎患者的心理问题及干预方法
高阶	模块4 护士心理健康维护 2学时	在工作压力大、职业风险高的特殊环境下如何保持身心健康、忠于职守，学生难以理解	能识别自身心理问题、提高心理韧性；保持身心健康及职业忠诚度	课程思政，积极心理技术、心理干预技术的综合应用

3. 创新教学方法

传统教学模式大多以教师为中心，采用填鸭式教学方式，学生被动学习，师生互动少，学生自主学习能力薄弱。我们秉承"教师为主导、学生为主体"的理念，教师角色定位从过去学习资源的提供者转为学生学习的引导者、学习资源的选择者和组织者，将先进互动的教学形式和个性化探究性方式融入教学，优化教学设计，全面实施互动式、启发式、分组讨论等教学方法，培养学生发现、分析及解决问题的能力，孕育创新精神。

针对教育信息化技术在教学中应用不足等痛点，该课程采用了基于超星学习通的翻转课堂加PBL教学方法。学习通是一款教学互动软件，利用平台上的各项教学功能，并融合传统教学，可用于线上线下混合式教学；授课教师课前三天在学习通上发布PBL案例、学习目标、学习任务以及相关拓展资料，开课前两分钟用学习通签到，课中可查阅相关资料，下课前在学习通上发起学生讨论，了解他们的学习难点及盲点，运用学科的基本概念和原理，借用多种资源、工具和技术，通过调查、观察、探究、交流、展示、分享等方式开展实践探究活动，让学生化被动学习为主动学习，极大调动了学生自主学习的积极性，通过学生的自主探究与合作来解决问题，从而让学生学习隐含在问题背后的科学知识，培养学生解决问题的能力及创新精神。

针对过去该课程重理论轻实践、实验教学体系亟待完善、实验室建设投入不足等问题，学校加大经费投入，建设了全新的护理心理学实验室，配有电脑、音乐治疗系统、心理减压系统、生物治疗反馈系统、PowerLab 数据采集仪及沙盘用具等，可进行沉浸式和互动体验式的实践学习活动。

4. 创新教学评价方法

针对课程教学评价方法单一的问题，该课程开展全学程评价，构建了形成性评价与终结性评价相结合，学生自评、互评与教师评价相结合的课程评价体系，采用期末闭卷理论考试、实验报告、论文、模拟临床场景、综合实践能力考核、学习行为观察与反馈等多种评价方式，提高了评价的科学性，提升了学生的自主学习能力；及时向学生反馈评价结果，关注学生学习中的难点与不足，提高学习效果。

表4-8　评价形式多元化的全学程评价

评价方法	比例	评价主体	评价形式及具体实施
形成性评价	50%	学生自评	自我反思、讨论（2.5%）
		学生互评	反思、讨论（2.5%）
		教师评价	学习行为观察及反馈（10%）
			实验报告（10%）
			论文（50%）
		综合能力评价	模拟临床场景综合实践能力考核（25%）
终结性评价	50%	理论考试	期末闭卷理论考试（百分制）

5. 巧妙实施课程思政

针对传统教学中忽视课程思政、学生人格、人文素养、价值观、创新能力培养的问题，该课程将思政元素巧妙融入教学各个环节。

（1）强化教师"思政育人"的意识。

组织教学团队学习习近平新时代中国特色社会主义思想及党的教育方针政策，提高教师政治理论水平，强化教师育人责任意识，激励教师修身立德、正己化人，做"四有"好教师。

（2）提高学生"思政学习"意识。

结合护理学专业实际，从学生的兴趣点出发，在该课程中结合社会热点话题，融入思政教育；在课外借助新媒体（QQ 群、微信群、公共邮箱、微助教平台等），教师实时与学生交流，正确引导学生的言行，激发其思政学习的积极性和主动性。

（3）做好顶层设计，将课程思政教学目标、教学路径融入课程教学方案中。

挖掘课程中蕴含的思政教育元素，将课程教学内容与中国特色社会主义思想教育、社会主义核心价值观教育、职业道德教育、抗疫精神教育、创新精神培养有机结合，帮助学生树立正确的三观，成为德才兼备的接班人。

（4）将课程思政融入教学评价之中。

在考试内容、平时作业、技能考核中融入思政元素，如在学习评价中，将"人文关怀能力""同理心""职业道德"作为重要评价指标；利用学习通虚拟班级群布置作业、辅导答疑、课后交流，关注学生学习体验及思想状况；课堂中引导学生自评、互评，通过学习通将学生的感受投屏分享，引发学生思想及情感的共鸣，让"冷冰冰"的评价"暖起来"。

（三）药理学课程

药理学主要研究药物与机体相互作用及其规律，是临床医学专业学生二年级下学期的一门专业基础课，是联系基础医学与临床医学的一门重要桥梁学科。基于学校"成为高水平教学研究型医科大学"的办学定位和"德术兼修，医文相融，师生为本"的办学理念，为深入贯彻落实习近平总书记关于教育的重要论述和全国教育大会精神，把思想政治教育贯穿于临床医学等专业的人才培养体系，全面推进药理学的课程思政建设，发挥好药理学课程的育人作用。

深度挖掘提炼该课程中所蕴含的思想价值和精神内涵，特别是学校特色的新时代南山风格，并根据课程建设基础和学情特点，思考教学中存在的痛点问题和解决痛点问题的举措，采用"学生为中心、教师为主导、教医协同"的教育理念，主要从教学内容和教学设计等方面进行创新型改革，科学合理拓展了药理学课程的温度、广度和深度，为培养新医科人才打下坚实的药理学相关的知识、能力和素质基础，不断提升学生的知识和能力水平，提高教师的教学水平。

1. **课程改革的基础**

（1）政策、资源和学科平台保障。

学校贯彻落实全国教育大会精神和《中国教育现代化2035》，落实"以本为本、四个回归"要求，引导教师潜心教书育人，推动教学创新，教务处、教师教学发展中心和所在学院大力支持；团队主编的全国高等医药院校规划教材《药理学（案例版）》利于开展病例讨论；药理学课程也已完善校内超星云课程线上平台资源，并初步建成"学堂在线"国际版在线开放课程（中英版），利于开展线上线下混合模式教学；教室电脑配备腾讯会议利于与医生在线交流与互动。

药理学为广东省重点学科，所在学院乃广东省重点实验室，并依托学校国家级呼吸疾病重点实验室，获批国家级科研成果转化的虚拟仿真实验教学项目，为开展科教融合提供有力支撑；学校具有多家附属医院，利于课程开展"教"与"医"的基础与临床共建，可体现"教医协同"，并让学生通过连线方式提前走进临床，体验"早临床、多临床、反复临床"的理论和实践相结合的训练。

（2）课程建设基础。

药理学教学团队组建于1958年，2007年建设合理用药专题学习网站；药理学课程2008年入选广州市双语教学示范课程，2009年入选广州市精品课程；2015年团队获省级药理学教学团队；2016年建成国家级基础医学虚拟仿真实验教学中心；2017年药理学课程融入"南山班"器官系统课程整合改革；2018年团队获评学校黄大年式教师团队；2018年获批国家级科研成果转化的药学虚拟仿真实验项目；2020年获批国家一流本科课程（线下课程）、广东省一流课程和广东省课程思政建设改革示范项目—示范课程。药理学课程的稳步建设历程与良好发展势头，为教学创新改革夯实了基础。

2. **课程改革的目标**

要求学生在学习该课程后实现以下目标：

①知识目标：明确研究药物与机体（包括病原体）的相互作用及其规律，掌握该课程的基本理论、基本知识和基本技能，并学会指导用药、问病荐药、健康教育，不仅能够胜任基本的临床医疗、预防保健，为将来学习内外科学等临床课程打下坚实的药物治疗基础，还要关注临床难题的最新研究进展，学会从事一定的医学研究，不断利用新观念和新技术等攻克多种疾病的难关。

②能力目标：注重德术兼修，坚持立德树人。通过学习药理学，具备基本

用药的实践能力、科学分析临床难题、解决疑难杂症的创新能力，以及探讨一些发病机制未明确的疾病和药物作用机制不明的药物最新研究进展的基本科研思维能力。

③素质目标：无恒德者不可以行医。对三年级正在学习药理学的临床医学专业学生来说，必须具备过硬的政治素质、高尚的道德素质、良好的身心素质，才能胜任药理学这个知识繁杂、联系基础与临床的桥梁性重要学科，为将来临床正确用药、治病救人，为成为真正的医生做好充分准备。

④课程思政目标：在传授药理学理论知识的同时，能够通过案例穿插式、隐性渗透式等方式，自然地融入相关思政内容，引导学生通过学习药理学各章内容相关的思政知识，特别是结合学校特色如广医人精神和新时代南山风格等，树立正确的人生观、价值观和世界观，具备人文情怀、家国情怀等，为国家和人民作出医学生乃至医务工作者应有的贡献，勇担救死扶伤的使命。

3. 教学创新设计与方法

（1）创新思路。

①以学校特色思政案例为抓手，深入挖掘其他相关思政元素。在学习 ACE 抑制药的第一个代表药是从蛇毒血清提取的内容时，自然引入教研室前辈赵延德教授与心血管药物 ACE 抑制药有关的蛇毒研究，启发学生思考药物靶点的"艰苦创业、脚踏实地、开拓进取"的广医人精神，做好传承创新的追梦人；并引入新冠肺炎病毒靶点也是 ACE 的抑制药相关的 ACE2 这一相关知识，启迪科研思维，并学习钟南山院士团队在新冠肺炎疫情期间为国家战胜疫情而作出突出贡献的新时代南山风格、抗疫精神。当然其他章节很多药物发现的历史等方面也可挖掘出相应的典型思政案例，借这些典型思政案例来引导学生学习前辈们的家国情怀和不断开拓进取的创新精神，使药理学课程切实成为集思政元素与专业内容为一体的精品思政课程，解决忽略人格、素质的培养和价值观塑造的痛点问题。

②以自编国家级规划教材为依托，突出学生主体，培养学生自主学习能力。理论课上我们以学生为中心（详见教学设计过程），实行学生汇报的翻转课堂、课堂初测和课堂小测，真正体现了课堂活起来、学生忙起来的创新理念，培养了学生的自主学习能力，当堂测试也增加了评价的难度和挑战度；而将讨论课和虚拟课进行虚实结合，以我们主编的全国高等医学院校规划教材《药理学（案例版）》中的内容为素材，分别开展立体式讨论课的学习，也突

出了以学生为中心的教育理念，打破了满堂灌的教学模式，解决了药物的临床应用方面与临床实践脱节的痛点。

③依托学校国家级虚拟仿真实验教学项目，进行科教融合，培养学生开拓创新能力和科研思维能力等。本团队课程负责人提出的"他汀类药物通过抗氧化作用机制发挥其心脏保护作用"获批科研成果转化的国家级虚拟仿真实验项目，在课堂上传授相关内容时将该科研成果引入，也可将教师自己的科研进展等引入课堂，结合课堂知识让学生课堂和课后独立思考提出问题，调动学生的学习积极性，激发学生的批判思维能力，积极进行自主科研，培养突破临床上遇到的医学难题的开拓创新能力和科学思维能力，体现了挑战度，也解决了药物的临床应用方面与前沿研究进展脱节的痛点问题。

④通过"案例＋视频连线医生"的模式，实现"教医协同"，推出基础与临床共建理念，提高学生的临床思维能力。该教学设计通过集体备课联系、邀请专业的临床医生参与课堂案例讨论，使学生在学习了基本的药理知识后，能迅速获取临床上最新的药物应用知识，最大化提高学生对临床用药的理解，激发学生学习的积极性。一是体现了"教医协同"，让学生体验"早临床、多临床、反复临床"的理论和实践相结合的训练，同时形成了"互联网＋医学教育"的教学新形态，结合腾讯会议等现代信息技术，在疫情长期持续的新时代背景下采用这种推动医学生教育质量和教学水平的新手段，解决了药理教学中教师讲授药理理论不够自信，特别是药物临床应用可能与目前的临床实际脱节的痛点，也解决了传统的授课过程、授课方式陈旧，学生学习缺乏主动性的痛点。

（2）教学设计与方法的创新举措。

在教学内容重构方面，修改重构教学大纲，包括思政融合课程、科教融合课堂以及案例素材的完善等。

在教学过程与方法的创新方面，包括理论课上的翻转课堂、"案例＋视频连线医生"的模式，实验课结合虚拟仿真实验，讨论课、理论课结合自主学习课等进行教学创新设计。

①理论课：两节课的课堂，主要采取课前、课中、课后的教学过程，充分展现"学生为中心"，进行线下为主线上为辅的混合模式教学。以心血管药理学 ACEI 第一节课为例，具体设计如图 4－12 所示；第二节课将由教师发布临床案例并通过腾讯会议软件远程连线临床医生，学生们就案例进行讨论，医生就学生的讨论结果进行点评，然后学生可自由向医生提问本堂课相关的药物在

临床应用情况及注意事项，或者有无不同之处，或者结合最新研究进展请教医生在临床应用时关于对最新进展的看法。

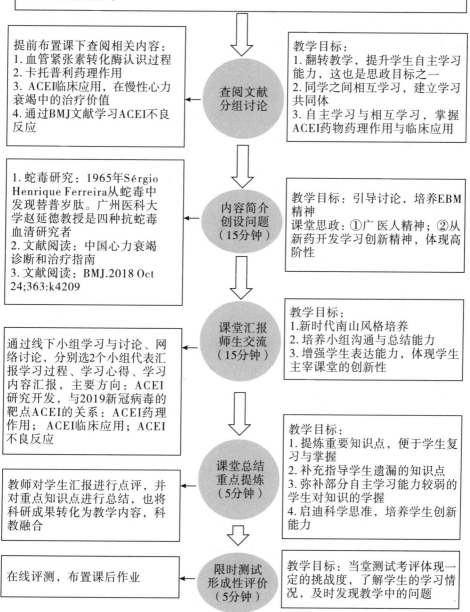

图4-12 心血管药理学 ACEI 第一节课教学设计

②讨论课：以团队主编的国家级教材《药理学（案例版）》为素材，教师提前把讨论课案例发给学生，学生可在课下分组讨论，做好记录，课堂上选小组代表汇报，其他同学提问、小组讨论，教师作为主持人引导讨论过程和课堂小结，要求学生掌握当次案例课相关的基本知识，培养学生主动参与课前查文献，课堂讨论、汇报的学习能力，以及综合运用能力、小组协作能力等。考核评价方式：学委、班长和小组长做评委，给予各组平均分和个人突出表现分，综合三次讨论课的成绩，作为平时成绩之一。

③虚拟仿真实验的学习：共5个药理学理论相关的模块需要学习，在进度表中体现，督促学生学完相应的理论课后在课下主动学习，以巩固课堂知识，锻炼理论指导实践的能力。考核评价方式：系统自动记录学生的学习时长、学习进度、学习次数等并统计最终得分，作为过程性评价的一部分。

④自主学习：主要通过超星平台手机端的学习通进行，主要上传课件和测试题，学生自主完成，通过学习通跟教师及时交流并得到反馈指点。

⑤实验课：实验部分的内容已经和生理学、病理生理学融合为机能实验学Ⅰ和Ⅱ课程来开展，分别通过药理作用的基本实验、综合实验和科研设计性实验，巩固课堂知识的同时，考查学生的动手实践能力、协作能力和科研思维能力。

（3）考核与评价。

以学生的培养方案和教学大纲为依据，为达到对学生提出的知识目标、能力目标和素质目标，课程成绩评定采取过程性评价和终结性评价（期末成绩）相结合的课程考核方式，并通过师生互评、生生互评和学生自我评价的多元化评价方式进行成绩考评与问卷评价。

①过程性评价：形式多元化，主要包括课堂在线小测、课后单元测试、讨论课及虚拟仿真实验的学习评价和自主学习。自主学习部分，教师通过超星平台向学生发布每次自主学习内容的课件及试卷，学生对所学内容进行讨论学习，试卷限定答题时长，自动统计成绩，并通过学习通进行师生交流和互动；通过虚拟仿真实验中心的资源学习药理学相关的内容，系统自动评价学习情况；讨论课作为过程性评价之一，也是后面终结性评价的一部分，讨论课之前教师在超星平台提前发布案例，学生在课下讨论，记录讨论过程，课堂上选小组代表汇报，学生提问、讨论，教师点评、总结，学委、班委和组长作为评委打分；课堂小测和课后测试都是通过超星平台进行，平台自动统计成绩。通过

过程性评价，锻炼学生的自主学习能力、运用所学知识和技能解决实际问题的能力，而教师也通过随时观察学生的过程性评价效果，不断改进教学效果，做到教学相长，这部分成绩的占比由传统的 30% 改为创新改革后的 40%。

②终结性评价（期末成绩）：闭卷考试则由客观题即单选题（包括 A 型题、B 型题）、多选题和主观题（包括简答题和问答题）组成，占比 60%。

4. 课程改革成效

（1）课程建设成果。

①2018 年，基于团队的科研成果获教育部科技进步二等奖，获国家级科研成果转化的药学虚拟仿真实验教学项目，现已转化于本科教学，进行科教融合；获广东省教育教学成果奖（高等教育类）二等奖。

②2019 年，荣获广东省教育教学成果奖（高等教育类）二等奖。

③2020 年，荣获首批国家一流本科课程（线下课程）、广东省一流本科课程和广东省课程思政"示范课程"。

（2）教学能力提升。

团队教师在教学创新改革过程中不断成长，积极参加各项创新改革形势下的教学能力比赛。比如在来自全国各地医药高校的课程思政案例比赛和学校举行的思政案例比赛中，团队成员均获得好评，特别是在全国医药高校比赛中获得一等奖，获奖教师还应邀在大会上作现场汇报分享经验，推动思政育人；另外药理学教学团队在首届全国高校教师教学创新大赛广东分赛中荣获二等奖，表明课程教学改革的举措和成效得到校外专家的充分肯定。

（3）学生成绩。

总体来说，学生的期末成绩较以往也有较大改善。在学习要求和命题条件相同的情况下，我们对两个学期学生的药理学期末成绩进行比较后发现，第二学期学生成绩的平均分比第一学期高了 5 分，提高率 6.67%，优秀率（成绩大于 80 分）增加 25%。结果显示，教学创新改革明显有助于提高学生的期末学习成绩，也说明课程教师团队的教学改革方法越来越成熟，已初见成效。

（4）学生科研。

在带教老师的指导下，通过课堂上讲述团队的科研成果对国家所作的贡献，采用科教融合的方法，以及查阅文献对科研思维能力的培养，学生对科研的兴趣大大提高，个别学生的科研能力不断凸显，在广东省大学生课外学术科技作品竞赛中荣获二等奖，获广东省大学生科技创新培育项目，并发表科研论文,体现了科教融合的效果。

(5)课程校内评价。

效果评价通过学校教学督导听课、学生评教、学生座谈会、课程教学研讨会等方式评价,各专业授课教师最近两学期得到的平均分为督导组评价91,学生评价93.6,均达优秀等次。

对实施教学创新改革的专业班进行课程满意度调查的问卷显示,对课程的评价:通过超星平台进行问卷调查显示,90%以上的同学满意整门课程的教学模式,认为对学习效果大有帮助,并且对课程内容和形式以及授课过程等方面给予了非常满意的评价。学生的自我评价:学生从各方面的学习能力包括自主学习能力、临床思维和科研思维能力,以及药理知识学以致用、学习热情等方面对自己作出满意度很高的评价。

5. 课程改革的创新特色

(1)新时代南山风格等特色思政融于课堂。

以广医人精神、新时代南山风格等特色思政案例为抓手,深入挖掘其他相关思政元素,解决了如何从精神上传承药物创新和医学发展的追梦人的痛点。

(2)基于国家级虚拟仿真实验教学项目的科教融合、科研促教。

培养学生开拓创新能力和科研思维能力等,解决了如何用药理学课程知识启发和培养与时俱进的优秀医生的痛点。

(3)依托国家级案例版教材的教医协同、基础与临床共建。

推出教学上的"案例 + 视频连线医生"模式,解决了如何借助授课方式与过程培养学生对药理学知识的综合驾驭能力的痛点。

(四)急诊医学课程

1. 急诊医学课程的建设目标

根据学校"德术兼修,医文相融,师生为本"的办学理念,围绕"凸显责任担当、业务精湛、创新能力强、实践能力扎实、德智体美劳全面发展的卓越医学人才"的培养目标,在新时代南山风格引领下,急诊医学课程的建设目标是以提高临床综合思维能力为目标导向,培养具有急危重症临床综合诊治思维、急救实践技能、团体合作能力、临床决策力和医学人文情怀的应用型医学人才。

①培养临床思维和知识应用能力:急诊医学课程以症状和临床综合征为导

向，以典型案例为切入点，以疾病鉴别、评估、急救诊疗流程为核心进行课程内容的整合，使学生掌握急危重症诊治的基本知识。

②培养临床实践能力：实践课程培训常用急救技能和急救技能综合运用，提高学生解决复杂问题的决策能力和技能应用能力。

③培养医文兼备的医学人才：规范课程思政内容，教授医学人文教育、团队合作、医患沟通等，培养医学生优秀的医德素养，敬畏和珍惜生命，培养其对科学的追求、对医学的奉献、对病人的关怀，提高学生医学人文素养。

2. 急诊医学课程改革的主要内容

（1）构建以提高临床综合思维能力为目标导向的急诊医学课程。

传统教学过程中存在的问题如下：

①急诊医学是一门以急危重症为特色、内外妇儿等多学科交叉融合的学科。该学科的课程模式和内容与内外科等其他学科教学模式有区别，其他传统学科教学以掌握疾病为单元，急诊医学以掌握症状、综合征为单元，需要教授危重症的识别、评估和诊治。

②急危重症临床知识更新迅速，指南、研究成果丰富，学生知识的更新和拓展空间很大。

③急诊医学涉及诊治流程、操作流程、实践操作技术等诸多内容，较为抽象、复杂，传统的课堂和课时难以很好地教授，需要进行课堂的改革，增加线上资源和课堂的补充。

课程实施的改革内容如下：

①调整教学大纲，重构教学内容，进行多学科知识的关联和整合。

急诊医学课程以培养应用型医学人才为目标导向，针对急诊医学跨学科特点，整合诊断学、内科学和外科学等相关学科知识，以典型案例为切入点，以症状学和危重症疾病为知识架构，重点讲授危重症的诊断思路、急救相关知识和诊治流程，培养学生解决复杂问题的综合能力，形成临床思维。引入学科研究的最新成果，如脓毒症和脓毒性休克管理国际指南等，增加课程的前沿性和深度。建设病例分析题库，培养学生知识运用能力，提升课程的高阶性和挑战度。

②推进现代信息技术与教学深度融合，建设优质在线资源，完善教学平台。

一是完善了急诊医学教学网站，建设急诊医学网络视频课程。急诊医学教学网站分为8个模块：首页、学科介绍、学习内容、基本操作、授课录像、网上自测、问题解答、参考资料。建设了急诊医学网络视频课程，包括课程课件及操作视频：心肺复苏与除颤术、脊柱固定与搬运、海姆立克法，完善急诊医学的多媒体资源。在临床本科理论授课和技能教学中应用视频教学，并在实践教学、技能竞赛培训中应用视频教学，教学质量较好。急诊医学网络视频课程有助于学生进行远程自主学习和课后复习，模拟反复练习技能操作，提高了学习的效率和质量。课后学生反馈教学效果好。

二是建设省精品视频公开课"急救——'救'在身边"。在学校"e 学中心"建设省精品视频公开课"急救——'救'在身边"的云课堂，视频公开课包括心搏骤停的初级与高级生命支持、急性中毒、脊柱损伤固定搬运技术和气道梗阻的急救开放方法等 6 个视频公开课，内容新颖，通俗易懂，配以真实的案例分析和团队急救操作，有助于急诊医学课程理论知识和实践技能知识的拓展，丰富急诊医学课程内容，成为课程重要的补充部分。在本科实践教学中应用，学习效果较好。

三是建设急诊医学课程资源，完善线上教学平台。为了引导学生进行探究式与个性化学习，通过学校"e 学中心"构建急诊医学在线教学平台，提高课程的创新性和高阶性。平台内建设内容包含：A. 急诊医学视频课和微课：根据教学大纲，对课程章节内容难点、重点建设微课、视频课。建设标准化的急救操作微课，如脊柱固定与搬运、海姆立克法等，规范急救技能操作的流程和方法，保证实践教学的质量，提高课程的广度深度。B. 在线急救讨论板块：设置在线急救讨论板块如危重症病例讨论、思政课程的热点问题讨论，使用在线 PBL 的形式，引导学生进行发散性思维，提高知识点的运用，增加课程的挑战度。C. 在线题库：根据章节建立在线题库，设置课前水平测试、课中知识点提问和课后作业和测验等，对学生章节学习进行形成性评价。应用题库组卷，对试卷进行在线批改，给予精准考试报告、个性化建议和辅导。D. 课外拓展板块：设置相关权威教学资源和资料链接，把学科相应的学术研究、科技发展前沿成果引入课程，引导学生进行探究式与个性化学习，加深课程内容的理解和应用，提高课程的高阶性。

四是建设急诊医学线上智慧课堂。通过"e 学中心"构建急诊医学在线课程，进行课前预习、课中互动、课后反馈三个阶段的教学过程。课前：布置课程的预习题目，参考资料、电子教案、电子书等资料，进行课前小测，通过网络平台进行数据分析，对学生情况进行摸底，根据反馈数据确立课程重点难点的设置和讲解。课中：通过学习通学习群进行课上问答、讨论的互动穿插，调动学生课堂积极性，播放案例临床表现、检查方法、技能操作等图片、视频，辅助课堂教学，使课堂更加生动，通俗易懂。课后：电子化课后作业、拓展资料、病例讨论，巩固和应用课堂知识，学生课程反馈和提问，对学生的学习质量课程和进行分析。

③撰写急诊医学案例式课程教材和相关著作。根据急诊医学的课程教学模式和特点，进行教材的改革和建设，编写以症状学、综合征、中毒、急救评估和实践技术为核心的急诊医学教材，2015 年副主编全国高校医学规划教材、普通高等教育"十一五"国家级规划教材《急诊医学》（第二版），并在课程中一直使用。副主编人民军医出版社《急诊医学》，参编《急诊内科学》《灾难医学》等教材和著作。

（2）构建标准化的急诊医学实践教学课程和评估体系。

①教学过程面对的思考。

在实践教学方面，如何把理论运用到实践，并将每个单一的急救技能进行综合运用，培养医学生在临床问题处理上的整体观、决策能力、严谨的临床思维和团队合作方法，是改革的分向。

综合急救技能的运用是基于急救理论的流程化操作，同质化技能教学和标准化的评估体系是实践教学改革的另一个重点。

②实践改革设计思路。

通过开展案例式团队综合急救技能实践课程，配备临床技能学急救板块的实践教学，培训学生高质量的急救技能，以单项技能为主，利用流程案例方式、高级综合模拟人和实时反馈装置对实践教学内容同质化，同时完成实践教学实时、数据化的形成性评价。在实习阶段，急诊医学课程重点锻炼学生急危重症知识和急救技能的运用能力。

③实施的改革内容。

一是建设急诊医学案例式团队综合急救技能培训课程。运用第二临床学院技能中心高级综合模拟人模拟真实的急救场景，以急诊医学理论课程的典型危重症案例为理论内容，急救流程演练、急救技能综合运用为实践教学内容，应用团队教学和 PBL 的方法，建设急诊医学案例式团队综合急救技能培训课程。

二是编写急诊医学典型急救病例综合急救技能培训教案。围绕急诊医学、临床技能学的教学内容和教学大纲，编写典型急救病例教案，内容涵盖技能的综合运用和团队配合的教学目标与教学内容，制作典型急救病例综合急救技能培训教案，教案包含详细的分段教学活动步骤、高级综合模拟人的情景模拟流程。

三是制作团队综合急救技能实践课程的教学视频资源。设计典型危重症急救案例的标准化急救操作步骤，模拟逼真的案例场景，制作了案例式团队急救技能课程的视频资源，如《脊柱损伤的急救处理》《高质量团队心肺复苏》《急性异物气道梗阻》《胸痛的急诊处理流程》等视频公开课和微课。

四是建立实时数据化反馈系统，形成标准化的评估体系。根据课程的教学大纲和教学目标，确定了团队技能教学的评估要点，设计了急诊医学案例式团队综合急救技能培训课程的学生掌握度评价、学生组间的评价和课程的评价，形成较好的课程反馈系统。

同时，建立客观课程评估体系、标准化实践课程，应用最新心肺复苏反馈系统模型，实时动态记录被培训者在心肺复苏过程中的参数：按压率和按压深度、每次按压的释放、手部位置、中断的频率和长度、人工通气量等，对学生急救操作全过程进行持续记录，从而构建急救技能操作实时、客观的评价体系。同时，实时反馈系统连接，将心肺复苏的关键技术实时投影至多媒体，实时反馈给学生，帮助学生在技能操作过程中及时有效调控自己的学习过程，激发学生的学习热情，提升学生学习效果。

（3）增加急诊医学课程思政的内容。

以学生为本，把教学目标确立为知识、能力、情感三方面，以培养具备优秀医学素养的应用型医学人才。

①知识目标：教授急危重症疾病临床特点、诊治流程，培养医学生丰富扎实的临床知识。

②能力目标：培养急危重症综合救治的临床实践能力。

③情感目标：培养医者精神、爱伤观念、团队协作、医患沟通，对医学生进行价值引领。

④改革的内容：确立教学大纲、教学内容、教学模式，建立优质的师资团队，推进课堂的创新。

汇聚教学资源，请优秀的思政课程教师和专业课教师进行集体备课＋学情分析＋共情教育，确立统一的教学内容、方法和教学流程。同时，派教师进行思政教育课程的学习，培养优质的师资。建立案例库、信息化课程，开展

"第二课堂"，通过线上平台进行人文教育热点问题讨论等，增加课程的趣味性，提高学生的学习兴趣和对思政内容的深度学习。

3. 急诊医学课程改革的特色

（1）改革教学理论和教学体系，建立循序渐进、分级递进的急诊教学规划和课程建设，落实"知"（急诊医学理论）和"行"（急诊技能）。

①建立急诊教学规划。设计了"急诊医学理论和实践—急危重症临床思维培养—急救技能综合应用能力培养"的进阶式教学计划。

②规范线下理论教学内容。参编急诊医学案例式教材，内容有机涵盖知识与技能，提供"知行合一"的教学蓝本，培养具备应用型能力的医学人才。

③打造线上教学平台。通过2013—2015年多项省级教学研究项目的实施，逐步构建急诊医学线上教学平台，涵盖更新的临床知识、标准化的急救操作视频，通过网络临床病例分析，训练学生的临床诊治思维，急救技能运用，与急诊医学的实习阶段的高阶学习做好衔接。

④线下实践教学体系的改革。通过急诊医学、临床技能学的整合，建立分阶段、渐进的急诊实践教学模式，达到培养危重症诊治能力的课程内容。

（2）优化教学内容，建立案例引导的急诊医学实践课程内容，实现"知行合一"。

①实践教学内容的改革。实践课程案例集扩充编写，以案例式、情景式的方式，依托高级综合模拟人等先进的教学工具，围绕常见急症和危重症的理论知识和急救技术，建立涵盖知识、能力、人文的急诊医学实践课程教学内容。

②实践教学形式的改革。建设急诊科常见危重症案例诊治的标准化急救流程和技能操作示范视频，为学生进行实践教学提供生动、规范的教学视频资源，提供模拟教学的标准，保证实践课程的高质量运行。

（3）建立标准化、客观、实时反馈的评价体系，实现"知行合一"的良性循环。

①客观反馈系统。应用心肺复苏反馈系统模型、高级综合模拟人急救流程反馈模块，建立实践教学的客观评价模式。课程中，实时动态记录学生急救操作的步骤、质量，建立实时的教学反馈和数据统计，对学生的实践操作给予即时、标准的反馈，提高实践课程的难度和创新性。课程后，导师根据数据进行精准的学生评价、教学反馈，制订个性化辅导计划，提升课程教学质量。

②导师评价系统。针对学生危重症抢救的流程和操作情况，建立纸质版的

评分标准，侧重观察抢救过程中学生的临床思维和技能操作应用的能力，及时发现学生的问题，给予个性化的反馈、评价、建议，以达到应用型人才培养目标。

4. 急诊医学课程改革的育人成效

（1）课程校内应用情况。

①课程校内应用反馈较好。主讲教师课堂教学和实践教学质量评价均包含督导评教、同行评教和学生评教，评价材料真实可靠。校内督导组及同行对本课程教师授课评价良好，2018—2021年，督导评教评分平均分为90分、同行评教评分平均分为94分。学生反馈理论课和实践课都较好，评教评分平均分为94分，学生评价材料真实可靠，对本课程课程内容安排和教师授课均反映良好。

②急诊医学实践课程改革，提高学生急救技能应用能力。2014—2016年，在临床医学本科急诊医学、临床技能学课程中开展案例式团队综合急救技能培训课程，学生反映较好，评价结果显示：课程有效提高了学习积极性、解决问题能力、应急反应能力，增加了学生之间有效的沟通等。2015—2018年，在大学生技能大赛急救技能培训中开展案例式团队急救技能实践课程，学生们反映在临床思维、急救技能综合运用等方面有很大的提高，对竞赛有较大帮助。

（2）课程校外应用和推广情况。

①在住院医师规范化培训师资培训班中推广急诊实践教学改革。2016年，在广州医科大学举办的住院医师规范化培训师资培训班中，向教师讲述团队教学法、高级综合模拟人进行情景模拟课程和团队教学教案的编写与运行，得到同行们的好评和认可。

②举办技能操作实践工作坊，在省内应用急诊医学实践教学模式教学。2019年，主办"急救技能培训工作坊——高质量团队心肺复苏培训"。工作坊展示案例式团队急救技能实践课程的教学模式，并配以新型心肺复苏模型反馈系统和团队急救操作的反馈软件，客观实时反馈团队演练流程和操作质量，推广实践教学改革的成果。

2020年，主办海珠区基层急性胸痛团队处置流程培训班，给同行推广案例式团体急救技能实践课程、高质量心肺复苏课程和实时数据化反馈评价系统，学员们反馈学习成效好。

（3）课程改革成效。

2018 年，急诊医学获广州医科大学本科课程评估优秀课程；2019 年，获广州医科大学教学成果一等奖；2020 年，被认定为省级一流本科课程、广东省教育厅课程思政建设改革示范课堂。急诊医学的课程改革汇报获北京协和急诊国际高峰论坛急诊教与学案例征集入围、会议线上汇报、教学案例三等奖。在实践教学竞赛中，获得第八届全国高等医学院校大学生临床技能竞赛华南赛区竞赛三等奖，广州医科大学第七届、第八届、第九届医学生临床技能竞赛特等奖、一等奖等荣誉。

（五）人体解剖学课程

1. 构建课堂内外医学与人文相融教学体系

在该课程教学中，人文与医学通过在课堂内外广泛开展的人文教育相互渗透，课堂上开展系列人文情怀的宣教，同时开展医学生人文素质管理以及融景教育、校园文化建设等第二课堂建设，探索显性和隐性、线上和线下多形式、多渠道人文素质教育，培养学生的感恩和奉献精神，养成良好的医风医德，培养知识、人文素质和能力全方位发展的医学生。（见图 4 - 13）

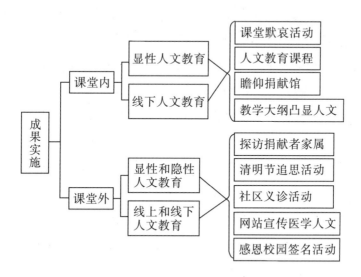

图 4 - 13　课堂内外医学与人文教育体系

2. 基于课程、实践和网络三维凸显人文素质教育

（1）课程教育。

其一，课程设置上，在系统解剖学、人体结构学和局部解剖学等课程开展

了思政和文化素质教育内容，涉及学校各专业。课程开展中，巧妙设计多类型思政元素，在潜移默化中进行思政教育，具体实施内容包括：解剖课第一次课开展追思默哀活动；带领学生参观遗体捐献纪念馆；定期举办人文教育专题讲座，开展诸如"如何处理好医患关系""病与人，谁更重要"等大讨论和广医大精神熏陶系列活动。通过显性和隐性相结合的人文素质教育方式，培养学生的感恩之心和奉献精神，让学生养成良好的医风医德，真正将医学人文理念深入内心。其二，在课程内容上，从低年级到高年级的人文教育内容和形式体现不同。低年级重点把思政和文化素质课程设为重点，旨在提高学生的思想道德修养和分析判断能力，高年级重点把医学人文社会科学和人文技能渗透到课程中，旨在培养学生的职业道德，开启对医生职业使命的认识和增强人文关怀意识。这种教育方式的渗透，实现了人文素质培养无盲点全覆盖。其三，在课程建设上，学校成立校级医学伦理委员会、广东省医学伦理学研究中心和广州市医学伦理学研究基地，加强人文医学研究和教学改革。该课程团队在学校整体指引下先后获得多项市级人文素质教育课题，获批广州市人体解剖学教育科普基地，课程建设特色鲜明。

（2）社会实践。

社会实践是学生人文素质教育的有效载体，可以拓展学校人文素质教育的空间。这种来自现实的人文素质教育更深刻、更直接、更持久地对学生的思想、道德、人格塑造等起着潜移默化的作用。目前已建有稳定的爱国主义教育、农村教育、仁爱教育及广医大学精神熏陶等社会实践基地。同时开展了多项实践活动：一是为医学生搭建服务社会的平台，在医学生中成立玉烛协会，走进社区开展义诊活动，同时开展遗体捐献的宣传，这不仅锻炼了医学生与人交流和沟通的能力，也让医学生了解遗体捐献的意义和生命的意义。二是清明节组织医学生以及遗体捐献者家属到中华永久墓园追思缅怀遗体捐献者，弘扬"人道、博爱、奉献"红十字精神。三是教师节开展感恩无言良师校园签名活动以及在感恩广场开展默哀献花活动。四是医学生通过探访捐献者家属和遗体捐献志愿者，给予家属和志愿者人文关怀的同时，学习沟通技巧，进一步提高人文素质水平。

（3）网络平台。

现已搭建网络教育平台，打造人文素质教育流动空间，对学生进行人文素质拓展教育。目前建立了遗体捐献纪念网站以及伦理学、医患关系等课程和专题学习网站，推出了网上"抗非"纪念馆、网上校史展览馆，拓展了人文素质教育资源和空间。

3. 以小班教学为依托，实现基础与临床有机结合

（1）开展小班教学模式，培养创新型人才。

小班教学是实现大学公平教育的基本形式。我们以班级为教学组织形式，每个班级以 30 人为上限。以学生作为教学的根本出发点，对教学内容、教学方法和教学组织形式等进行系列改革，例如在课堂上开展 TBL 教学、课堂讨论和病例讨论等。充分体现了公平化和个性化教育的特点，同时小班教学也便于教师开展心理教育，使得每位学生保持健康的心理。

（2）利用临床解剖实训中心，深度融合基础和临床。

在小班中充分体现以学生为中心，强化学科交叉、课程融合，利用临床解剖实训中心开展基础与临床深度融合的疾病案例，引导学生结合解剖基础知识和临床疾病综合分析案例的原因与结果，模拟临床病例讨论，提高学生对医学知识融会贯通及分析问题的能力，建立以案例式教学为主体、学习网站为拓展、网络平台为互动的三位一体的创新型人体解剖教学体系。

（3）科技带动基础与临床知识融合。

为提高小班教学中学生的学习积极性，打破传统教学中教师满堂灌、学生被动听的局面，该课程采用减少课堂讲授学时，通过发布自主学习目标和作业的形式，增加研究性、创新性和综合性内容，学生利用各种学习资源进行相关内容的学习。利用微信群、雨课堂及超星学习通等平台与教育教学相融合，实时掌握学情，及时开展师生互动，达到知识传递与能力培养的深度融合。

（4）组织案例式讨论，培养综合分析能力。

在小班教学中以临床疾病为导向、开展多学科融合，精心设计基础与临床相融合的教学案例，每个教学案例均附有 5 ～ 8 个基础与临床相结合的问题，以引导性问题为导向，引导同学自学和查阅相关资料，以小组为单位完成测试和小组讨论，并作组间交流，培养学生团队协作精神。

4. 虚拟与真实实验相结合

（1）拓展数字化教学资源。

实施解剖教学信息化基础工程，为学生自主学习和创新能力培养铺平道路。建立教学互动和远程教学系统，为学生自主学习和创新能力培养搭建平台；以项目建设为驱动，推进优质医学教学资源的共建共享，建成了一个集资

源库、专题学习网站、网络课程等为一体的数字化学习资源网，为新教学模式的实施提供重要保证。将理论知识、实物标本与数字化网络资源三维有机结合，让学生对人体结构有全方位的科学认识。

（2）构建丰富的虚拟仿真实验教学平台。

该教学平台依托国家级基础医学虚拟仿真实验教学中心，开设6间虚拟仿真实验室及虚拟仿真实验教学平台网站，自创或与企业合作研发虚拟实验项目3项，囊括人体解剖学九大系统内容，满足学生在不同时间、地点进行虚拟训练的需求，为真实实验打好基础。

（3）打造创新型解剖教学手段。

根据课程特点，积极探索不同的教学手段。解剖是以形态教学为主的，现有的13间解剖实验室的实物标本与全息三维解剖虚拟仿真实验室、数字人教学系统和在线教学资源（包括省级精品资源课程网站、微课、雨课堂、云平台和试题库、图库等）紧密结合，形成解剖虚实结合的教学互补模式，可有效解决学生学习解剖名词抽象、难记忆等问题，且虚拟资源可重复利用、画面逼真，既节约了教学成本，又大大增强了教学效果。

5. 线上线下混合式教学

（1）建设线上资源。

在教务处"e学中心"建立与课程配套的网络教学资源，包括视频、课件、作业和试题库等；完善省精品资源课程网站，实现优质教学资源网络共享。

（2）减少课堂讲授学时。

通过翻转课堂、雨课堂、学习通等现代教育理念和信息技术，增进师生互动和课堂活跃度。

（3）开展自主学习和TBL讨论课。

学生根据自身进度安排时间，利用线上资源主动学习，通过测验和讨论课等梳理、转化所学知识。

（4）线下教学以小班学习为主、理论课大班讲授为辅。

课后利用微信群及超星平台班级群聊等工具，有效增加教师与学生的沟通交流，及时反馈学生问题，做到教学不留死角。

（六）卫生应急课程

习近平总书记在全国高校思想政治工作会议上强调，高校的根本任务是"立德树人"。高校课程和课堂是思想政治教育的主渠道，每一门课都要守好一段渠、种好责任田，形成高校思想政治教育工作的协同效应。预防医学专业担负着培养公共卫生"基层守门人"的重任，能否有效开展课程思政、专业思政，关系到培养出来的"基层守门人"能否筑牢基层治病防病堤坝。近年来，广州医科大学在预防医学专业课程教学中进行了积极探索，自 2015 年开始整合预防医学本科专业各课程中的突发公共卫生事件应急内容，前瞻性地设计了一门卫生应急创新课程。作为面向预防医学专业高年级学生开设的高级、高阶综合性课程，开展了以家国情怀和社会责任为核心的卫生应急思政案例教学改革，并于 2020 年新冠肺炎疫情防控期间，及时开展线上课程思政，深受学生欢迎，取得积极成效，获得国内同行广泛好评并辐射影响全国高校预防医学教学改革。

1. 课程思政的总体设计

（1）思政目标。

根据 21 世纪以来国内外突发重大传染病防控新形势，培养具有国际视野、具备扎实的应急管理理论和现场应急处置能力的防治结合型公共卫生人才。坚持价值塑造、能力培养、知识传授三位一体的课程目标，在传授突发公共卫生事件的分级分类、监测预警、应急准备、应急响应和现场处理等卫生应急专业知识的同时，培养学生的家国情怀和社会责任，使学生把公共卫生作为自己的专业使命，提升专业发展自信。

（2）建设思路和方法。

在教学内容上，充分挖掘广州医科大学 2003 年在抗击"非典"和 2020 年新冠肺炎疫情防控过程中的特色案例，将广医人在这些突发公共卫生事件中表现出来的家国情怀、社会责任、职业精神和创新意识等，作为思政元素融入课程教学，并组织学生积极参与社会实践和志愿服务。在教学方法上，充分利用学习通等在线学习平台开展在线翻转课堂、线上线下混合式教学等。

2. 课程思政的实施路径

（1）转变教学理念，提升教学团队成员"课程思政"意识。

鼓励教学团队成员积极参与课程思政方面的培训，增强"课程思政"意识，提升"课程思政"能力，进而养成在课程教学中主动研究、加强思想政治教育功能的自觉意识。同时，主动向思政课教师求教，提升"课程思政"设计能力。

（2）系统挖掘思政元素，有机融入课程教学。

该课程骨干教师同时是省级精品资源共享课程全科医学概论的核心成员，教学经验丰富，创新意识强。课程组全体教师对"立德树人"在本课程中的落实进行了深入研讨，挖掘、整理、确定了3个方面共12个思想政治教育点，以及30个案例，并确定了融入卫生应急课程教学的基本路径，初步构建起预防医学专业卫生应急"课程思政"教育教学体系的主体框架。

（3）构建线上教学平台和资源。

以超星学习通＋泛雅作为线上授课平台，在线构建了理论、实践和第二课堂三大课程模块，共18个章节，每个章节至少融入1个思政案例，同时建立师生QQ群辅以教学。这些精心设计的案例迥异于传统预防医学的文本式案例，多通过视频动画、图片图像和思维导图等形式展现，适合当前开展在线交互式课程思政教学。

2020年初，新冠肺炎疫情席卷全球，人类对其认识也不断更新。课程及时加入新冠肺炎疫情防控模块，同时在线提供了钟南山院士向欧洲呼吸学会分享新冠肺炎防治的英文网络视频等。通过预防医学专业视角，让学生熟悉国内外新冠肺炎疫情的最新进展，提升预防医学和公共卫生核心技能，培养应对突发公共卫生事件的专业素养。

（4）开展第二课堂，以思政教学引导和加强新冠肺炎防控实践。

本次新冠肺炎疫情为预防医学专业学生提前上了一堂上生动而悲壮的专业课，我们强调当前思政课程教学应与新冠肺炎疫情防控结合。在思想上，教育学生在疾病防控上要尊重事实、讲真话和做实事；在教学育人上，在非常时期勇于担当公卫人的社会责任，发挥预防医学的学科优势和专业水平，服务于抗击新冠肺炎疫情阵地，将家国情怀、勇担责任等思政内容融入课程教学。

课程教学团队全力志愿参与广州市新冠肺炎疫情防控工作，参与制作完善处理发热病人的流程、培训学生志愿者、奔赴"战场"——广州南站，指导学生志愿者加强个人防护、正确使用消毒液和酒精等，为学生提供专业指导。例如周小彦老师志愿参与广州市疾控疫情防控指挥中心工作，变身成为一名"防疫工程师"，体现了公卫教师的担当。

3. 教学评价和辐射示范

通过专业内容与思政元素深度融合，让学生更清楚地认识到专业精进与祖国需要、社会需求和个人发展的关系，提升他们的专业知识与能力、专业服务的热情与团结协作水平。该课程的实践探索在校内外获得广泛好评，并辐射和影响国内多所高校开展预防医学和公共卫生教学改革。

2020 年 1 月，课程负责人李芳健老师获医药院校课程思政研究协作组在南方医科大学主办的医药学院课程思政案例评比一等奖。

2020 年 2 月，共青团中央在其公众号上以"中国青年的骄傲！我们是战'疫'青年志愿者"为题报道了学校 2016 级预防医学专业学生钟绮菱，作为学生志愿服务队队长，她从 2 月 1 日起参加广州市志愿服务工作，为疫情防控作出了突出贡献。

2020 年 2 月，华北理工大学公共卫生学院、吉林延边大学医学院等引入该课程开展在线教学或筹划教学改革。

2020 年 3 月，《非常时期的"非常"课程——广州医科大学卫生应急课程教学实践》在北大全国医学教育发展中心"最佳实践"栏目发表，并在其官网和公共号展示与推送，其中"以家国情怀和社会责任开启卫生应急线上思政教学"为最佳实践核心内容。

2020 年 12 月，卫生应急课程获广东省教育厅首批一流本科课程，并申报国家一流课程认定。

2021 年 1 月，赵晶老师主持的《非常时期，勇担责任——广州医科大学卫生应急课程思政案例》获广东省本科高校文化素质教学指导委员会课程思政案例一等奖。

2021 年 6 月，在卫生应急课程建设的基础上，李芳健、纪泽泉和胡丙杰老师申报的《学全科，抗新冠：社区卫生服务实践课的混合式教学》获广东省本科高校在线开放课程指导委员会优秀教学案例一等奖。

（七）药剂学课程

教育部印发的《关于深化本科教育教学改革全面提高人才培养质量的意见》中明确指出，要深化本科教改，落实学生忙起来、教师强起来、管理严起来、效果实起来的系统部署，通过实施国家级和省级一流课程建设"双万计划"，提高课程建设高阶性、创新性和挑战度，从而全面提升本科教育教学。

1. 课程与教学改革要解决的重点问题

（1）学生运用药剂学知识解决药物制剂研发、生产及使用中出现的复杂药学问题的综合能力及制剂创新的高阶思维有待提高。

（2）学生药学专业责任感、社会主义核心价值观的塑造有待加强。

2. 课程内容与资源建设及应用情况

为解决上述问题，课程教学团队以 OBE 理论为指导，构建了"思政元素全覆盖，基础知识与学科前沿相融合，突出制剂创新思维理念"的药剂学课程体系。

该课程整合国家一流药学、临床药学专业、国家药监局胸腔疾病药物临床研究与评价重点实验室、广东省药学实验教学示范中心及附属医院、白云山制药等实践基地的优质资源，开展理论、实践教学。

3. 课程内容重构注重"科教、产教、思政"融合

以人民卫生出版社《药剂学》教材为蓝本，将广东省科技进步一等奖"双功能紫杉醇纳米粒胶束"等科研成果转化为教学；依托国家级虚拟仿真实验教学项目，建立"中药复方镇眩缓释颗粒"等虚拟仿真实验；建立"二甲双胍奈达"等 PBL 案例活动库，通过基础知识与科教、产教融合，提高药剂学课程体系的创新性、高阶性、挑战度，培养学生解决药物制剂复杂问题的综合能力和制剂创新的高阶思维。

制定课程思政全覆盖的药剂学教学大纲，并将南山风格、"中国梦"等思政元素与课程内容融合，建立药剂学课程思政案例库，通过基础知识与思政融合，加强学生社会主义核心价值观的塑造。

团队在学校"e 学中心"构建了药剂学 SPOC 平台用于教学。其中包含课件 22 个，微课视频 400 分钟，PBL 案例 10 个，虚拟仿真实验 4 个，试题库含试题近 1 500 道。总访问量达 62 万次。

4. 课程教学内容及组织实施情况

（1）将释药技术与药物制剂领域的最新科研成果引入课堂教学。

如将广东省科技进步一等奖"双功能紫杉醇纳米粒胶束"等科研成果作为教学案例，激发学生制剂创新的灵感。依托国家级虚拟仿真实验教学项目，开展"中药复方镇眩缓释颗粒"等药剂学虚拟仿真实验，提高学生解决药物制剂复杂问题的综合能力。

（2）以学生为中心，采用多元化教学。

课前，利用 SPOC 平台线上资源，开展个性化自主学习，学习新知。

课堂上，利用一课一案，开展药剂学理论教学，利用 PBL 案例库，采用小组化 PBL 教学，开展制剂设计及制备工艺的主题讨论；利用虚拟仿真实验平台、实验中心、实践基地，开展制剂设计与制备的实验教学，通过互助式学习，内化知识，培养学生解决药物制剂实际问题的综合能力。

课下，利用讲座、学术论坛等教学模式，介绍药剂学领域的最新成果；组织学生开展制剂研究的课外科研活动，通过文献汇报、制剂设计等探究式学习，拓展知识，激发学生探究制剂设计的兴趣，培养学生制剂创新的高阶思维。

（3）立德树人，将思政教育贯穿于专业教育的全过程。

将思政案例库中"南山风格""中国梦——医药产业强国发展战略"等思政元素与药剂学专业知识有机融合，实现"润物细无声"式的思政教育，为粤港澳大湾区培养德才兼备的高素质应用型药学人才。

（4）注重课堂与信息技术的融合，充分利用现代信息技术手段开展课程教学活动和学习评价。

包括线上线下讨论、签到、发布学习资料、作业等。强调生生互评，活跃课堂气氛，培养学生自主学习能力。

5. 课程成绩评定方式

采取过程性评价和终结性评价（期末成绩）相结合的课程考核方式。过程性评价（50%）：包括平台学习 10%、实验报告 15%、PBL 20%、习题及其他 5%。终结性评价（50%）：为期末考试，突出综合应用题，主要是培养学生的综合应用和创新思维能力。

6. 课程评价及改革成效情况

（1）督导及学生评价。

近一学期教学团队教师学生评教平均分 91.57 分，校督导评价平均分 86.25 分，均达优秀等次。

（2）同行评议。

推荐药剂学课程申报国家一流课程。

（3）改革成效。

学生解决药物制剂复杂问题的综合能力和制剂创新思维能力显著提高。

2018级药学专业药剂学期末成绩平均分82.5分，优于传统课堂（72.1分）；药剂学研究生录取率近3年提高1.5倍。科研反哺教学。近5年，学生获国家大学生创新创业项目等科研立项12项；"全国大学生药苑论坛""挑战杯"等国家省市校级奖14项；教师指导学生发表学术论文9篇。教学能力不断提升。药剂学课程被评为广东省一流课程；获广东省科技进步一等奖、全国虚拟软件比赛、省课程思政优秀案例等奖励32项；《新版药剂学与临床》《药学综合实验》教材已投入使用；团队教师获评南粤优秀教师、广州市高层次人才等3人；主持国家级等教改项目8项，发表教改论文8篇。

（4）推广应用。

教学模式获暨南大学等广东兄弟院校同行好评，并在学校、海南医学院和毕节医专等兄弟院校及表观遗传与生物医药研发国际学术会议上分享推广，具有较好的示范辐射作用。

7. 课程特色与创新

（1）建立了以学生为中心，制剂创新能力为导向，培养高素质应用型药学人才的教学理念。

药剂学课程依托国家一流药学、临床药学专业、国家药监局重点实验室等平台，坚持以学生为中心，制剂创新能力为导向，开展科教与产教相融合的多元化教学，为粤港澳大湾区培养高素质应用型药学人才。

（2）建立了"科教、产教、思政"融合的药剂学课程体系。

将药剂学基础知识与药剂学领域前沿、社会主义核心价值观等要素相融合，构建"思政元素全覆盖，基础知识与学科前沿相融合，突出制剂创新思维理念"的药剂学课程体系，使其具备"科教、产教、思政"融合的特色，符合"创新性、高阶性、挑战度"的高标准，适用于学校培养高素质应用型药学人才的要求。

（3）建立了以学生为中心，培养制剂创新能力为导向，注重学习全过程多维度评价的多元化教学模式。

以学生为中心，有机开展线上学习、PBL教学、虚拟仿真实验、实验与实践基地教学、学术讲座、课外科研活动等形式多样的教学活动，并利用信息化技术对学生学习全过程进行多维度评价。多元化教学模式的建立，打破了原有教学课堂的固有形式，提高了学生自主学习能力；对学生解决药物制剂复杂问题综合能力和制剂创新高阶思维的培养具有重要意义。

（八）儿科综合医学 PBL 课程

儿科综合医学 PBL 课程是 2016 年广州医科大学在立足广州、服务广东、面向全国、放眼世界，积极推进"学科强校、人才兴校、特色引领、创新发展"发展战略的背景下，成立儿科学院而设立的课程。课程教师团队在广州医科大学"南山班"授课教师的悉心指导下组建，并初具规模。教学团队由广州市妇女儿童医疗中心的临床医生组成，包括主任医师 1 名、副主任医师 6 名和主治医师 4 名，他们带着广州市妇女儿童医疗中心院训"正心、精专、竭力、勤勉"的精神，带着职业素养中"仁、和、慎、行"的核心价值观，带着"仁心善术，惠泽妇儿"的医学品德，投身到医学教育事业中。秉持广州医科大学"德术兼修，医文相融，师生为本"的办学理念，坚持教书和育人相统一、言传和身教相统一、潜心问道和关注社会相统一、学术自由和学术规范相统一，将新时代南山风格融入课程的每一个环节中。

1. 融入新时代南山风格的案例，让课程与思政同向同行，提高课程质量

PBL 案例是儿科综合医学 PBL 课程授课中的核心内容。在案例设计中，融入"勇于担当的家国情怀"、医生自身职业素质、医患沟通以及儿童家庭照护、权益保护、社会关注相关等人文要素。通过课内开放式讨论，体会在维护他人健康的过程中，珍视生命、尊重患者健康权益，尊重人格和隐私等人文内容，理解和包容患者不同的多样性文化背景，具备批判创新精神。案例《"尴尬"的午睡》获 2019 年度广州医科大学教育科学规划"校长重大课题"——PBL 入库案例。案例《"腹痛难忍"的花季女孩》《"烧坏脑袋"的孩子》分别获 2016 年广州医科大学 PBL 案例评比二等奖和三等奖。以临床真实病例为原形，赋予角色生命，融入与医生职业素质相关的人文要素，切合"生物—心理—社会医学模式"的医学教育，践行医学生誓言，让学生养成职业情怀，课程质量也得到了显著的提升。

2. "追求卓越的人生态度"，让师生强起来，有效提升课程执行力

"以问题为导向，以学生为中心，以小组为平台，以讨论为模式"是儿科综合医学 PBL 课程的核心授课形式。具有一定引导能力的教师是课程有效执行的关键。"三段进阶式"导师培训模式，蕴含着"追求卓越的人生态度"，也以外在的能力，体现教师的实力：第一阶段，引导对教学有热情的年轻医生，加入 PBL 导师团队，经培训成为"初阶"导师，可引导学生完成课程；

第二阶段，培训"初阶"导师撰写 PBL 案例，成为"中阶"导师，能独立撰写符合课程要求的案例；第三阶段："中阶"导师经过医学教育学等理论培训，成为"高阶"导师，对低阶导师具有指导、培训能力。同时，PBL 教学模式的教育理念，开阔了儿科医学生的学习视野，让他们的学习更加主动，尤为重要的是让他们学会了主动思考，有效地提升了自主学习能力，让他们在"追求卓越的人生道路"上，有了"加码提速"的原动力。

3. "实事求是的科学精神"，让课堂鲜活起来，使课程具有挑战度

儿科综合医学 PBL 课程采用"医教融合，促进自主学习，追求探索创新"的医学教育理念，将临床真实病例融合医学的科学精神和人文精神，置于复杂的、有意义的问题情境之中，让学生以问题为导向，通过课内讨论，构建有效的临床思维和思考医学中的人文问题，课外独立查阅资料，研究、探索隐含于问题背后的学科知识和人文知识。秉承实事求是的科学精神，在案例中进一步提出有助于促进更深入思考的关键性问题，培养学生自主学习、终身学习的能力以及不断探索、勇于创新的能力，让课堂鲜活起来，将教师的"一言堂"变成学生的"研讨会"，使课程具有挑战度，同时，较好地解决了以教师教和学生学的教学方法为主的传统教学模式的问题，如：①课堂形式单一；②课程与课程之间缺乏联系；③学生缺乏学习的主观能动性；④学习过程中对未来职业的感受度不强烈。

4. "课内—课外"联动，推动了 PBL 教学形式的高阶性

在开篇"PBL 课程简介"理论授课中，先向学生们按照"什么是 PBL、为什么开 PBL 课程、如何上 PBL 课程、怎样考核 PBL 课程成绩"依次展开，引起学生对"自主学习、探索创新"的共鸣。

课程开始前，学生分成若干小组，每组配有 1 名导师。每个案例都遵循"课内—课外—课内"的三段式节奏：课内开放式讨论，共同发现问题、分析问题、解决问题、制定学习目标；课外独立查阅资料，探索学习目标；返回课内，彼此分享学习目标的内容，进一步提出有助于促进更深入思考的问题。课内讨论案例时，在白板上遵循"客观事实—提出疑问—假设—知识点—学习目标"思维路径展示讨论过程，构建有效的临床思维，思考医学中的人文问题。课外独立查阅资料，研究、探索隐含于问题背后的学科知识和人文知识。下节课课堂上，学生运用多媒体、情景演绎等手段彼此分享学习内容，进一步提出有助于促进更深入思考的关键性问题。每个案例结束时，学生用板书或图

片分享各自独立绘制的思维导图。多种教学手段的综合运用，使授课形式更加灵动，对学生的高阶性要求有效地提高了他们自主学习的能力。

5. 课程考核管理的多元化，学生们"忙"起来了

课程考核管理贯穿课程全过程，将学生自评、互评纳入成绩考核，让学生课内、课外相互促进、相互监督，激发学生学习动力、增强课程的自我管理能力。PBL 教学过程中，以临床案例为核心，通过小组讨论的形式，将与案例相关的解剖、病理、生化、药理、诊断等知识点串联起来，通过有序、合理的逻辑关联，推动自主学习，培养医学生的临床思维能力。同时，在课堂讨论的过程中，增强了医学生表达自己观点、看法的信心，使团队成员之间学会彼此尊重和理解；而且，在小组讨论和案例医患互动中，进一步体会到儿科医生职业素养中的人文精神。此外，课程考核成绩中包含教师评语，进一步增强学生学习的获得感和成就感。课程考核管理的多元化，让学生们"忙"起来了。

经过课程教学团队全体教师的辛勤付出、努力进取、锐意改革，2020 年，儿科综合医学 PBL 课程被广东省教育厅认定为省一流本科课程。

在新时代南山风格引领下，该课程团队奋勇前进，不断进行教学改革创新。儿科综合医学 PBL 课程的考核均是形成性评价，虽然有客观的评价指标、评价标准，但主观因素难以避免。因此，课程团队成立考核小组，由导师 + 班委 + 随机入选学生组成，让考核更加公开化、透明化，在相互监督中提升课程质量，使课程资源在维护的基础上不断更新、优化，拥有持久的生命力；与时俱进，富有新时代的活力。

不久的将来，课程团队希望将现有的 PBL 课程推进到儿科医学生实习阶段，将"勇于担当的家国情怀，实事求是的科学精神，追求卓越的人生态度"为医学人才培养核心价值取向的新时代南山风格播撒出去，增进医学生在现实医疗环境中发现问题、提出问题、分析问题、解决问题、落实成效的能力，更加饱满地塑造儿科医学生的职业荣誉感、职业素养和职业精神。

（九）临床基础检验学技术课程

临床基础检验学技术课程是医学检验技术专业的核心课程之一，是检验技师从事临床检验诊断的专业技能之一，对职业素养起着支撑作用，具有很强的专业性和操作技术性，也是专业技术资格考试的必考内容。课程教研组通过统筹校企院优质师资，秉承人文与临床医学一体化、加强实验转化造福人民健康的理念，遵循市场导向培养，推进职业标准、行业标准和人岗一体化的产教融合优化教学策略，从根本上提高学校医学检验人才的核心竞争能力和可持续发展能力。

1. 原有课程体系存在的主要问题

临床基础检验学技术原有的课程知识体系有机整合不够紧密，实验教学与临床实际工作脱节，教师授课过程缺乏一体化的整体课程知识布局和知识的逻辑性延伸，课程设置的全链条因受到近代生物医学模式"生物人"的局限性影响，忽视了"社会人"特质，忽视机体全身的整体变化，忽视病人的情绪、人际关系、家庭工作环境对人的影响，教学过程中学生临床应用能力的提升效果有限。

2. 产教融合课程的创新改革

（1）产教融合课程改革思路。

产业、行业和企业的不断转型升级发展，随之匹配的是人才规格的需求改变，产教融合是实现人才的需求变化调整的培养路径。面对新医科倡导的应用型及创新型人才培养内涵，遵循市场规律，在"以岗位胜任为导向"的理念指导下，通过产教融合，将行业企业的前沿技术规范以及文化融入专业课程内容，以临床疾病为导向，拓宽临床基础检验技术的临床应用，突出学生检验技术能力和临床应用能力的培养。

（2）产教融合课程思政路径。

以习近平新时代中国特色社会主义思想为指导，坚持把立德树人作为根本任务，不断加强校企院思想政治工作。坚持以教育内容和教育方法为切入点，让课程思政与教学环节和内容相辅相成，推动思想政治工作体系贯穿课程教学全过程，实现"生理—心理—社会"的医学人文模式，提升人才的素质培养。

（3）产教融合的教学策略。

课程贯彻模块式教学，让学生以基础理论为引领，熟悉常见临床基础检验技术的检验流程、检测项目的操作过程和方法，掌握检验技能的临床应用。课堂授课主要采用以下基本教学策略：

①概念图策略。帮助学生组织和构建知识框架，使知识概括化、网络化和可视化，建立知识点之间的内在联系，达到知识的总结和归纳效果。

②演绎归纳策略。基于重要疑难知识点而设计的策略，由教师通过演绎推

理和归纳设计课堂教学，发挥"思考性讲解"的过程教学，加深学生对知识的深层次理解。

③启发式教学策略。以学生为中心，授课过程中注意引导学生主动发现、探讨解决问题，促进学生对知识的主动建构，发挥学生的探究性和首创精神，调动并训练学生的逻辑思维。

④案例问题教学策略。教师充分应用临床案例，围绕课程内容提出引导性问题和思考性任务，让学生通过案例验证知识，加深对知识的深层理解，促进知识应用，指导解决临床实践技术问题，实现知识到能力运用的整体发展。

⑤互联网助力混合式教学策略。依托超星学习通＋泛雅教学平台，基于互联网技术构建课程教学资源（学习任务、导学说明、教学课件、微课视频、动画、在线测试题、案例分析等元素），结合线下实验教学课堂，逐层训练、螺旋式提高学生对课程知识的学习应用。

（4）产教融合课程知识体系。

依据行业企业认证标准，把标准中涉及的技术要素与临床基础检验技术课程知识点进行导向关联设计，通过分析课程的核心能力与能力指标，依据能力指标所对应的职业岗位需求，制定出适应产教融合发展的课程知识标准，重构面向临床实践工作过程的产教融合知识导图。以基础理论、检验技术和疾病应用的逻辑思路设计，形成理论—实践—疾病相结合的学科体系，构建集学术与职业内容于一体的课程内容，最终实现学生能力素养与行业企业人才需求零距离对接。

（5）产教融合课程改革举措。

①课前：以教材、疾病诊疗标准和行业标准为蓝本进行备课，课前在平台发布学习路径，预告学生如何开启知识模块的学习方法、学习步骤及学习资源的应用方式。

②课中：其一，一课一案例结合思维导图展示知识的内在关联，引导学生学习基础理论到检验项目设计的思路，生成以辩证思维学习检验报告的审核路径，提升分析问题和解决问题的能力（基础理论→检验技术→如何解读检验报告应用临床实践的知识关联路径）。其二，案例学习过程中注意引导学生树立健康生活的意识和珍爱生命的情感，同时培养学生对生活中疾病预防及健康生活的正确意识，体现以患者为中心的人文情怀。

③课后：通过拓展练习为学生课后知识的延伸赋能，引导学生进行基于问

题导向的科学验证，探究"为什么"，运用所学的知识解决临床实践问题继而提出科学问题。

3. 建立多元化的课程评价体系

构筑院企用人方、教师方、课程专家、学生方和第三方的多维度产教融合课程的评价指标，包括专业知识、职业道德、职业意识、临床实践能力、创新能力以及人文素养。评价方法包括过程性评价与结果性评价相结合、定性评价与定量评价相结合、学校内部评价与学校外部评价相结合，为课程的高质量发展保驾护航。

4. 产教融合课程的创新

（1）课程理念创新。

课程改革的核心任务是更新教与学的观念，转变教与学的方式，构建符合素质教育要求的新课程体系，教学过程中促进师生交往互动和共同发展，使学生在获得知识与技能的同时形成正确的价值观和人生观。课堂上，以学生为主体、问题为导向设计课堂教学，从"知识与技能""过程与方法""情感态度与价值观"三个维度培养学生三维目标。

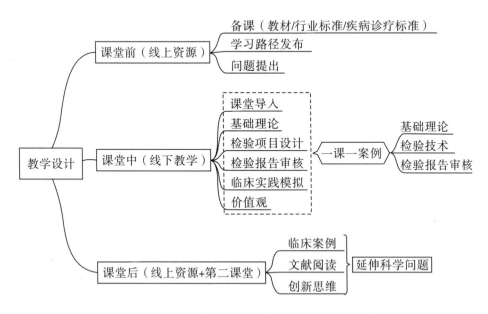

图 4-14　课程教学设计图

（2）课程教学设计创新。

临床基础检验学技术课程聚焦提升学生对知识体系的理解能力和实践能力，改变传统的教学方式，课程框架构建贯穿基础理论、检验技术和疾病应用的逻辑思路，体现理论—实践—疾病相结合的学科体系，探寻使学生对事物的认知从局部走向整体、从理论走向实践应用的目标导向的学习路径。该教学设计改变了教师的工作状态、学生的学习状态和师生的交互状态，借助教学视频和网络媒体等信息化学习资源，使学生成为教学活动的主体，实现自主学习和协作学习；教师则利用课堂讨论、答疑、经验交流或小组合作等交互形式帮助学生实现知识内化，逐渐建立"先学后教"的模式，培养学生的自主学习能力、独立分析问题能力、人际交流能力和协作学习能力。

（3）内容创新。

课程内容根据行业领域的需求，突出如下创新导向：

①课程内容充分体现思政育人元素，医德教育贯穿课程教学全过程，积极推动思政育人与专业教育的有机融合，使医学专业课程与思政理论课程同向同行，形成协同效应，彰显育人目标。

②融入临床疾病实验诊断思维，以疾病服务为导向，以实验技术服务疾病诊断为特色，将临床基础检验技术融入临床常见疾病，通过疾病诊断主渠道整合实验技能训练体系，形成"实验技术＋案例思维＋综合技能"的内容模块，创新性构建了医检课程内容体系。

③聚焦互联网思维，课程融入互联网、人工智能等要素，用交叉学科跨界思维和数据思维进行课程内容的重构创新。基于传统专业知识模块，融合自动化、智能化、大数据与互联网，建立检验结果的自动审核、细胞形态学的自动化识别、实验室标本流向管理等系统，增加临床学科前沿发展内容，开拓学生的创新思维。

临床基础检验学技术课程通过产教融合的创新性改革，以案例式检验报告解读核心环节为主线，融入人文沟通能力训练，引导学生通过观察、实践、探索、思考和交流等活动，学会检验报告解读的方法，在知识认识的基础上编织知识的能力网络，实现知识内化回归临床，螺旋式理解并体验知识解决临床实践的成效，归纳为案例导入、揭示问题—探究发现、建立实验检验分析—理解应用、强化体验—总结归纳、提升经验的学习规律。这一模式使课堂教学更加具有目的性，有效提升了学生的专业技能和思维领悟过程，为今后步入临床工作进行实践性训练。学生们反映密切联系临床实践的一体化教学培养了他们正确分析和理解临床实践问题的能力，引导其关注医患沟通语言、语态和肢体语言的整体配合，提升对患者的关爱和尊重。实现了把课堂还给学生的初衷，培养了学生的主体意识、专业能力及创新精神，取得了良好的教学效果。

（十）牙体牙髓病学课程

广州医科大学口腔医学专业是国家级一流本科专业，而牙体牙髓病学是口腔医学专业的主干必修课程。牙体牙髓病学课程教学团队拥有高级职称 4 人（博士生导师 2 名）、中级职称 8 人、初级职称 6 人，均为硕士及以上学历，实现教授 100% 为本科生授课。2017 年该教学团队获得"广东省优秀教学团队"称号。

在牙体牙髓病学的教学过程中，团队始终秉持新时代南山风格，将"培养具有家国情怀、创新精神和岗位胜任力的卓越口腔医学人才"作为牙体牙髓病学的课程总目标。课程思政目标为：以新时代南山风格为引领，将抗疫精神、广医人精神等教育融入课堂。帮助学生树立正确的人生观价值观，强化家国情怀、"五术"（道术、仁术、学术、技术、艺术）和大健康等理念的培养。知识目标为：学习牙体牙髓病学的基础理论知识，掌握牙体牙髓疾病预防、诊断、鉴别诊断及治疗方法，了解牙体牙髓疾病发生发展过程。能力目标为：积极实施"理论—实验—临床"贯通人才培养，优化课程体系，更新教学方法，打造科创平台。全面提升学生自主学习能力、思辨能力、实践操作能力和创新能力，促进科研教学融合，使学生具备预防、诊断、治疗牙体牙髓常见疾病的岗位胜任力。

1. 课程内容与资源建设及应用情况

该课程按照"1 中心、3 循环、1 贯穿、3 结合"的模式开展全要素教学改革。即：以健康为中心，遵循"健康促进，服务生命全周期的医学发展理念"，全面优化课程体系；"理论—实验—临床"循环教学，全过程推进"早临床、多临床、反复临床"的教学理论；思政人文教育贯穿始终，全师资强化"立德树人"；遵循两性一度的教学理念，线上线下资源相结合，多种教学方法相结合，过程与结果评价相结合，提升牙体牙髓病学教学效果，全方位推进口腔医学人才个性化培养。

在理论课程方面。教研室根据教学大纲的要求建成了内容丰富的资源库，将 70% 以上的理论学习内容移至线上，通过线上精品课程（51%）的学习结合线下 PBL 讨论课（12%）及实验操作（37%），使学生拥有更多理论联系实践的机会。目前该课程线上平台包含：理论课视频 27 个，精品课程视频 41 个，其中龋病内容视频 17 个、非龋视频 6 个、牙髓根尖周病视频 18 个，习题集 76 套，模拟操作动画演示若干，并附有虚拟仿真实验教学课程、相关资源网络链接及推荐参考文献等。在实验课程方面。实验操作占总学时的 37%，线上操作讲解及视频 90 个。线下省级口腔示范实验教学中心引进智能化模拟系统，利用机器人、Simodont 数字化虚拟仿真培训仪开展口腔临床技能训练。在临床实践方面。本科学生每学期期末进行临床见习 1 周，大四下学期开始进行为期 1 年半的临床实习。建立学生专用的高水平集中带教实习基地，该学科拥有牙科综合治疗台 70 余台，年均接诊患者 16 万诊次，为学生学习提供丰富的临床教学资源。每位学生都有一位临床经验丰富的医师作为临床导师，这使学生可以早接触临床，多接触临床，反复临床，在实践中巩固对理论的认知。在课程评定方式方面。该课程采用过程评价与结果评价相结合，其中学生总成绩中，形成性评价占 40%，结果性评价（期末考试卷面成绩）占 60%。

教学团队将牙体牙髓病学所涉及的疾病进行深度课程内容整合，学习牙体牙髓疾病的病因、病理、预防、诊断及治疗，并按生命全周期的特征开展对疾病的讨论，以新定位解决传统课程"重学科、轻整合，重治疗、轻预防"的问题。采用多元化教学手段，改革传统教与学课堂模式。课程思政全贯穿，线上线下资源相结合，多种教学方法相结合，过程与结果评价相结合，促进教学相长，着力解决传统课堂"满堂灌"、教学有效性差的问题。全面创新教学模式，以健康为中心，对课程内容进行优化整合。进阶实验课程体系、虚拟仿真训练体系、实习实训实践体系相结合，构建"理论—实验—临床实践反复循环"的教学模式，实现学生早临床、多临床、反复临床，着力解决传统教学模式"重理论、轻实践"及学生岗位胜任力差的问题。

鼓励学生早进实验室，早进课题，早进团队，推进科教融合，开展创新实验，培养学生创新思维能力，提升课程的"挑战度"。做到理论与实践相结合、知识与能力相融合，培养学生实践能力和科研思维，实现课程"高阶性"。思政人文教育贯穿始终，全师资强化"立德树人"。树立学生红色价值观，努力成为道术、仁术、学术、技术、艺术全面发展的卓越口腔医学人才。全面推进教学模式多样化和教学手段信息化。课程体系秉承前沿性和时代性，教学方式呈现先进性和互动性，体现课程的创新性。

2．课程教学内容和方法的创新性

教学内容和方法的创新性具体体现在如下方面：

（1）课程体系优化。优化牙体牙髓病学与口腔解剖学、口腔组织病理与生理学、口腔预防医学、儿童口腔医学等课程的编排，强化学科与专业的融合。

（2）教学模式多样化。对不同章节采用不同的教学方案，包括传统课堂授课、传统课堂＋翻转课堂、慕课＋翻转课堂、"e 学中心"＋线上翻转课堂。教学模式均以学生为中心，注重与临床实践相结合、与科学研究前沿相结合。

（3）教学手段信息化。在传统黑板、白板、PPT 的基础上，增加现代信息技术运用于课前、课中、课后。如雨课堂、腾讯会议、超星学习通等，对于师生双向互动提供技术支持，增加学生的课堂参与度。引进 Simodont 数字化虚拟仿真系统、3D 远程教学系统、牙科机器人等，创新实验教学。

（4）翻转课堂灵活化。增加了自学学时，同时设置翻转课堂——TBL、CBL、PBL 等多种形式运用于课堂。

（5）思政人文教育融合化。思政人文教育贯通全课程，在案例设计、病例分析、卫生宣教等环节注重课程思政元素的融入，强化思政与专业的融合。

（6）评价方式立体化。采用学生自评＋他评＋教师评价，通过反思、问卷调查、学习行为观察及反馈、实验报告、论文、模拟临床场景综合实践能力考核等方式，多层次、多维度、全面评价学生的综合能力。

该课程开展过程中聘请学院督导和学校督导听课反馈，不断完善教学质量，实施闭环管理。自 2015 年开展混合式教学改革以后，该课程受到师生广泛好评，2020 年荣获省级优秀思政教学案例 5 项。学生的理论及实践技能均有显著提升。近年在口腔执业医师考试中该课程的成绩均高于全国平均水平及本地区平均水平。在全国技能比赛中多次获奖，如在中华口腔医学会全国口腔院系本科生临床操作展示大赛中获"全能之星"奖，在"光华杯"口腔医学生临床技能邀请赛中获牙体牙髓病学"专业之星"奖。在导师制培养模式下，学生的创新能力得到显著提升，在大学生"挑战杯"、创新创业大赛中均取得优异成绩。教学团队在教学、科研方面也获得优异的成绩，其中获得省级教改课题 5 项，发表教学论文 9 篇，获教学奖励 5 项。两名青年教师在国家级教学技能操作比赛中获奖，牙体牙髓病学课程获 2020 年省级线上线下混合式一流课程立项。

（十一）机能实验学课程

医学是一门以实践为基础的科学。在医学生的培养过程中，基础医学实验教学对学生综合能力的培养起着举足轻重的作用。然而，传统的医学实验课程存在诸多缺陷，如：实验内容多为验证性，缺乏探索和创新；实验内容固定，数量有限，时空限制大，消耗大；与临床联系不够紧密，能力培养作用有限，尤其是创新能力培养等。针对上述医学实验教学在学生培养过程中存在的问题，广州医科大学基础医学院机能实验中心构建了以"以能力培养为导向"的机能实验学教学改革，在课程设置整合的基础上，实行线上慕课与线下实体操作实验相结合、实体操作实验与虚拟仿真实验相结合的教学模式，同时通过引入学生自主设计性实验和项目引导式实验的方式，力求全面提升学生的自主学习能力、实践操作能力、知识运用能力和创新实践能力。自改革开展以来，取得了较好的教学效果。

1. **整合实验课程以提升学生的综合实践能力**

为改变基础医学实验条块分割明显、知识连贯性差、对学生综合运用能力提升不足的缺陷，机能实验中心早在 2004 年就将生理学、病理生理学和药理学三门课程的实验教学内容有机融合，并对教学内容、实验方法、教育技术手段等方面进行改革，独立开设了机能实验学整合式课程，形成以综合性实验为主体的实验教学体系。

机能实验学课程分两学期授课（机能学实验 1 和机能实验学 2）。机能学实验 1 包含 8 项基础性和综合性实验，机能学实验 2 包含 6 项综合性实验和 1套完整的设计性（探索性）实验，从而形成了包括生理特征、病理生理学改变和药物治疗在内的整体化综合实验系统，致力于培养学生的综合实践能力，促进其临床思维的形成。

在课程的开展过程中，教师将人文情怀全面渗透于实验教学的各个环节，如在第一次实验课开课前对实验动物进行集体默哀仪式，同时在实验过程中要求学生始终遵循实验动物的 3R 原则。从而为塑造具有仁心仁术的高尚医生打下前期基础。

2. **实行慕课与实体操作实验相结合的线上线下混合式教学，着力培养学生的自主学习能力和综合实践能力**

因应信息化时代国家对教育改革的总体要求，本着建成"人人皆学、处处能学、时时可学"的教育信息化体系，机能实验中心对教学理念、教学内容和教学模式进行大胆革新，依托广州医科大学"e 学中心"超星慕课平台，构建了基于"互联网＋教育"的慕课课程，即机能实验学慕课课程，实行慕课与实体操作实验相结合的线上线下混合式教学。

线上的机能实验学慕课课程包含完整授课视频、PPT 和教材内容，学生在每次实验课前可登录学习慕课课程中的 PPT、授课录像，观看机能实验课的高清手术操作视频。通过学习相应的实验基本理论和实验操作视频，促进学生在课前对知识的综合掌握，为下一步的实体实验打下良好基础。

在慕课教学的过程中，充分利用慕课配套的移动端软件——超星学习通的功能，实现了学习过程的可移动性，从而突破了学习过程的时空限制，具有无可比拟的方便性。

在线下的实体实验（实验室操作实验）阶段，由于学生已经具备了课前慕课学习的基础，因此大大提高了实验操作的成功率，提升了学生对综合知识的运用能力。此外，借助学习通的签到、互动讨论、答疑、抢答和问卷调查等功能，使学生在学习过程中始终能与教师保持实时互动，确保了学习质量和效率的提高。

由此可见，这种线上慕课与线下实体操作实验相结合的授课模式，不仅突破了学习过程的时空限制，还可有效地促进学生自主学习能力和综合实践能力的提高。

3. 采取实体操作实验与虚拟仿真实验相结合的"虚实结合"式实验教学，培养学生的综合实践能力和创新实践能力

为解决传统实验中教学内容固定、数量有限、教学成本高、时空限制大、与临床和科研联系不够紧密等方面的不足，同时为适应信息化时代对实验教学的新要求，机能实验中心本着以能力为先的人才培养理念，较早地与公司合作研发并引进了一批机能学虚拟仿真实验教学软件，实现信息化技术与实验教学的深度融合，拓展实验教学的广度和深度，延伸实验教学的时间和空间。

机能实验学虚拟仿真实验教学项目依托于基础医学院的国家级基础医学虚拟仿真实验教学中心的虚拟仿真教学平台，现有虚拟仿真实验项目共 29 项，既包括 15 项综合性实验所对应的虚拟仿真实验内容，也包括 14 项在一般实验条件下不易操作的或由科研成果转化而来的实验内容（如"辛伐他汀对抗 H_2O_2 所致的动脉内皮损伤"科研转化实验、"溺水后机体功能的变化及其急

救"临床科普实验等）。

通过这种将机能实验学虚拟仿真实验与实际操作实验相结合的"虚实结合"式教学，极大地拓展了传统实验教学的广度和深度，有利于学生早期接触临床、早期接触科研，启迪其临床和科研思维，促进其综合实践能力和创新实践能力的提高。

4. 引入设计性实验和项目引导式实验，促进学生科研思维的建立和创新能力的提高

针对传统医学教学对学生科研思维和创新实践能力培养方面的不足，机能实验中心在学校的统一部署下，稳步推进实验教学改革，设立进阶式实验课程体系，即在机能综合性实验的基础上，通过开设设计性（探索性）实验，对学生开展基础性科学研究训练，进而引入项目引导式实验，作为设计性实验的延伸和拓展，以进一步提升学生的科研思维能力和创新实践能力。

（1）引入设计性实验作为科研基础性训练。

在掌握基本实验技能和完成综合性实验的前提下，为了进一步提高学生在实验过程中的主动性，激发他们的科研兴趣，培养他们的创新意识和科学素养，机能实验中心在 2004 年起在机能实验学 2 中增设了 1 整套的设计性（探索性）实验内容。即每个实验班设立 8 个实验小组，每组 4 人，以小组为单位进行选题和实验设计。设计性实验的流程由以下几部分组成：①教师讲解科学实验设计的基本原理、基本程序，进行设计性实验动员；②学生查阅资料、选题，提交初步设计方案（课余时间）；③择优选择设计方案，即通过小组答辩和师生辩论后，确定科学性和创新较好的方案；④实验方案的实施；⑤论文撰写（课余时间进行）；⑥论文答辩和总结。

通过设计性实验的开展，学生接受了基础性的科学研究训练，初步具备了一定的科研思维能力，掌握了医学科学研究的基本思路、原理和方法，为其进一步的科学探索奠定良好的基础。

（2）以项目引导式实验作为设计性实验的延伸和拓展。

除课程内开展设计性实验外，还对优秀的学生开展项目引导式实验，即学生在教师指导下申请各级大学生创新科研项目，或由学生本人自主联系加入教师的课题组中进行导师制大创项目。将项目引导式实验作为设计性实验的延伸和拓展，以进一步提升学生的科研思维能力和创新实践能力。

2016 年以来，教务处每年资助 50 项大学生实验室开放项目，学校团委每年资助 150 项大学生创新实验项目，为项目引导式实验的开展提供了充分保证。

为确保项目引导式实验的顺利实施，基础医学院在 2014 年创建了基础医学大学生创新实验室，用于获得业余科研项目的学生开展教学科研一体化的机能学开放性创新实验。该实验室打破学科界限，可开展多类基础医学实验项目，如机能学、形态学、免疫学、分子生物学等多学科创新科研活动，使学生的科研素养得以全面提升，成效显著。

通过以上实验教学改革，尤其是基于设计性实验和项目引导式实验中打下的良好基础，学生在基础医学院教师的指导下积极申报省级以上大学生创新实验项目，2016 年以来，教师指导学生获各类科研立项 210 项，其中国家级大创项目 36 项，省级大创项目 74 项；各类获奖 180 项，其中国家级奖 42 项，省级奖 122 项；公开发表科研论文 98 篇。以能力培养为导向的实验教学取得了良好的效果。今后将进一步扩大项目引导式实验的受众范围，让更多学生参与到科学探索的过程中，使本科生的科研思维和创新能力得到更大提高。

（十二）呼吸系统疾病整合课程

1. 聚焦痛点、问题导向，新时代南山风格引领下思考课程改革

医学模式随着医学发展发生多次转变，传统的医学教育模式显然已不再适应新时代医学教育的要求，并在当今教育环境下显露"痛点"：以单向授课为主，基础与临床脱节，学科知识存在过于独立、割裂或重复、赘述等问题。广州医科大学呼吸系统教学团队在新时代南山风格的引领下，针对传统医学教育的弊端，从 2013 年在充分调研学习国内外器官系统整合课程的相关教学改革内容的基础上，在国内率先开展基础与临床结合的器官系统课程整合教学模式的探索，于 2015 年 6 月开始进行实践工作。实践证明，呼吸系统疾病整合课程在一定程度上有效解决了传统教学的弊端，通过课程设置整合、教学手段综合、科研教学融合三种方式提升学生创新能力。其中主要表现为知识系统化整合并与技能操作紧密结合；积极尝试多种新型课堂授课形式，提供更多的课堂互动机会，促进科研教学融合等形式。

2. "以学生为中心"的教学创新

呼吸系统疾病整合课程在呼吸系统疾病的主线和思路上，整合了组胚、解剖、生理、病理、人文思政等多学科基础知识和临床专业知识，有机地把基础

医学与临床医学相互渗透和融合，力求实现临床学科与基础医学的整合、应用技能与临床疾病的结合、内外学科的重组。一方面使学生形成呼吸系统正常和病态下的结构与功能变化、病因、病理生理、临床诊疗等完整的知识链，并掌握基础实验技术和临床专业技术，培养其自主学习、获取分享信息、终身学习和沟通的基本能力，以及具备团队精神、尊重关怀等人文素质。另一方面进一步提高教学的系统性和完整性，提高临床教学效果和水平，有利于学生掌握疾病的诊治和全貌，培养学生的自主学习、解决问题的创新能力。

（1）教学设计与考核。

①总体教学设计。

利用前期新型医学智库整合丰富而权威的教学视频资源，包括内科学国家精品课程，药理学、病理生理学和"走进肺功能"慕课等优质线上课程资源，辅以微课视频和课程PPT，将各类知识点完美连接，丰富教学内容。

课前，在网络平台发布录播视频和PPT；课后，将学生的思维导图以及所收集的其他资料上传至网络平台，全面实现师生之间学习资源的无障碍共享和交流。师生互动以课堂互动和课后答疑相结合；课后可继续通过网络平台答疑，给学生安排一定的自由思考时间，问题及解析也可长期保存，供学生随时查看、复习。

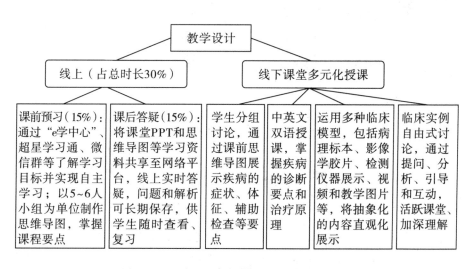

图 4-15　呼吸系统疾病整合课程教学设计图

②采用 PBL 和 CBL、翻转课堂等多种教学方法。

课程穿插 4 堂讨论课 10 学时和 4 堂 CBL 讨论 10 学时、2 个 PBL 案例 18

学时。同时采用理论授课、小组讨论、临床技能训练、床旁示教等多种教学方法。整合后的呼吸系统课程理论课时比例有效减少，人文思政内容有机融合，有效提升学生人文素养。根据整合课程教学大纲，部分呼吸系统课程整合前后对比见表4-9。

表4-9　部分呼吸系统课程整合前后对比

科目名称	内容	整合前学习形式	学时	整合后学习形式	学时
慢性阻塞性肺疾病（COPD）	1. COPD的流行病学、病因、发生机制	理论授课	2	理论授课+案例PBL+实验	2
	2. COPD的内科学	理论授课	4		6
	3. 缺氧的病理生理学和种类及其对机体的影响	理论授课+实验	4+8		6
原发性支气管肺癌	1. 肺癌病理诊断	理论授课	2	理论授课+病理、影像实验	4
	2. 肺癌影像诊断	理论授课	1		
	3. 肺癌内科学	理论授课	3		2
	4. 肺癌外科学	理论授课	1		
肺结核	1. 微生物感染病原学	理论授课	1	理论授课+病理、影像实验+病理讨论	3
	2. 肺结核病理诊断	理论授课+实验	6		3
	3. 肺结核影像诊断	理论授课	0.5		
	4. 肺结核内科学	理论授课	3		3
肺炎	1. 呼吸系统感染病原学	理论授课	6	理论授课+病原学实验+病理讨论	6
	2. 肺炎病理学	理论授课+实验	8		6
	3. 肺炎影像诊断	理论授课	1		3
	4. 肺炎内科学	理论授课	3		
肺脓肿	1. 微生物感染病原	理论授课	0.5	病例、鉴别诊断讨论	3
	2. 肺脓肿病理诊断	理论授课	0.5		
	3. 肺脓肿影像诊断	理论授课	0.5		
	4. 肺脓肿内科学	理论授课	2		
	5. 肺脓肿外科学	理论授课	0.5		

③实行双语教学，培养国际视野和跨文化交流能力。

坚持"全程英语教学不间断"的原则，构建公共英语、医学专业英语、英语园地等多方面英语能力培养体系，加强外语表达能力，创造对外交流与合作机会，支持并鼓励学生以交换生形式出国（境）学习交流。

④建立非标准答案的考核制度。

该课程建立非标准答案的考核，如病例讨论、PPT汇报等。总成绩中加入了学生日常参加PBL讨论时的表现评分，以及临床技能考核评分（病史采集、体格检查、胸腔穿刺等）；在校阶段成绩按照理论考试50%、PBL评价35%、课前和课后作业评价7%、实验报告5%、出勤率3%。见习阶段成绩按照病例PPT汇报20%、病历书写20%、Mini-CEX 50%、出勤率10%，两者共同组成总成绩。

⑤设置动态及格线式"过关"模式。

该课程更改传统教育评价"60分及格"的模式，实行按照学生成绩比例等方式预估考试合格分数，在过程中无形调动了学生学习与复习的积极性，同时也增加了学生对于考试和学科本身的重视程度。

⑥自命题考核方式。

该课程将学生分成多个学习小组，在课程结束后以小组为单位自行命题、小组间交叉命题，教师根据学生自命题难度评估并确定课程分数。让学生养成独立思考的学习能力，同时也检测学生对课程的消化吸收程度，带动学生分析和综合能力的提升。

（2）教学团队与反馈。

①形成专业的高水平课程教学团队。

教学团队构成比例合理，注重教师队伍发展。团队为省级质量工程"呼吸系统课程整合教学团队"，层次结构上，以本学科领域水平较高、影响力较大的教授为负责人；成员以中青年骨干教师为主。以权威教授为榜样，发挥"传帮带"优势，组织和支持青年教师到各大名校学习培训，开拓视野，掌握先进的教学方法及手段。

②实行科学的教学评价方法。

实行校、院、学生三级评价体制，定期开展教学评估工作。建立及时有效的教学信息反馈与评价系统，对授课情况进行网上综合评定并将评定结果汇总、存档，与年末考核挂钩。定期召开师生座谈会，为学生和教师提供近距离交流的机会。

（3）课程成果总结。

①形成呼吸系统课程整合教学体系。

以器官系统为中心，将基础医学、临床医学、桥梁学科有机融合，创新穿插理论授课、实验、PBL、CBL讨论课，增加临床见习时间。课程整合教学加强了学科间的交叉融合，知识传授的连贯性明显提高，重点突出。团队曾分析学校课程整合的学生与同年入校传统教学的五年制学生的调查问卷，结果显示学生能力和满意度方面，新教学体系占优。

②人才培养质量持续提升。

一是学生科研能力明显提升。学生科研成绩突出，作为第一作者或通讯作者发表SCI论文累积影响因子20余分（其中一篇发表于 Annals of surgery，IF9.02），发明专利10项；获得国家级大学生创新创业项目4项，省级32项，校级科研立项40多项；先后获全国"挑战杯"三等奖、广东省"挑战杯"一等奖及三等奖。

二是学生外语水平与临床技能提高。先后在全国英语大赛、广东省第五届"联盟杯"本科高校英语写作大赛等赛事中获优异成绩。专业英语能力提高，发表相关专业SCI论文8篇。参加华南地区临床技能大赛连续三年获二等奖及三等奖。

三是考研率及执业医师通过率稳步提升。课程整合教学的学生自2015届始，考研率逐年上升且较同届普通班增加10%～33%；2017年执业医师通过率高达95.83%，就业率和质量明显提升。

③教师队伍素质提升，承担多项教改课题。

主讲教授教研能力强，被评为"南粤优秀教师"，承担省市级教改项目10余项，发表教学论文10篇；团队的年轻医生曾荣获"广东省青年珠江学者"称号，成果获中华医学会呼吸分会"高影响力论文奖"，承担国家级、国际级科研项目多项，发表SCI论文50余篇。教师团队先后获得校级和国家级黄大年式教师团队称号、省级质量工程"呼吸系统课程整合教学团队"；多名团队成员参与编写国家卫生健康委员会器官系统整合教材——《呼吸系统与疾病》（第二版）。

④建立医学器官系统课程整合的智库。

有秩序、有规划地将整合课程相关创新资源等纳入新型智库，形成"器官系统整合课程新型智库"，为高校师生搭建交流平台，为国内兄弟院校开展器官课程整合提供借鉴和参考。

（十三）五官科学课程

以器官系统为中心的课程整合，是学校教学改革中的一项重要工程。广州医科大学《"临床医学专业统筹实验班"（南山班）本科人才培养方案》的培养目标明确指出，秉承"奉献、开拓、钻研、合群"的南山风格，培养适应全球医疗卫生事业发展的需要，德、智、体、美全面发展，具有宽厚的人文情怀和高度的社会责任感，具有坚实的基本知识、基础理论和基本技能，具有国际视野、创新能力和持续发展能力，能够胜任临床医疗、医学研究、医疗管理等相关工作的高素质复合型人才。

五官系统本科教学团队，是广州医科大学"强校工程"和"课程思政"教学团队，是广东省"质量工程"本科教学团队，自成立以来，依托广东省卓越人才培养计划项目"南山学院拔尖创新医学人才培养"、广东省本科高校临床教学基地教学改革项目"基于SPOC的五官科学器官系统课程的教学模式研究"和广州教育政策研究课题"基于关键能力发展的临床医学专业器官系统课程体系构建"，建成了五官科学器官系统整合课程体系，构建了基础—临床"双教师"的教学模式。2017年至今，"双教师"教学模式在"南山班"的教学实践中，有效地保障并持续提高了教学质量，促进了培养学生具有坚实的基本知识、基础理论和基本技能，具有国际视野、创新能力和持续发展能力的人才培养目标。相关经验支部在各学院开办的"创新班"推广。

1. "双教师"教学模式的必要性

器官系统整合课程五官科学，包括头颈系统的解剖学、组织学、生理学、病理学、诊断学、影像学、眼科、耳鼻咽喉—头颈外科、口腔颌面外科等知识。为将宏观与微观、机能与形态、病理与生理、基础与临床、诊断和治疗有机融合，为学习者解决临床实际问题提供完整的知识链，教学团队在课程设计中，淡化学科意识，以"疾病群"为教学单元，整理知识结构为：

正常结构（宏观和微观结构，包括解剖学和组织学）→正常功能（生理）→异常结构（病理）→异常功能的形成（病理生理）→治疗（药理），体现了宏观与微观、机能与形态、病理与生理、基础与临床、诊断和治疗的融合；学生进一步思考五官系统疾病典型的临床表现→检查→诊断和鉴别诊断→

防治（诊断学、影像学、眼科、耳鼻咽喉—头颈外科、口腔颌面外科）。

实践表明，"双教师"教学模式，能更好地把基本理论、基本知识和基本技能转化为具体应用于临床对患者进行及时而有效的早期诊治的能力；学生也会感觉到学有所用，可以很好地激发学生的探索求知意识和创新意识，有利于培养具有较强实践能力、综合分析能力和创新能力的高级医学人才。

2. "双教师"的教学策略

教学目标：使学生形成五官系统在健康和疾病状态中的结构与功能变化、流行病学、病因与病理生理、临床诊疗等的完整知识链，并掌握相关实验技术、临床技术能力，以及解决与五官系统疾病相关的社会、心理等问题。

教学模式：基础理论（基础课教师）—实验（基础、临床教师）—疾病理论（临床教师）的课堂教学。

表4－10　五官科学"双教师"教学计划表

教学单元	授课教师	讲授内容	学时数
1	解剖学教师 耳鼻喉教师	鼻咽喉的解剖学（实验）	3
	耳鼻喉教师	咽部炎症：咽炎、腺样体炎、扁桃体炎、咽部脓肿 阻塞性睡眠呼吸暂停低通气综合征（CBL）	3
	耳鼻喉教师	喉的急性、慢性炎症，喉狭窄及喉阻塞，喉外伤（CBL）	3
2	解剖学教师	气管、支气管及食管的应用解剖学及生理学（实验）	3
	耳鼻喉教师	气管、支气管异物、食管异物（CBL）	2
3	解剖学教师 耳鼻喉教师	耳解剖（实验）	3
	耳鼻喉教师	中耳炎性疾病、耳源性颅内外并发症（TBL）	3
	耳鼻喉教师	耳硬化症、眩晕（CBL）、耳聋（双语）	3
4	解剖学教师 耳鼻喉教师	颈部应用解剖学（讲座＋实验）	3
	耳鼻喉教师	颈部炎性疾病、颈部肿块（CBL）	2

（续上表）

教学单元	授课教师	讲授内容	学时数
5	解剖学教师 口腔科教师	口腔颌面部解剖（讲座＋实验）	3
	口腔科教师	牙龈炎、牙周炎、口腔黏膜疾病（CBL）	3
6	解剖学教师	眼眶的组成、眼眶的血管神经、眼外肌（实验）	3
	眼科学教师	眼球解剖及生理生化（TBL）	2
	眼科学教师	视网膜病（CBL＋讨论）	3

3. "双教师"的教学方法

"e学中心"建课——五官系统疾病，采用线上、线下的混合式教学。

（1）课前（线上）。

预习。学习资源："五官系统疾病"章节学习，完成设置的任务点（形成性评价）。

（2）课堂（线下）。

课堂学习。以气管食管疾病为例：

第1学时，讲座。解剖学教师讲授"气管、支气管及食管的应用解剖及生理"。

第2～3学时，实验。解剖学和临床教师共同指导学生学习。解剖学教师着重基础解剖，耳鼻喉教师着重临床手术的应用解剖（如气管切开术、支气管镜检查）。

第4～5学时，CBL。耳鼻喉教师主讲。

第6学时，讨论，教师引导。同学示范气管—支气管异物急救法，解剖学教师用标本进一步讲解气管支气管的应用解剖。课堂讲授过程中，学生在"e学中心"完成预设的选择题并实时反馈（形成性评价）。

（3）课后（线上）。

阅读理解、知识整理、师生互动。知识整理包括绘制咳嗽思维导图并提交（形成性评价）。

（4）学习评价。

①形成性评价。分别于课前（完成任务点）、课堂（随堂测试）、课后（知识整理）三个阶段进行，"e学中心"自动生成评价综合报告。②总结性

评价。课后在"e学中心"完成作业或测验，提交问卷。

4."双教师"教学模式的成效及意义

（1）解决了基础课程与临床课程脱节的问题。

形成了五官系统在健康和疾病状态中的结构与功能变化、流行病学、病因与病理生理、临床诊疗等的完整知识链，使学生有了更好的学习体验，培养了临床思维，提高了医学素养。

（2）提高了教师教学能力和水平。

"双教师"教学模式的实施，促进了教育理念的更新和教师信息素养的提升，实现了对学习者的了解和分析以及教师教学的自我反思，实现了教学的团队化。

（3）器官系统整合课程基础—临床"双教师"教学模式，得到了各级部门的关注和推广。

教学团队受邀参编人民卫生出版社"十三五"规划临床医学专业第二轮器官—系统整合教材《皮肤与感官系统疾病》和《临床医学 PBL 教学案例集》，相关经验在北京大学医学·教育论坛交流并获得优秀奖，获得了学校第十七届教学成果奖二等奖。

第四节　师生携手成长，打造共同体

2018 年，广州医科大学呼吸学科教学团队荣获第一批全国高校黄大年式教师团队称号。2020 年 9 月 8 日，习近平总书记勉励全国高校黄大年式教师团队代表，好老师要做到学为人师、行为世范。希望教师们继续学习弘扬黄大年同志等优秀教师的高尚精神，同全国高校广大教师一道，立德修身，潜心治学，开拓创新，真正把为学、为事、为人统一起来，当好学生成长的引路人，为培养德智体美劳全面发展的社会主义建设者和接班人、全面建设社会主义现代化国家不断作出新贡献。

一、打造教师成长共同体，提升师资素质

高校教师的生存状态是相对孤立和隔离的，除了学院、教研室等机构组织，还需要建立一个教师发展学习共同体来帮助教师摆脱教学方面的困顿局面。学校教师教学发展中心（以下简称"中心"）整合新入职教师的教学培训、教师成长规划的指导、教育教学技术培训、教育教学资源建设、教师互助支持、教学名师培育、教师教学质量评估等工作职能，为教师提供全方位、多层次、多样化的成长咨询和服务。

中心根据教学实际要求组织教师成立发展共同体，每个共同体由不同学科教师5～15位成员组成，形成学习小组，这有利于提高教师的专业知识和职业能力。通过相互学习、交流、互动和信息共享，形成资源共享、相互促进的学习型组织，把这些彼此相关但又相互之间处于分离状态的教师，整合在发展学习共同体中，通过资源整合实现共同发展。通过共同体，教师可以共同分享个人价值观和职业规划愿景，形成共同的职业情感，共同解决教学和科研中面临的问题，促进大家共同发展。每个成员都是学习者、受益者，每位教师都能得到发展和提高。学校在南山学院教学改革过程之中，尤其需要跨学科组织教学团队开展集体备课、学习交流，给教学团队提供这样的环境和组织支持，将大有裨益。

（一）采取多元化、终身化教师发展策略

强化教师师资队伍建设和培养机制建设，引导教师制定与学校发展相一致的发展目标，将教师继续教育、研修学习作为教师发展战略规划的重要组成部分，贯穿教师的整个职业生涯。鼓励教师申请各种继续教育和访学进修项目，并给予相应必要的支持，提高教师的科研水平和教学水平。对于需求类别不同的教师，设立不同培养项目，提供专业化、差异化的培养，满足教师发展需要。教师从入职开始就要参加中心提供的大部分培训课程，制作个人课程档案袋，记录学习培训的内容和个人成长的过程及反思。构建以继续教育为外部驱动力，以自我实现为内部驱动力，以专业学科知识、教学科研水平的提升，师德、道德情操的提高为内涵的发展模式。

（二）提供线上线下相结合的教师学习平台

建立基于学校"e学中心"共享平台的虚拟教师发展社区，使教师们可以通过手机等终端随时随地关注、参与线上教师发展项目，享受优质教学资源，实时共享信息。

开展教师教学研习培训活动，促进教师成长与教学质量提升。培训课程的设计尽量避免停留在校级层面，而是提高培训课程的适切性，以课程建设为契机，为教师量身定制培训课程，使学习与学院、系、课程和专业等产生联系，满足学习者对知识和技能的需求，有利于课程建设开展。

开展青年教师教学技能比赛等活动，搭建青年教师成长与教学质量提升的平台。以"重在参与，重在过程，重在提高"为原则，工会、教务处、人事处共同举办青年教师教学技能比赛，搭建教师交流、沟通和能力提升的平台。

对各类教师进行全方位帮助。对新任教师进行基本职业能力培训，主要包括如何设计教学，如何上课，如何分析教学效果等；对有经验的教师，主要鼓励他们扩充和研习多种教学方法，研究自己的教学方式，进行具有自我发展意义的教学研究；对于优秀教师，则帮助他们总结、凝练自己的教学方法和教学理论，为学校打造真正的大学教学家，形成多层次的教师教学培训体系。

关注青年教师的个人发展，建立教师教学成长影像资料库。适应教师个性化发展的需求，利用学校多媒体视频摄制自动播放系统，以预约的形式主动为教师拍摄课堂教学录像与制作典型教学案例，建立教学录像影像资料。并以第三方的角色，将影像资料提供给教师本人，可以邀请名师、专家为其"诊脉"，以期不断改进教学策略，提高课堂教学质量。

（三）探索培养教学设计师

中心工作人员的角色是教师的帮忙者、研究者和支持者。大学教学研究的核心问题是教师如何进行有效教学，美国"以学生为中心"的教改中，高校改革的主要推动者是教师发展中心的"教学设计师"（Instructional Designer，ID），他们是教师发展中心的主体，主要任务是帮助教师完成课程设计，组织教师相互交流提高课程设计水平，探索课程的最佳教学模式和教学方法。负责对教师进行教学改革指导，促进各类精品课程、教学成果的培育与建设。教师发展中心应以培养教学设计师为研究着力点，培养一批教学设计师和教学名师，使这些"老师的老师"们回到各自的学院、专业继续培养其他的年轻教师，传播教学理念。

（四）协助教师开展教学研究与交流

中心帮助教师更新教学理念、开发课程、探讨跨学科课程设置，更新教学内容、创新教学方法和模式，改进教学策略和教学结构、总结教学经验和成果，鼓励教师及时将科研成果转化成教学成果，促进教学改革与创新。

加强教育资源建设及教育信息化推广应用服务，帮助教师开展教育资源建设与维护、优质教学资源网站的建设和维护、慕课等新型教学模式的推广和应用；开展资源共享课、视频公开课等教学资源的建设及校内整合维护、本科质量工程建设资源建设工作。

中心支持教师参加教学改革和学术会议交流，协助教师为参加学术会议做准备，为教师会议演讲组织试讲点评，评估会议发言的材料并提供 PPT 技术指导。

（五）提供各类咨询服务

一是教学咨询。建立教师工作坊教学咨询制度，邀请学校名师坐镇，接受教师成长与教学问题的咨询，为全校教师预备可以实现点对点式的探讨教学问题的场所，为教师提供符合个体需求的"配送式"教学咨询服务，满足教师个性化专业发展的需要。

二是其他各类咨询。教师在教学工作中遇到的心理难题、法律纠纷等，都可以通过中心联系提供心理咨询或法律咨询，加强教职员工社交和情感交流能力培养，使中心真正成为教师发展成长之家，服务教师全方位发展。

二、通过学习共同体，促进教学相长

"学习共同体"是一个由学习者及其助学者（包括教师、专家、辅导者等）共同构成的团体，学校班级学习共同体是由学习者（学生）和助学者（教师）共同组成的，以完成共同的学习任务为载体，以促进成员全面成长为目的，强调在学习过程中以相互作用式的学习观作指导，通过人际沟通、交流和分享各种学习资源而相互影响、相互促进的基层学习集体。它与传统教学班和教学组织的主要区别在于强调人际心理相容与沟通，在学习中发挥群体动力作用。他们彼此之间经常在学习过程中进行沟通、交流，分享各种学习资源，共同完成一定的学习任务，因而在成员之间形成了相互影响、相互促进的人际联系。学习共同体体现了从认知成长走向人格发展的教育目标。所构建的学校文化是一种重视探究意识的培养，采取合作的态度和策略来学习，鼓励交流，通过积极的倾听、协商来解决冲突，学习者之间互相尊重和欣赏、相互学习和分担责任，并且有为共同目标而工作的意愿的新型文化，体现了发展的学习观。

以钟南山院士为首的医学科研、临床团队，促使大学临床医学专业和学科形成一个强大的"医学磁场"。在这个医学磁场中，有创新和与众不同，有频繁的联系和学术文化圈子，对研究课题充满激情，热爱教学和传承知识，弟子助手济济一堂，重视团队合作，有孕育新思维的环境氛围。大批青年才俊参与"南山班"的教改，组建了"跨学科、跨专业、跨医院、跨学院、跨研究院所、跨临床专科、跨教研室"的高水平、多学科医教研协同育人团队，建立了本、硕、博培养的多层次师资梯队。由各附属医院优势学科和专科牵头，组建了"9个基础—临床+9个临床—临床"学科和临床专科共建团队；以学科和临床专科共建为基础，组建了由钟南山院士领衔、"长江学者""杰青"等高层次人才参与的14个"基础—临床+"课程模块教学团队和导师团队；教学团队实行临床、基础双负责人制，通过持续举办教育理念、教师境外培训、临床教学能力和PBL分阶培训，开展集体备课和试讲活动，选派基础教师到临床进修学习，临床、基础或人文课程教师共同上一堂课，基础、临床教师共同申报教学与科研课题、开展教育与科学研究等，不断提升团队多学科融合的能力。

学校致力打造教学导师团队。由学校教师教学发展中心按照不同的教学范畴特点，培育了一批课程思政教学导师团队、临床教学导师团（分教学查房、病例讨论、技能操作指导）、PBL教学导师团等，这些"老师的老师"们继续培养其他的青年教师，传播教学理念。他们帮助教师做课程设计，组织教师相互交流提高课程设计水平，探索课程的最佳教学模式和教学方法。

学生们在"南山班"形成学习共同体团队，感受医学磁场的氛围，受新时代南山风格的熏陶，他们组建学习朋友圈、学习俱乐部和社团，通过双导师制参加学术活动和科学研究，团队引领学生在创新的道路上激流探险、掌握科研远航的能力。

三、优秀教师群像

广州医科大学教师团队在新时代南山风格的引领与感召下，忠诚党的教育事业，执医从教，致力全面深化教育教学改革，培养高质量卓越医学人才。无论 2003 年的抗击"非典"疫情，还是 2020 年以来抗击新冠肺炎疫情，都冲锋在前，在临床、检验、科研、教学等方面全流程参与抗疫，取得了令人瞩目的成绩，贡献了广医力量，先后获得了各级各项荣誉奖励。

（一）桑岭

广州医科大学附属第一医院呼吸健康研究院重症医学科副主任医师，钟南山院士团队新冠肺炎疫情防控核心成员之一。2020 年 1 月 23 日，桑岭临危受命，作为国家卫健委抗击新冠肺炎专家救援队中的一员，奔赴武汉金银潭医院重症医学科（ICU）支援，成为广东支援湖北的第一位医生。先后诊治危重患者 70 余人，其中 9 例成功拔管、30 余例成功转出 ICU。他及时总结临床救治经验，参与编写三部 NCP 肺炎相关专家共识。平安归来后，桑岭自称"只是一名去武汉出差的大夫"。2020 年 3 月，被授予"全国卫生健康系统新冠肺炎疫情防控工作先进个人"称号。2020 年 4 月 28 日，共青团中央、全国青联共同颁授其第 24 届"中国青年五四奖章"。2020 年 9 月 8 日，被评为全国抗击新冠肺炎疫情先进个人。2020 年 10 月，被中央文明办、国家卫生健康委员会评为"中国好医生"。

（二）谭理连

广州医科大学附属第二医院影像科主任、教授，立足本职工作，在疫情诊治防控中取得优异成绩。勇于担当，全力以赴，作为广州市及医院新型冠状病毒诊治防控专家组成员，自 2020 年 1 月 22 日以来，他以医院科室为家，一直工作在抗击新冠肺炎疫情第一线。积极采用硬核科技人工智能（AI）技术抗击疫情，利用人工智能技术，开展新冠肺炎早期诊断、病情程度分级及预后判断，特别是对一些病毒核酸和抗体检测不敏感或假阴性，但肺部又有改变的患者早期诊断、早期隔离及早期治疗，为避免传染发挥了重要作用，是新冠肺炎疫情防控中的一个亮点与特色。积极响应疫情期间"停课不停学"的号召，利用超星教学平台，及时向学生开展新冠肺炎影像诊断课程。对全省放射专业人员进行新冠肺炎影像学诊断与鉴别诊断讲座培训。

（三）陈淮

广州医科大学附属第二医院影像科教授，作为中国红十字会赴伊拉克志愿专家组成员，代表国家海外抗疫唯一的影像学专家，指导伊拉克进行国家防控措施制定。作为一名影像学专家，他更是发挥专业特长，充分发动伊拉克政府及放射学专家发挥 CT 在抗击新冠肺炎方面的优势，帮助伊拉克建设 CT 室及移动 X 光机，为伊拉克抗击新冠肺炎疫情做出中国榜样，贡献影像人的力量。

（四）陈敦金

广州医科大学附属第三医院妇产科教授，广州妇产科研究所所长。从医从教 30 余年，业绩突出、师德高尚，不计名誉，不计报酬，一心扑在医学教育、临床、科研事业上。在机遇与挑战并存的关键时期，面对历史与使命，他在平凡的工作岗位上，多年如一日，忠诚党的教育事业，为全面深化教学改革、提高教学质量、培养产科临床高素质的人才做出了成绩，为产科重大疾病研究提供国家级平台，为降低广东省乃至珠三角地区孕产妇死亡率及出生人口缺陷发病率作出突出贡献。

他是众多孕产妇及产科医生心中的"定海神针"，承担繁重临床一线工作的同时，不忘教育工作者的使命，率先提出"早临床、早科研、早实践"的教学方法，成效显著。作为一名大学附属医院的教授，在担任导师和教学工作过程中，呕心沥血，殚精竭虑，开拓创新，充分体现了一名教育工作者教书育人、为人师表的高尚品质。与哈佛大学麻省总医院 Roberts 教授研究团队建立高端人才培养基地，与国内外著名科研院校、国家临床重点专科建设项目单位、香港中文大学、华大基因等联合培养研究生，效果显著，推动医院妇产科荣获广东省联合培养研究生示范基地、广州市属高校产学研结合基地，为国家培养了一批批优秀医学人才。

他的思想、行为、作风和品质，每时每刻都在感染、熏陶和影响着学生与青年教师，被广大学生和青年教师誉为"事业上的好伙伴，学业上的引路人，生活上的好导师"，真正做到了表里如一、言传身教。曾获全国优秀教师、南粤优秀教师、感动广州教师、广东省高校附属医院医德先进个人、广东省优秀专业基地主任、国务院政府特殊津贴专家、广东省医学领军人才、广州优秀共产党员等称号。

（五）高元妹

广州医科大学附属第三医院重症医学科主任医师。从医 23 年，她对待医学技术，刻苦钻研、精益求精，不断超越自我；对待病人，倾其所学，竭尽全力，不放弃任何一个将患者从死亡线上拉回的机会；对待学生，谆谆教诲，身体力行。

2020 年的春天，为抗击新冠肺炎疫情，她主动请缨，提前给二孩断奶，义无反顾逆行而上，在武汉协和西院区 ICU 救助新冠肺炎重症患者。协和西院区是国家定点的收治新冠肺炎重症患者的医院，高元妹所在的是由钟南山院士主导的广东支援协和 ICU 医疗队，接管的是新冠肺炎病情最复杂、感染风险最高的患者。为了跟病毒死磕，她每天四点多起床，利用上班前的两三个小时查看工作群中的患者病情、回复诊疗意见，对病例数据进行分析总结、查找国内外文献，连线广州大后方讨论病情。61 天武汉抗疫中，高元妹从未休息一天，她负责的 30 多位患者中，近 20 例危重新冠肺炎患者成功脱机拔管，她用精湛的医术与高度负责的医德，创造一个个生命奇迹。荣获广东省抗击疫情先进个人、广州最美医师奖—最美逆行者、广东好医生、广东好人等称号。

奋战于繁重、紧张的临床一线工作之余，高元妹积极参与本科教学工作，同时担任硕士研究生导师，亲身给学生诠释南山风格。驰援武汉回归后，她通过录制党课视频线上分享新冠肺炎防控战役中的先进事迹，对学生开展思政教育和爱国主义教育。她在第 199 期"广医南山学堂"的讲题是《党旗飘扬映初心》，拓展了学生知识面，陶冶了学生情操，使学生对南山风格和抗疫精神有了更深入的理解。

（六）余细勇

药学院院长，教授，兼任临床药学专业的学科带头人。余细勇教授受到新时代南山风格的熏陶和浸润，"勇于担当的家国情怀，实事求是的科学精神，追求卓越的人生态度"融入他的每一项工作。他凭着勇于担当的家校情怀，带领全院同事，开拓进取，药学院发展取得长足进步，药学院的药学和临床药学专业获批国家一流本科建设专业，药学专业获得教育部专业认证，2019 年药理学与毒理学学科进入 ESI 学科全球前 1%，药学院步入国内领先的药学院行列。实事求是的科学精神更是体现在他的科研和教学工作中，百忙之中，每周召开学术组会，讨论解决科研工作中遇到的问题，在国内高水平杂志上发表论文百余篇，主办多届国际性学术会议，担任多种社会任职，服务公共事务，获得各级荣誉称号几十项。正是这种追求卓越的工作态度，为余细勇教授本人与药学院赢得了令人瞩目的进步和成绩。

（七）陈晓明

基础医学院生物医学工程专业负责人，教授。为了提高生物医学工程本科生的实践和创新能力，陈晓明教授带领教学团队在生物医学材料学实验课中，设置综合性实验、编写出版《生物医学材料综合实验》教材，创造条件开放科研设备，指导本科生完成在研究生阶段开设的扫描电子显微镜、电子能谱、红外光谱、差热分析和失重分析、流变仪等系列实验，以复合材料产品的逆向研发为目标，通过有机和无机材料复合加工实验，在有机和无机材料双盲的情况下，让学生先合成材料，再通过现代仪器分析实验，分析自己合成材料的组成、含量和结构，并通过材料力学性能测试结果，解释材料的组成—结构—性能的关系，获得从材料合成到性能测试和微观解释的全过程体验，以及材料工程师必须牢记组成—结构—性能密切相关的深刻认识。由于学生获得了较全面的实验研究知识，大大提高了其自身的科研实践能力，取得良好的教学效果。多名毕业生被免试推荐进入 985 院校继续深造学习。

（八）蒋义国

公共卫生学院院长，教授，博士生导师，广州医科大学学术委员会主任委员。国家百千万人才工程入选专家，国家有突出贡献中青年专家，享受国务院政府特殊津贴。国际毒理学权威杂志 *Toxicological Sciences* 副主编，荣获中国毒理学杰出贡献奖。蒋义国教授从事教学、科研工作近 30 年，培养博士后及博士、硕士研究生 60 余名。一直努力用行动诠释南山风格的师者风范。

蒋义国教授的课堂丰富有趣，他强调以学生为主体，结合时下社会关注的热点鼓励学生提出问题并讨论，加强课堂互动，重视教学的专业与科普并重。他指导多项国家级大学生创新创业训练计划项目，指导本科生获首届全国大学生公共卫生综合技能大赛团体二等奖和两项单项技能奖。主编出版全国研究生规划教材《分子毒理学》及本科生规划教材《毒理学基础》。蒋义国教授用自身为人处世的谦逊与大气，教会学生如何做人。他尊重学生的个性，鼓励学生按个性发展，因材施教。他作为负责人获得国家自然科学基金课题 10 项，在环境化学致癌的非编码 RNA 机制领域取得多项重要研究成果，在国际顶级杂志上发表相关 SCI 论文 60 余篇。他在国际毒理学和环境与健康研究领域作出了巨大贡献，荣获 2019 年度教育部科技成果奖二等奖、省科技成果自然科学二等奖。面对新冠病毒爆发引起的全国性的严峻防控形势，作为院长的他带领公共卫生学院近 40 名师生主动请战，向广州市防控领导小组递交了请战书，助力广州疫情防控。分批次组织师生志愿者前往广州市疾控中心、广州南站、广州市教育局、广州市卫生健康委员会、广州市 120 急救医疗指挥中心等单位和场所，积极开展形式多样的各类防控工作，全力参与广州市疫情防控战斗。团队制作的防疫科普视频获得中华预防医学会官微、中国毒理学会官微、呼吸疾病国家重点实验室官微、广州市科协官网等专业官方媒体及网站转载；相关工作获得学习强国等主流媒体报道。

（九）刘利东

检验学院临床生化检验教研室教师。刘利东老师也是检验学院的校友，在他学习工作 20 余年来，一直感受到钟南山院士榜样的力量，立志要传承南山风格，做学生的榜样。2018 年他主动请缨到西藏参加医疗检验技术支援，在高原缺氧不缺精神，团结藏汉人民开展新技术培训，培养了一批当地医疗检验人才，实现了为西藏检验骨干人才"造血"的目标。2020 年新冠病毒肆虐全球，他更是以钟南山院士为榜样，北上京城，南下香港，以高度的责任心完满完成了党与国家交付的任务。

（十）阳范文

基础学院教授，硕士生导师。主要研究领域为组织工程支架材料、可降解药物洗脱支架和 3D 打印新技术。先后主持省级重大科技项目 2 项、省级科技项目 3 项、市级科技项目 4 项和企业横向项目 10 余项。发表各类研究论文 70 余篇，其中以第一作者或者通讯作者发表论文 50 余篇；申请专利 40 余项，获得专利授权 30 余项。他曾在企业工作 10 余年，具有丰富的产品研发和成果转化经验，主持 8 个新项目研发并投产，累计为企业创造产值 10 亿元。获福建省科技进步三等奖 1 项，省级教学成果二等奖 1 项，厦门市科技进步二等奖 1 项，教育部和广州市科技成果鉴定各 1 项。一直致力于本科生创新精神培养，支持引导本科生开展生物医学工程材料研究与开发，指导学生参与大学生创新创业大赛，指导学生获得多项专利。

四、优秀毕业生群像

广州医科大学办学 60 余载，已经为国家培养了 2 万余名医学毕业生，他们一代代传承广医人精神、南山风格，以身作则，以精湛的医术、高尚的医德，承担起了培养后辈的责任。他们之中不少既是广医的杰出校友，也是广医的优秀教师，同时还是广医学子身边的榜样。无法一一罗列，以下仅选取几位优秀毕业生代表。

（一）关伟杰

2008 届本科，2011 届硕士，2014 届博士毕业生。师从郑劲平教授和钟南山院士。副研究员，博士生导师。呼吸疾病国家重点实验室主要研究者，广州呼吸健康研究院院长助理，青年珠江学者，中华医学会呼吸分会青年委员。主要从事气道炎症性疾病的气道感染、炎症与重塑的机制与干预研究。研究重点在于明确慢性气道炎症性疾病（特别是支气管扩张）气道微生态失衡特征、气道上皮纤毛清除功能与增生异常的机制，为临床干预提供新策略。2020 年初，他与钟南山院士、陈荣昌教授一同受邀在《欧洲呼吸杂志》发表文章，介绍新冠肺炎抗疫经验。提出无症状患者是病毒传播的重要传染源；病患需要早防护、早识别、早诊断、早隔离，各地联防联控等防疫重要观点。作为通讯/第一/共同第一作者在 New England Journal of Medicine、The Lancet 等期刊上发表 90 余篇 SCI 论文；担任世界卫生组织全球多国协作重大课题的子课题负责人；获首届钟南山青年科技创新奖；获 2016 年、2020 年中华医学会呼吸分会高影响力论文奖；获 2018 年 European Respiratory Journal 最佳同行评审奖；作为团队核心成员获得 2020 年全国争先创新团队奖；担任 European Respiratory Journal 编委、Frontiers in Cell and Developmental Biology 客座副主编、ERJ Open Research 副主编；担任中国支气管扩张临床诊治与研究联盟的副主席，2020 年第四届全球支扩与非结核分枝杆菌大会组委会委员、2019 年欧洲呼吸学会支扩分型壁报专栏大会主席；担任 *The Lancet*、*The Lancet Respiratory Medicine* 等期刊的审稿人。

（二）梁耀铭

1988 届本科毕业生。金域检验学院院长，教授，广州市人大代表，金域医学党委书记、董事长兼首席执行官。作为应对新冠肺炎疫情进行核酸检测的本土企业负责人，梁耀铭对阻击新冠病毒很有经验。新冠肺炎疫情暴发期间，他自觉扛起了作为一名人大代表的使命和担当，第一时间向全集团发起"战"疫总动员，驰援武汉，征战荆州，挺进雷神山，用社会化力量助力全国各地的疫情防控，使金域医学成为全国疫情期间核酸检测的主力军之一。他说："我是一名医检人员，也是一名人大代表，关键时刻我们必须全力以赴，争分夺秒与病毒赛跑，保护人民群众的生命安全。"为了更好地做到"接到任务即可响应"，梁耀铭亲自指挥作战。金域医学各中心实验室组成核酸检测应急队伍，灵活调度资源、随时响应各地抗疫工作。为了尽快掌握病毒传播轨迹，切断感染链条，提高核酸检测能力，梁耀铭会同专家学者，提出了共建"猎鹰号"气膜实验室的建议。广州实验室联合国家呼吸医学中心、金域医学等单位联合共建"猎鹰号"气膜实验室首次投入使用，日检测产能达 26 万管。以科技力量提高产能，为广州、广东打赢疫情防控硬仗提供强有力的支撑。

（三）何建行

1985 届本科毕业生。博士，国家呼吸系统疾病临床医学研究中心副主任，广州呼吸健康研究院院长。广州医科大学附属第一医院教授，主任医师，博士研究生导师。研究领域为肺部肿瘤的早期诊断与治疗、复杂胸部外科手术治疗、晚期慢性阻塞性肺疾病的治疗、微创伤胸外科、胸部器官移植。2021 年入选中国工程院院士第二轮评审候选人名单，获增选院士提名，2021 年 4 月获"全国五一劳动奖章"。2021 年 11 月以钟南山、何建行和冉丕鑫为带头人的钟南山呼吸疾病防控创新团队获 2020 年度国家科技进步奖创新团队奖殊荣。曾获 2014 中国医生奖、2014 中国十大口碑医生、国务院政府特殊津贴专家、南粤百杰、卫生部有突出贡献中青年专家等称号。何建行教授担任南山学院院长多年，致力培养学生的科研创新能力，引导"南山班"学生参与呼吸疾病相关临床研究。

（四）黎毅敏

1986 届本科毕业生。附属第一医院党委书记、副院长，教授、主任医师，博士研究生导师，英东广州重症监护医学中心主任。长期从事呼吸内科及危重症监护抢救工作，曾获国家教委科技进步奖二等奖 1 项，广东省科技进步奖特等奖 1 项，广东省科技进步奖一等奖 1 项，广东省科技进步奖二等奖 1 项，广州市科技进步奖一等奖 2 项，广州市科技进步三等奖 1 项。全国青年文明岗位能手，2003 年获广东省抗击"非典"个人一等功。2020 年 11 月 24 日，被表彰为 2020 年全国先进工作者。2021 年 12 月 15 日，入选全国科技系统抗击新冠肺炎疫情先进个人拟表彰名单。2022 年 2 月，他又带领危急重症专家团队奔赴香港，支援、指导新冠肺炎疫情重症病患的救护。

（五）梁恒瑞

2018 届"南山班"毕业生。曾担任南山学院学生会主席，获得广州医科大学"优秀共青团干部"、广东大学生年度人物等光荣称号，并获得国家奖学金，2018 年被保送至学校广州呼吸健康研究院攻读硕士研究生，师从我国微创伤胸外科专家何建行教授。本、硕期间发表第一作者/共同第一作者 SCI 论文 39 篇，共计影响因子 184 分。多次代表团队在 2017 WCLC、2018 ESMO ASIA、2019 ESTS、2019 JLCS 等国际外科学术会议做口头汇报，并获得 WCLC Developing Country Travel Award、ESMO ASIA Merit Award、JLCS Travel Award 等国际学术会议奖项。兼职担任 *Translational Lung Cancer Research* 期刊（IF 5.13）编委，并两度（2017、2018）获得该期刊"杰出编辑"奖项。2020 年获得美国胸心外科（AATS）培训奖学金，该奖项在全球一共仅 4 名获奖者，梁恒瑞是最年轻的，也是唯一一位在读硕士。

（六）陈鸣宇

2015 届"南山班"毕业生。浙江大学博士在读，目前担任欧洲肝病协会会员，亚洲急危重协会委员，浙江大学睿医人工智能中心特邀讲者，*Annals of Translational medicine* 期刊（IF 3.2）编委，长期致力于肝胆肿瘤诊治、"合成致死"肿瘤治疗机制等研究。近年以第一/通讯作者在 *Ann Surg*，*Liver Cancer*，*STTT* 等专业顶刊发表 SCI 论文 30 余篇，其中 IF＞10 分的 3 篇，多次参加

EASL、ESMO、ACS 等国际会议并做大会发言，拥有授权发明专利 10 余项（PCT 国际专利 1 项），开发医学软件 2 款，主持浙江省教育厅和浙江省认知中心课题各 1 项，参与国家自然基金课题 3 项。曾获青年科学家奖学金，广东省大学生"挑战杯"特等奖、百特中国青年研究奖、国家级奖学金、唐立新奖学金、庄氏奖学金等。

（七）潘龙

2017 届临床医学专业毕业生，获免试推荐成为浙江大学普外科研究生。在校期间主持国家级大创项目 1 项，广东大学生"攀登计划"项目 1 项，校级课题 2 项，院级 2 项；参与国家自然科学基金项目 1 项，参与大学生科技创新项目 10 项，发表学术论文 7 篇，其中以第一作者发表 SCI 论文 1 篇、CSCD 论文 2 篇，拥有国家专利 1 项。总计获国家奖学金 2 次，中国大学生自强之星提名奖，广东大学生年度人物入围奖，广东省大学生"挑战杯"特等奖 1 次、三等奖 1 次，全国"挑战杯"二等奖等各级各类奖项荣誉近 40 项。凭着优异的学业成绩和较为突出的科研事迹入选《希望——2015 年国家奖学金获奖学生风采录》一书，并被《人民日报》报道。

（八）王昕秋悦

2020 届药学专业毕业生，获免试推荐成为中国药科大学硕士研究生。对科研有着浓厚的兴趣，在新时代南山风格引领下，她以追求卓越作为人生目标，敬佩从事科研的人，更渴望成为像钟南山院士那样的科学家。在课题组学习的三年时间里，她中午从来不回宿舍休息，晚上做实验到十一二点是家常便饭，实验到了关键阶段更是工作到凌晨三四点，为了一个实验结果数十次重复实验。正是这种严谨务实的科学态度使她在科研工作上取得了优秀的成绩。她积极申报各类课题，先后入选学校大学生科技创新项目、省大学生科技创新培育专项资金项目和国家级大学生创新创业训练计划项目，本科期间发表 SCI 论文 4 篇，中文核心期刊论文 1 篇，在"全国大学生药苑论坛"中获创新成果一等奖和优秀论文奖、"挑战杯"广东大学生课外学术科技作品竞赛二等奖和"中国大学生新东方自强奖学金"等奖项。先后赴香港中文大学、香港浸会大学交流学习，并做发言汇报；代表广东省出席第十二届全国大学生创新创业年会，并作汇报展示。

（九）马秀文

2012 届医学检验专业毕业生。她深受新时代南山风格的熏陶，立志毕业后到祖国需要的地方去工作。毕业后积极联系边远基层单位，2012 年 9 月通过林芝市人才引进政策进入林芝市疾病预防控制中心工作，为高原医学检验工作奉献自己的力量。从 2020 年 1 月 22 日开始，其所在的单位实验室开始进行新冠病毒核酸检测，承担林芝市 6 县 1 区全市范围内的检测。为全力做好疫情防控工作，在实验室仅有 5 人的情况下，实验室仍实行 24 小时不间断检测模式，她多次彻夜不眠奋斗在工作岗位上。

第五节　升华实践改革，研究出成果

学校坚持社会主义核心价值观引领，积极探索医科院校职业精神的榜样式育人模式。在医学人才培养方面开展了以研究引领、课程奠基、实践襄助、环境熏陶、机制保障为主的教育教学改革探索。基于实践探索，开展经验理论总结与提炼，近年本校教师开展南山风格研究，发表了系列相关论文，初步形成新时代南山风格引领学校医学人才培养的理论体系。系列文献主要分三类，第一类是钟南山本人对于医学教育人文回归的观察研究与对医学教育的观点、对国家抗疫工作的总结等；第二类为广州医科大学在十年"南山班"改革、新时代南山风格引领学校医学教育改革与实践中的探索；第三类为学校教师以及社会人士对于南山风格的理论研究，以及钟南山系列传记体文学著作。

一、钟南山对医学教育的研究与观点

2017 年，钟南山在医学人文与医学临床整合专题报告会上，提出医学人文要在与临床结合上下工夫，他用自己在临床实践中遇到的患者的真实个案、医患交往的实际案例，结合自己 60 年的从医经验和感悟，说明医学人文可以调动病人的主观能动性、推动医学模式发展，医学人文回归临床需要医疗体制

的保障，医生要多点耐心、责任心和进取心，医学人文研究要走进临床。他说："医学人文要做的就是为病人解除困境，这是我做医生一个非常直观的、非常感性的认识；现在的医学，许多方面，难的不是技术，而是医学中的人文、社会、经济、法律问题，医生们很伤脑筋；优秀的医学人文专家才能成为名副其实的临床医生灵魂的工程师，才能提高医学人文教学效果，才能使医学人文落地。"[①]

2003年，在《医学教育呼唤人文精神的回归：由与SARS抗争引发的思考》一文中，钟南山认为，在知识经济时代，合格的医学生应该具备五种特性，即学习上的自主性、工作上的创造性、对病人的责任性、对集体的合群性和对社会的适应性。医学教育也要围绕这一培养目标进行相应的改革，适应形势的发展。他强调医学生的学习自主性，第一，医学是需要不断学习的职业，医学生要树立终身学习的观念；第二，自主学习能力将决定医学生成长的速度和所企及的高度。他认为，医学教育是精英教育，培养具有创造性的医学生是检验教育成果的重要标志。医学生的创造性可以从这几个方面着手培养：一是营造发挥医学生创新能力的必要条件，宽松的氛围、适当的鼓励是提高医学生创新能力的必要条件；二是拓宽知识面，丰富创新的知识底蕴，这是基础；三是改进教学方法，改革考试方式，训练医学创新思维，解除体制上不必要的束缚，这是途径；四是注重发展情商，培养创新品质。[②]

在《中国科学院院刊》2008年第1期上，钟南山发表了《创新人才要有"五干"精神》一文，提到我们要培养出更多的创新人才，成为社会主义建设的"主角"。他认为培养创新人才应该具备一定的潜质，概括来说就是"五干"精神：肯干、能干、善干、恒干、敢干。"肯干"解决的是动力问题。钟南山常说，人不单要活在现实中，还要活在理想里。创新人才首先要对理想有执着的追求，有理想才会有动力。"能干"讲的是能力问题，能力首先体现在要有基本功，中小学培养的基本功尤其重要，如语文可以培养概括、分析、综合、逻辑等思维能力。"善干"指凝聚力，是要善于调动各方的积极性、尊重他人。在此基础上，善于发现团队成员的优点和长处，能将团队凝聚成一个整

① 钟南山. 医学人文要在与临床结合上下工夫：在"医学人文与医学临床整合专题报告会"上的讲话 [J]. 医学与哲学，2017，38（4）：1.

② 钟南山，程东海. 医学教育呼唤人文精神的回归：由与SARS抗争引发的思考 [J]. 中华医学教育杂志，2003，23（4）：1-2.

体。"恒干"是指要有好体力、好精力。"敢干"是指抗挫力，培养永不言败的精神，这样才能成为有闯劲的一流人才。①

2010 年《中国实用内科杂志》刊登了编委会的约稿，请钟南山说说自己投医从教的几十年里对于科学研究的想法。钟南山在文中提到，第一，科技工作者要热爱自己的祖国；第二，科技工作者必须崇尚科学；第三，科技工作者应该崇尚创新；第四，科技工作者要崇尚诚实；第五，科技工作者要崇尚协作。② 这些都是构成新时代南山风格的重要因素。

2020 年 9 月 17 日，在《人民日报》第 9 版，钟南山撰文《人民至上　生命至上》。文章称，当前，我国基本恢复了正常生产生活秩序，并且实现了疫情的常态化防控。这可以说是一个奇迹。习近平总书记强调："人民至上、生命至上，保护人民生命安全和身体健康可以不惜一切代价。"为挽救每一个生命倾尽全力，人民至上、生命至上是中国抗疫斗争最鲜明的底色。对于广大医务人员来说，自己的工作是"健康所系、生命相托"。这份责任不但成为医务人员在应对突发公共卫生危机时无畏前行的动力，还时刻提醒着医者是人类与病魔斗争的最后一道防线，这背后是生命的重量。③

钟南山还在各种公开场合有很多精彩、平实、感人的语言，有杂志将其收录为"钟南山精彩观点"。比如：

（1）我最推崇讲真话，真话不一定都是对的，假话不一定都是错的。

（2）谁把我看成什么，我都不在乎，因为我始终没有脱离医生为病人服务这个根本。

（3）我想我们搞好我们的业务工作以及做好防治疾病工作本身，就是我们最大的政治……你在本职岗位能够做得最好，就是最大的政治。

（4）做人不是要善于钻营，而是要尊重人、平等待人。

（5）做科研就是要"顶天立地为人民"。"顶天"就是要抓住国际前沿理念、攻关国家急需的项目，"立地"就是要能解决老百姓的需求，"为人民"是指最终要提高我国人民的健康水平。

（6）其实，我不过就是一个看病的大夫。

---

① 钟南山. 创新人才要有"五干"精神［J］. 中国科学院院刊，2008，23（1）：1.
② 钟南山. 科学研究应当崇尚的五点精神［J］. 中国实用内科杂志，2010，30（5）：389－391.
③ 钟南山. 人民至上　生命至上［N］. 人民日报，2020－09－17.

（7）什么是道德标准的核心？简单一句话就是，无论做什么事情都要想到别人。

（8）体育培养人的三种精神，一是竞争精神，二是团队精神，三是高效率。把体育精神拿到工作、学习上来，是极为可贵的。

（9）若想身心松，三乐在其中：知足常乐、自得其乐、助人为乐。

（10）最好的医生是你自己。

（11）我这一生，从来不会想到每天去哪里玩，到哪里享受，我想的就是能够做一点什么事情，特别是在学术上有一点成就，这才是我最开心的。始终不安于现状，这个好像是我生命的主轴。

（12）科学家在态度上，要实事求是；在方法上，要团结协作。

（13）原创性的发现或发明极为重要，但这不等于创新，发现或者发明能够转化并且产生社会效益或经济效益时，才算是创新。

（14）医院是战场，作为战士，我们不冲上去，谁上去？

二、十年"南山班"改革、新时代南山风格引领学校医学教育改革与实践的探索

2020 年，赵醒村、李建华、林爱华等在《高教探索》撰文，以新时代南山风格引领广州医科大学卓越医学人才培养的视角，总结了"共和国勋章"获得者、全国教师育人楷模钟南山院士长期工作在医疗、科研和教学一线，潜心于人民健康守护，致力于医学科学研究和医学教育改革，在临床诊治、医学科学研究、医学教育领域成绩斐然，他勇于开拓的品格、严谨朴实的作风、无私奉献的精神和一片赤诚的爱国之心，始终贯穿在他全部工作之中，形成以"奉献、开拓、钻研、合群"为核心要素的南山风格，影响着一代又一代广医人。广州医科大学在充分发挥榜样人物力量的同时，以 2010 年开设"临床医学专业统筹实验班"（"南山班"）、2012 年入选国家首批卓越医生培养计划教育改革试点高校为契机，开展以新时代南山风格为引领的卓越医学人才培养探索，着力培养使命感强、家国情怀深、人文素养高、学术专业功底扎实、德智

体美劳全面发展的卓越医学人才。①

2021年，吴他凡、李建华、赵醒村等在《医学教育管理》发表《"南山精神"引领的卓越医学人才培养探索：以广州医科大学为例》一文，文章总结了新时代南山风格内涵形成以及榜样行为学习理论在卓越医学人才培养中的实现模式，凝练了以"勇于担当的家国情怀，实事求是的科学精神，追求卓越的人生态度"为核心的新时代南山风格。依据榜样行为学习理论，学校融合南山育人理念，传承榜样精神，赋能医学教育，以新时代南山风格引领卓越医学人才培养改革，学校将育人理念贯穿培养过程，以精神熏陶浸润式、课程思政融入式、实践锻炼感悟式"三式"路径塑造学生人文情怀，以多学科融合、科教融合、医教融合"三合"方式提升学生创新能力，以优化实践教学、师资培训、质量控制"三体系"增强学生实践能力，实现了新时代南山风格育人价值的系统化、载体化和可操作化。文章总结了学校强调人文情怀、创新能力、实践能力培养，为培养卓越医学人才取得的初步成效：探索了"榜样精神—育人理念—培养模式"的医学教育转化范式，形成了以新时代南山风格为核心价值引领的"三式三合三体系"医学育人模式；培育了一支传承新时代南山风格、潜心育人的教师队伍；培养了一批人文素质高、创新能力强、实践能力硬的医学毕业生；人才培养模式改革获得客观认可与广泛推广。②

2021年《医学教育管理》第5期还发表了广州医科大学系列文章：林爱华、李建华等撰文《以"南山精神"为引领的医学人文素质教育探索与实践》，构建了广州医科大学以新时代南山风格为引领的医学人文素质教育模式与实施路径：以本校楷模人物精神确立精神核心，以新时代南山风格核心要素为导向重构人才培养目标，结合医学专业特点设置人文课程体系，发挥"南山"榜样力量提升教师人文素养，将新时代南山风格融入日常教学，开展具有新时代南山风格烙印的社会实践活动，营造利于人文素质教育的校园文化氛围。③

---

① 赵醒村，李建华，林爱华."南山精神"引领广州医科大学卓越医学人才培养 [J]. 高教探索，2020（10）：2.

② 吴他凡，李建华，赵醒村，等."南山精神"引领的卓越医学人才培养探索：以广州医科大学为例 [J]. 医学教育管理，2021，7（5）：469-475.

③ 林爱华，李建华，曾王兴，等. 以"南山精神"为引领的医学人文素质教育探索与实践 [J]，医学教育管理，2021，7（5）：476-480.

张慧群、郑建民等撰文《基于卓越医学人才培养的临床实践教学体系的建设与实践》，构建医学教育"一体四翼"的临床实践教学体系，以培养学生追求卓越、精益求精的实践能力为核心，构建进阶临床实践课程和技能竞赛、打造高水平师资队伍、搭建优质临床实践育人平台、构建实践教学质量保障体系等四翼，有效促进了学生临床实践能力的提升。[①]

张辉、吴他凡等撰文，以"'南山班'拔尖创新人才培养体系的构建与实践"为题，总结了学校主动对接国家对医学尖端人才的需要，培养优秀临床医生和医学科学家为一体的创新型人才的实践与探索，回顾了学校于 2010 年主动向教育部申请开设了五年制"临床医学专业统筹实验班"（"南山班"），并构建了"选拔制、学长制、双导师制"三制，"小班小组化、国际化、个性化"三化，"融合的器官系统疾病课程体系、融合的临床实践和科研创新体系、融合的育人团队"三融合的拔尖创新人才培养体系。积极开展实践，探索重构医学人文素质培养体系、重构多学科全面融合的课程体系、重构"双链螺旋式"临床实践和科研创新培养体系、重构利于形成拔尖人才培养合力的教学组织。"南山班"经过十年探索，校内 6 个专业借鉴该模式开办特色班或卓越班，同时引领校外 10 多所学校开办创新班或全面复制该模式，改革经验在学习强国平台、《医师报》等十几家权威媒体报道，引起了广泛的社会关注，为地方医学院校临床医学拔尖创新人才培养的改革发展提供了经验，取得初步成效。[②]

吴他凡、李建华等在《医学教育研究与实践》发表《"南山实验班"卓越医学人才培养实践与探索》，总结了"南山班"秉承精英教育、榜样育人的理念，按照"一中心两重视"原则，即践行以学生为中心、重视自主学习能力、重视科研实践创新能力培养，探索"三制三化"培养模式：管理上实施导师制、选拔制、书院制改革，坚持小班化、国际化、评价过程化。总结了"南山班"以"I－PROBE 我探索"为代表理念的教学改革，整体上表达了实验班所培养的学生具有主动探寻医学科学真谛的积极寓意，每个字母代表了不同的改革："I"，指开展课程整合（Integrative Courses）和国际化（Internationalization）人才培

---

① 张慧群，郑建民，郑国权，等. 基于卓越医学人才培养的临床实践教学体系的建设与实践［J］. 医学教育管理，2021，7（5）：481-484.

② 张辉，吴他凡，张慧群，等. "南山班"拔尖创新人才培养体系的构建与实践［J］. 医学教育管理，2021，7（5）：485-490.

养。"P",指以实践能力为导向(Practice-based Learning)、以问题为导向(Problem-based learning)和以项目为导向(Project-based Learning)的教学模式探索。"R",指科学研究(Research)和责任(Responsibility)培养。"O",指培养注重成果导向(Outcomes-based Education, OBE)和开放式学习(Open learning)。"B",指强化基础理论、基本知识、基本技能、基本素养(Basic theory, Basic knowledge, Basic skills, Basic quality)的"四基"培养,加强床边教学(Bed-side Teaching)。"E",指加强全学程评价(Evaluation)和同理心(Empathy)培养。"南山班"管理模式改革,实现质量监控闭环化、师资团队精英化、学生管理书院化。①

从 2015 年级开始,学校在"南山班"开展了基于器官系统的课程整合探索,李建华、吴他凡、郑建民等在《高校医学教学研究(电子版)》发文《全面的器官系统整合课程教学改革的实践与思考》,介绍了广州医科大学对基础医学和临床医学课程进行全面整合,打破了传统教学模式学科间的界限,重构课程教学内容和体系,形成了 11 个课程模块,组建了 13 个基础、临床和人文学科深度融合的教学团队,实施以 PBL、CBL 为主的教学模式,新教学模式培养了学生的独立思考、自主学习、分析问题、解决问题、实践创新、人际沟通、团队协作等能力和意识。②

2020 年开始的新冠肺炎疫情,影响了学校的常规教学,疫情期间也正是医学院校开展医学人文教育的最佳切入时间。林爱华、张慧群等在《高校医学教学研究(电子版)》发表《以"南山风格"为精神引领,做好疫情防控期间的线上医学人文教育》一文,总结了疫情期间,学校以南山风格为精神引领,积极开展线上医学人文教育的成功实践,一是迅速响应疫情"应急哨",吹好线上教学"集结号"。迅速制定应急方案,及时致信全校师生,精心组织线上教学技能培训。二是紧扣疫情防控,深挖教学资源。开展特殊而有意义的开学第一课,将志愿实践活动融入教学,将南山风格融入专业课教学。三是勇担社会责任,牢记大国担当。速建疫情防控课程,将新冠肺炎疫情知识融入留学生教学。疫情下的人文教育取得良好成效,防控课程得到广泛推广与应用,

① 吴他凡,李建华,郑建民,等."南山实验班"卓越医学人才培养实践与探索[J].医学教育研究与实践,2021,29(3):342-345.
② 李建华,吴他凡,郑建民,等.全面的器官系统整合课程教学改革的实践与思考[J].高校医学教学研究(电子版),2019,9(4):33-38.

疫情期间组织的一线抗疫教师开讲的线上开学第一课，深深感动了学生，他们也学习医学教师，积极报名参加疫情防控志愿活动，努力为社会奉献自己的力量。[①]

2013 年 8 月，魏东海、朱新婷《以"南山风格"为精神引领的医学人文精神教育模式的构建与实施》发表在《中华医学教育杂志》，文章总结了学校在办学实践中致力于医学生人文精神的教育与塑造，构建了以"精神熏陶—课程教育—实践锻炼"三个阶段为模式路径，相辅相成、互为一体的医学人文教育模式。[②]

2007 年，程东海在《现代医院杂志》发文《论南山风格》，他提出南山风格的内涵是：坚定的理想信念、全心全意为人民服务的精神、实事求是的科学态度、关心他人的高尚品德。他认为：理想信念、世界观人生观、方法论、道德人格，这四个价值维度构成了南山风格的完整内涵。它们相辅相成、相互融合，而理想信念是决定性的。他提出南山风格的形成绝非偶然，它以爱国主义为核心的民族精神为基础，以开拓创新为核心的时代精神为指导，以实事求是的科学精神为方法，以全心全意为人民服务的奉献精神为宗旨，经过长期的磨砺而成。认真学习南山风格，对于搞好当前医疗卫生系统的行风建设，营造良好的医患关系，都具有重要的指导意义。[③]

2021 年，《中国医学伦理学》杂志发表《南山风格的时代意蕴及其在医学伦理教育中的融入》一文，作者刘辉、冉丕鑫认为，南山风格中患者至上的理念，要求医生秉持爱心、责任心、进取心，为救治患者、为解患者之难而不懈努力，并通过医患共同决策等方法使患者利益最大化；而其实事求是的精神，要求医学研究应从事实出发，善于运用所获得的理论知识指导实践，研究者应遵循伦理规范；对公众健康的关注，强调公民个体应重视健康，承担起自身的健康伦理义务，并共担人类的健康义务；对崇高和卓越的追求，要求医学生和医务人员通过坚持实践、自我批评等途径与方法，向着医学伦理修养的最

① 林爱华，张慧群，潘朝杰，等. 以"南山风格"为精神引领，做好疫情防控期间的线上医学人文教育 [J]. 高校医学教学研究（电子版）. 2020，10（5）62 – 66.
② 魏东海，朱新婷. 以"南山风格"为精神引领的医学人文精神教育模式的构建与实施 [J]. 中华医学教育杂志，2013，8（4）：481 – 484.
③ 程东海. 论南山风格 [J]. 现代医院杂志，2007（12）：4 – 5.

高境界不断奋进。①

至此，在广州医科大学，南山风格的发展已经形成了清晰的脉络，对新时代南山风格的关注与研究、十年"南山班"教改实践，都是以钟南山为首的广医人在长期的医学生人文精神教育、医学生责任担当培养、医学教育育人方面的积极探索，新时代南山风格已成为广州医科大学在新时期医学教育发展和历次重大公共卫生事件中勇立潮头的不竭动力来源。

三、新时代南山风格得到了社会的广泛认同

社会上众多人文学者与理论研究者也对钟南山的科学精神、职业精神、爱国情怀进行了研究，发表了系列著作与论文，进一步丰富了新时代南山风格的内涵，使南山风格在更大的程度上得到社会的认同，对医学人才的培养产生了积极而广泛的影响。

吴学东、梁国钊、严建新在《自然辩证法通讯》2004 年第 1 期发表《论钟南山精神》一文，指出在"抗非"实践中，钟南山精神分别表现为尊重事实甚于尊重权威的求实精神，鞠躬尽瘁的敬业奉献精神，把科学当作毕生追求的探索精神，首倡联合攻关的合作精神，严于律己、宽以待人的博爱精神，具有强烈民族使命感的爱国主义精神。它是钟南山的一种思维方式、价值取向和行为规范，是科学精神与中国优秀知识分子优良品格和情怀的汇合。②

王沙沙在《抗疫背景下钟南山媒介形象的建构：以疫情期间人民日报的相关报道为例》一文中提道：《人民日报》对钟南山媒介形象的塑造很好地表达了"生命至上、举国同心、舍生忘死、尊重科学、命运与共"的伟大抗疫精神，对于发扬中国抗疫精神和维护社会秩序起到了积极的推动作用，实现了社会价值的引领和进步。疫情期间，中国诞生了一个特殊的社会群体——抗疫英雄，钟南山院士作为重要代表之一，在中国抗击新冠肺炎疫情斗争中发挥了至关重要的作用。从他前往武汉疫情重灾区到在人民大会堂被授予"共和国勋章"，一次次将全国人民的精神集聚到一起，彰显了新时代中国人的家国情

---

① 刘辉，冉丕鑫. 南山风格的时代意蕴及其在医学伦理教育中的融入 [J]. 中国医学伦理学，2021，34（7）：893 - 897.
② 吴学东，梁国钊，严建新. 论钟南山精神 [J]. 自然辩证法通讯，2004（1）：89 - 94.

怀与责任担当。广泛宣传抗疫英雄的先进事迹，激发正能量、弘扬真善美，对于凝聚共克时艰的精神力量，推动社会主义精神文明建设具有重要的现实意义。文章对伟大抗疫精神与抗疫英雄钟南山集中进行了诠释。①

黄伟忠的文章《弘扬钟南山事迹，积极培养高校青年马克思主义者》在《湖北开放职业学院学报》2021 年第 11 期发表。他认为钟南山事迹背后主要蕴含了尊重事实的求实精神、鞠躬尽瘁的敬业精神、联合攻关的合作精神、使命担当的爱国精神。青年马克思主义者培养是决定了中国特色社会主义伟大事业兴旺发达和我党执政基础的标志性工程。他提出弘扬钟南山事迹，是丰富中华民族精神的重要源泉。弘扬钟南山事迹，是践行我国社会主义核心价值观的重要举措。②

在《华南理工大学学报（社会科学版）》2004 年第 3 期，郑英隆表达了自己在读《勇敢战士——钟南山传奇》后的感想，他认为，民族精神成为共同抗击"非典"的支柱，成为动员和激励全社会力量的旗帜、号角，也成为检验抗击"非典"斗争成果的一个主要标志。民族精神、民族生存能力和发展能力背后的深层是民族的科学精神，科学精神不败，是他读书以后获得的一个重要启示。科学精神使钟南山院士这个人物形象显得既丰满而又坚毅。科学精神的实质，用钟南山院士的话来说，就是敢于肯定自己，也敢于否定自己。而不论是肯定还是否定，概由科学实验结果、科学事实来裁决。这里没有豪言壮语却深得科学精神之神韵。③

2006 年叶炳昌在《医药世界》杂志发表《追求大医风范 推普"南山精神"：再次解读钟南山的启迪》一文，文章回忆了 1997 年作者在《广州卫生报》的文章中对钟南山的评价：伟大出自平凡，平凡铸就着伟大。平凡的追求使钟南山建树了不平凡的业绩，成了名人。成名之后仍能淡泊名利继续孜孜不倦地追求，永远不忘自己是一名普通医生，一如既往遵循着自定的"病人的利益高于一切，病人就是亲人"的原则，履行天职如旧，不为名利光环所

① 王沙沙. 抗疫背景下钟南山媒介形象的建构：以疫情期间人民日报的相关报道为例 [J]. 青年记者，2021（2）：90 – 91.

② 黄伟忠. 弘扬钟南山事迹，积极培养高校青年马克思主义者 [J]. 湖北开放职业学院学报，2021，34（11）：113 – 114.

③ 郑英隆. 科学精神不败：读《勇敢战士——钟南山传奇》 [J]. 华南理工大学学报（社会科学版），2004，6（3）：77 – 78.

困，难能可贵，感人至深。这种实不平凡甘居平凡，始终保持普通医生本色，始终保持着为病人解除痛苦就是最大快乐的平凡追求，尤不平凡。钟南山的无私品格源自他那平凡的追求！正是坚持执着长期不懈的平凡追求，培养了他无私的品格，形成了独有的南山风格。①

庄莉红在《公关世界（理论版）》发表的《新冠肺炎疫情中的"钟南山"现象解析》一文中写道："钟南山"不仅仅是一个值得我们尊敬的长者、医者，他还是一种突发性公共危机状态下的舆情现象。美国前国务卿基辛格在《论中国》一书中说："中国人一直都是幸运的，他们总是被最勇敢的人保护得很好。""非典"和这次新冠肺炎疫情，我们庆幸有钟南山这样的最勇敢的人，在关键时刻挺身而出，保护着中国人免受疫魔的摧残。我们相信有习近平总书记亲自指挥、亲自部署，有钟南山这样的无双国士，有无数冲锋陷阵逆行的医护人员和解放军战士，我们很快就能打赢这场战争，让生活重新归于和平与宁静。②

2017年，广东弘扬社会主义核心价值观暨新著《钟南山精神研究》首发座谈会在广州医科大学举行。范英、王心旺等作者认为，钟南山的爱国精神、敬业精神和实干精神，开拓精神、创新精神和科学精神，求真精神、向善精神和致美精神，服务精神、民本精神和大医精神等，均系社会主义核心价值观所要求的国家精神、社会精神和公民精神的突出表现，更是当前和今后必须重点弘扬的核心精神。书中指出，钟南山精神不仅具有鲜明的时代价值，又具有鲜明的人类价值。其价值体系无疑体现为人道主义精神的典范、社会主义精神的楷模和共产主义精神的榜样三者的相互交融，更加有利于把"以人为本"的根本宗旨摆在中国特色社会主义建设的全过程，更加有利于把社会主义核心价值观的培育贯穿在各个领域、行业和个人之中，更加有利于把共产主义崇高理想信念牢固地树立起来、坚持下去，更加有利于克服当前各种不正之风的影响与侵蚀。③

叶依在2014年、2020年分别出版著作《钟南山传》和《你好，钟南山》，

---

① 叶炳昌. 追求大医风范 推普"南山精神"：再次解读钟南山的启迪 [J]. 医药世界，2006（5）：26-30.

② 庄莉红. 新冠肺炎疫情中的"钟南山"现象解析 [J]. 公关世界（理论版），2020，（4）：13-16.

③ 范英，王心旺，等. 钟南山精神研究 [M]. 香港：中国评论学术出版社，2016.

她在 2020 年接受健康时报网记者采访时说："钟院士就像我精神世界里的一个提示，他足以让我拿出生命的力量去追寻这个价值。"叶依 2008 年去广州访谈钟南山院士时，钟南山正在出诊，当时他正在面诊一个辗转了很多医院都无济于事的重症病人，已经 72 岁高龄的钟南山弯腰把病人放在诊断床上。叶依说，她看到钟南山院士用自己的胳膊扶着病人的后脖颈，慢慢地把老人放平，把衣服给他抚平，再帮他把鞋脱下来。"这是一个非常连贯且熟练的动作，那一刻我的心一下子就感动了。"叶依说，"我这一生，能碰巧遇上钟院士，是我的幸运，也是我生命中永远不能放弃的大事，如果放弃了，我跟自己无法交代。"①

程东海在 2010 年 3 月 19 日《大众日报》上发表《钟南山的人生传奇》读后感。他写道：纵观钟南山的成长历程，坚定执着的理想信念，是他成长、成才的前提条件。从医 40 多年来，钟南山始终恪守着一条原则：生命无价，病人的利益高于一切。从普通医生到院士，至今此心如朗月。他在抗"非典"中主动请缨，绝非偶尔为之的心血来潮，而是出自内心的召唤。他坦言医务人员的价值，就体现于服务社会、服务群众。只有"从群众中获取强大的支持，汲取智慧的源泉"，自己才能不断成长。在钟南山身上，科学家的理性和学术品质令人印象深刻。他科学博大的胸襟和人文关怀，源于他深邃的全球眼光和对科学技术发展的深刻理解。理想信念、世界观人生观、方法论、道德人格，这四个价值维度构成了钟南山精神世界的完整内涵。②

2020 年 5 月，央广网报道，《还是钟南山》新书首发式和广州市第 111 场疫情防控复工复产新闻发布会同时在广州购书中心举行。本书由魏东海撰写，2003 年曾以《勇敢战士——钟南山传奇》③ 出版，17 年后，由中共广州市委宣传部、经济日报出版社与媒体人秦朔联合策划，原书重新修订改名《还是钟南山》再次发布。记述了钟南山院士直面新冠肺炎疫情和"非典"时的英勇事迹，也讲述了他奋进一生的传奇故事。魏东海表示，书名"为何还是他"，引出钟院士的精神、态度、人格，表达了对未来在大灾大难面前有像钟南山院士一样的英雄挺身而出的强烈期望和坚定信心。秦朔表示，再次把书推

---

① 叶依. 钟南山传［M］. 北京：人民出版社，2014；叶依. 你好，钟南山［M］. 广州：广东教育出版社，2020.

② 程东海. 钟南山的人生传奇［N］. 大众日报，2010－03－19.

③ 魏东海. 勇敢战士：钟南山传奇［M］. 北京：经济日报出版社，2003.

向社会，是因为从钟南山的精神里能感受到"一种活生生的、人的、宝贵的品质；也感受到了一个人对我们这个时代充满的责任感，并用专业的态度和技术去扶危解困。"秦朔认为，钟院士身上所体现出来的"坚持真理，实事求是"是新时期广东精神的一个组成部分。[①]

[①] 魏东海. 还是钟南山［M］. 北京：经济日报出版社，2020.

第五章　新时代广州医科大学跨越式发展

第一节　学校办学水平跃上台阶

一、学校办学理念更加丰富

广州医科大学在 60 多年的办学发展历程中，始终坚持社会主义办学方向，全面贯彻党的教育方针，秉承"厚德修身、博学致远"的校训，传承以广医人精神、"抗非"精神为核心的新时代南山风格，逐渐形成了"德术兼修，医文相融，师生为本"的办学理念。

坚持德术兼修。学校在育人过程中协同推进思想道德教育、文化知识教育和社会实践教育，特别注重在厚植家国情怀、加强品德修养、增长知识才干上下功夫，引导学生学以致用、用以促学，努力培养德智体美劳全面发展的社会主义建设者和接班人，在助力区域经济社会高质量发展中发挥积极作用。

坚持医文相融。学校注重人文教育浸润医学教育，积极开展医学教育和人文教育有机融合的探索与实践，于 1982 年率先在全国医学院校中开设医学伦理学等医学人文类课程，在专业基础教育阶段提高学生科学人文素养，在临床教学阶段增强人文关怀意识，在临床实习阶段促进良好医德的形成，通过把人文教育注入医学教育全过程，培养人文情怀与实践能力兼具的卓越医学人才。

坚持师生为本。学校把人才培养作为中心工作，不断提高教学、管理和服务水平，为学生成长成才创造良好的条件。同时不断完善制度建设，逐步强化教职工在学校发展中的主体地位，激发教职工教书育人、参与学校管理的积极性和创造性。着力解决事关师生切身利益的实际问题，把师生对美好生活的向往转化为推进高水平大学建设的不竭动力，汇聚推动学校改革发展的强大合力。

二、学校办学定位更加明确

目标定位：学校综合实力位居全国独立建制医科院校前列，成为特色鲜明、优势突出、国内一流的高水平医科大学。

层次定位：以本科教育为主体，积极发展研究生教育，扩大留学生教育，办好毕业后医学教育和继续教育。

学科定位：以医学为重点，加强医学相关学科建设，促进医工、医理、医文交叉融合、协同发展。

人才培养定位：培养凸显责任担当和业务精湛、具有创新精神和实践能力、德智体美劳全面发展的社会主义建设者和接班人。

服务面向定位：扎根广州，辐射广东，面向全国，放眼世界。

三、学校优势特色更加突出

在长期的办学实践中，孕育了以新时代南山风格为核心的现代大学精神，引领着学校的发展和进步；形成了多元协同育人模式，为区域经济社会发展输送大批优秀人才；培育了实力领先的呼吸学科，为国家乃至世界的卫生事业发展作出了重要贡献。半个多世纪薪火相传，广州医科大学办学优势与特色凸显，成为学校重要的核心竞争力。

学校现有1个国家重点学科——内科学（呼吸系统疾病），7个省部级重点学科。2022年2月，广州医科大学临床医学入选国家双一流建设高校及建设学科。8个学科（临床医学、药理学与毒理学、分子生物学与遗传学、生物学与生物化学、免疫学、神经科学与行为学、微生物学、精神病学与心理学）进入ESI排名全球前1%，ESI综合排名位居全国高校第76位。

开设本科招生专业22个，覆盖医学、理学、管理学、工学、法学5个学科门类，其中国家级一流本科专业 17 个。建有国家级临床教学培训示范中心 1 个、国家级首批现代产业学院 1 个、国家级虚拟仿真实验教学中心 1 个、国家级虚拟仿真实验项目 2 个、国家级大学生校外实践教学基地 1 个；省级虚拟仿真实验教学示范中心 1 个、省级实验教学示范中心 12 个；拥有国家级教学团队 1 个、省级教学团队 17 个、省级课程教研室 5 个；建有国家级、省级精品类课程 104 门，其中国家级一流本科课程 5 门，省级一流本科课程 63 门。拥有临床医学博士后流动站，一级学科博士学位授权点 5 个（含 1 个专业学位博士授权点），一级学科硕士学位授权点 9 个，专业学位硕士授权点 6 个。

（一）进取的新时代南山风格引领高质量发展

在长期的办学进程中，学校形成了内涵丰富的大学文化，从建校初期的"艰苦创业、脚踏实地、开拓进取"的广医人精神，到 20 世纪 90 年代的"奉献、开拓、钻研、合群"的南山风格，再到 2003 年的"临危不惧、实事求是、无私奉献"的"抗非"精神，经过 60 多年的沉淀，逐步升华为"勇于担当的家国情怀，实事求是的科学精神，追求卓越的人生态度"的新时代南山风格，成为学校师生高度认同的价值理念。这些具有广医特色的大学精神，融入学校发展的各个环节，催生了广医人的优良品质和文化底色，业已成为推动学校改革发展的强大动力，引领着学校不断向更高水平迈进。

（二）多元的育人模式输送高质量人才

学校积极探索多元育人模式，广泛聚集科研院所、企业、行业优质教育资源，提高人才培养质量。一是学校依托国家卓越医师教育培养计划试点项目和广东省试点学院南山学院的建设，做精临床医学专业；并把这种人才培养模式改革经验加以推广应用，在药学、生物技术等专业开设卓越班。二是学校与广州金域医学检验集团股份有限公司合作成立金域检验学院，深入开展校企协同合作，联合培养医学检验人才。三是与中国科学院广州生物医药与健康研究院合作成立生命科学学院，开展生物技术卓越人才培养。四是与广州市妇女儿童医疗中心、广州市脑科医院等合作开办儿科学院、精神卫生学院，培养社会急需的儿科、精神科人才。五是与广州市疾控中心合作开办卫生应急特色班，培养公共卫生人才。六是与各附属医院及社区卫生服务中心合作，培养大批具有仁心仁术的卓越护理人才，极大程度地满足了社会对人才的多样化、高质量的需求。

（三）一流的呼吸学科造就高质量服务

学校附属第一医院呼吸内科连续 11 年排名全国第一，形成了实力领先的"高峰"学科优势，诞生了国家科技进步奖创新团队奖、国家科技进步二等奖、第二届全国创新争先奖、丁颖科技奖、中华医学科技奖一等奖、何梁何利基金科学与技术成就奖等一系列重大奖项。围绕这一"高峰"学科，学校积极服务国家和区域经济社会发展，尤其在重大突发公共卫生事件中发挥了重要作用。2003 年抗击"非典"的战斗中，以钟南山为代表的团队提出了"三早三合理"的治疗原则，为广东乃至全国抗击"非典"的胜利作出了重要贡献，产生了深远的国际影响；2020 年新冠肺炎疫情发生后，学校全链条、全方位参与病毒溯源、核酸筛查、临床救治、科研攻关、疫苗研制、药物筛选、系列防控产品研发、中医药防治、心理疏导、社区防控、国际交流、政府决策咨询等抗疫工作，充分发挥了呼吸疾病领域"国家队"的作用。

四、学校的重大成就

（一）形成了以"南山班"为代表的多元育人模式

作为一所以医学为优势和特色的高校，学校坚持以人才培养为中心任务，形成了博士、硕士、本科多层次的完备人才培养体系。学校持续推进人才培养模式改革，逐步探索出校研（科研院所）协同、校企协同、校院（医院）协同的人才培养模式，打造的南山学院、金域检验学院获批省级试点学院，并在药学、生物技术等专业开办卓越班，用创新模式引领人才培养质量的提升。学校不断加强育人条件建设，有效支撑育人模式改革，建成国家临床教学培训示范中心、国家级虚拟仿真实验教学中心、国家级大学生校外实践教学基地等高水平育人平台，打造国家级教学团队 1 个，推动百分之百的专业入选省级及以上一流本科专业建设点，建设国家级和省级精品课程百余门。近年来，学校育人质量提升明显，2020 届临床执业医师通过率 88.94%，高出全国平均 25 个百分点；中西医临床医学执业医师资格考试总通过率 100%，高出全国 38 个百分点，位居全省第一；口腔医学执业医师资格考试总通过率 90.91%，高出全国 19 个百分点，位居全省第二；公共卫生执业医师资格考试总通过率

76.47%，高出全国 32 个百分点，位居全省第一。

（二）汇聚了以钟南山院士为代表的雄厚师资队伍

学校坚持人才兴校战略，不断增加领军人才数量、夯实后备人才基础，汇聚了一批以中国科学院院士、中国工程院院士、长江学者、国家自然科学杰出青年基金获得者、国家级教学名师为代表的优秀人才，形成了一支规模适度、素质优良、结构合理的师资队伍，为学校行稳致远奠定坚实的人才基础。2016—2021 年，学校获批国家级人才称号 20 余项、省级人才称号 150 余项，建成全国高校黄大年式教师团队、全国教育工作先进集体，培养国家"杰青""优青"，钟南山院士入选改革开放四十周年百名杰出人物，并被授予国家最高荣誉"共和国勋章"。

（三）产生了以国家科技进步奖创新团队奖为代表的丰硕科研成果

学校科技创新工作坚持"四个面向"，持续激发科技创新活力，不断提升服务国家创新驱动发展战略的能力，在助力科技强国建设中展现担当作为。学校拥有 1 个国家医学中心、1 个国家临床医学研究中心、1 个国家重点实验室、12 个省部级重点实验室、5 个省部级工程技术研究中心/工程实验室、1 个省部共建协同创新中心、1 个国家大学科技园培育基地。近年来，学校创新成果入选"中国高等学校十大科技进展"、国内十大科技新闻各 1 项，中国医学重大进展 2 项，荣获国家科技进步奖创新团队奖 1 项、国家科技进步二等奖 3 项，获中华医学科技奖一等奖、丁颖科技奖、何梁何利基金科学与技术成就奖各 1 项，国家自然科学基金项目立项数量连续八年位居全国百强。学校不断加强科技成果转化，获批国家大学科技园培育单位，连续两年获得广东高校科技成果转化路演大赛决赛一等奖。

（四）作出了以助力防控新冠肺炎疫情为代表的突出社会贡献

学校充分发挥医学特色优势，积极服务国家经济社会发展。建有附属医院 14 家、国家级临床重点专科 22 个、省级临床重点专科 82 个，其中呼吸科排名全国第一、变态反应排名全国第二、胸外科排名全国第四、小儿外科排名全国第四、小儿内科排名全国第六、精神医学排名全国第七。学校首次在国际上规范并细化了早期肺癌 3 种切除方式的选择标准，心肺联合移植例数全国第一；创建国内首家重症孕产妇救治中心，每年接收重症转院患者近千例，抢救成功率达到 98.6%；首创精准腹腔热灌注化疗技术，迄今已在国内 27 个省市 500 余家医院推广应用，累计治疗 50 万余例次，可分别提高胃癌、卵巢癌腹膜转移患者 3 年生存率 8.3% 和 10.5%，治疗恶性腹水有效率 90% 以上。学校还在"非典"、H7N9 禽流感、中东呼吸综合征等重大突发公共卫生事件中积极作为，特别在抗击新冠肺炎疫情期间，钟南山院士担任国家卫健委高级别专家组组长，多名专家加入广东省、广州市疫情防控专家组，数千名医护人员投入到抗疫一线；学校全链条、全方位参与抗疫工作，率先阐明病毒传播特点，构建了全球首个非转基因新冠肺炎小鼠模型，搭建了精准、广覆盖的快速诊断平台，助力国家实现全球最高救治成功率，为有效遏制国内疫情发挥了重要作用。学校牵头承担各类科技攻关应急项目 62 项，牵头制定全国《新型冠状病毒感染的肺炎诊疗方案》，"把论文写在祖国大地上"，以硬核创新成果助力抗疫。学校新冠肺炎疫情防控研究团队荣获第二届全国创新争先奖，荣获疫情防控各级各类表彰奖励 30 余项。

五、学校的国际影响

学校坚持以加强中外合作交流为重点，以推进来华留学和海外留学发展为抓手，以加大国际科研合作为牵引，不断拓展国际合作空间，提升国际影响力。

（一）国际育人合作不断丰富

学校积极服务国家"一带一路"倡议和粤港澳大湾区战略，努力拓展留学生教育，学校留学生来自 5 大洲的 25 个国家，其中"一带一路"沿线国家学生占 85%。开展多样化的人才联合培养项目，与 8 所国（境）外知名大学联合举办高等教育，现有国际合作项目 28 个，所有本科专业均有境外交流项目；与法国斯特拉斯堡大学合作培养双学位博士研究生，与加拿大麦玛斯特大学及多伦多大学联合培养研究生，先后选派 300 多名学生参与中外联合培养项目，接收 50 多名来自加拿大、英国、爱尔兰等国家的学生来校学习。发挥学科优势特色，积极开展国际医学人才培训，学校胸外科微创培训中心接收来自欧美国家的逾 400 名医生观摩学习；学校牵头组建的国际尿石症联盟，已培养来自 40 个国家和地区的专科医生近 200 名。

（二）国际科研合作不断拓展

学校与多所国际知名大学建立长期合作关系，开展广泛的科研合作，建设中—法霍夫曼免疫研究所、中—爱纳米生物医学材料联合研究所、粤港澳传染病联合实验室等多个国际国内科研合作平台，为学校科研发展注入了生机与活力。举办广州国际呼吸疾病大会、表观遗传与生物医药研究国际会议、中国—荷兰生物医学论坛、中国 ERAS & Tubeless 多学科学术交流会、"一带一路"国际妇女儿童医院建设高峰论坛、国际流感及其他呼吸道病毒防治论坛等多场国际学术会议，持续提升学校的国际学术影响力。

（三）国际医疗合作不断深化

学校在突发公共卫生事件中积极参与全球防控，在抗击"非典"、埃博拉疫情防控、中东呼吸综合征防控、新冠肺炎疫情防控等重大国际公共卫生事件中发挥了重要作用，得到国际同行一致认可。钟南山院士入选世界卫生组织（WHO）新冠肺炎疫情应对评估专家组，向国际社会推介疫情防控的"中国成果"和"中国经验"。学校作为中国唯一代表受邀参与欧洲呼吸学会（ERS）最新版慢性咳嗽指南修订，参与制定世界卫生组织《过敏性鼻炎对哮喘的影响》（ARIA）等诊治指南，为全球呼吸疾病防控贡献"中国力量"。学校专家被国际癫痫署（IBE）和国际抗癫痫联盟（ILAE）评为中国首位"癫痫大使"，定期为亚太地区医生及脑电图技师进行培训。

第二节　人才培养质量社会认同

一、学校本科教育取得新成效

学校坚持以习近平新时代中国特色社会主义思想为指导，深入贯彻党的教育方针，以立德树人为根本，以建设一流本科教育、培养德智体美劳全面发展的社会主义建设者和接班人为目标，主动适应高等教育改革发展的新形势、新要求，持续推进本科教育教学改革，近年来在高水平人才培养体系建设、本科教育教学改革、优质教学资源建设、教学质量保障体系建设等方面取得了突出成效。

（一）全面落实立德树人根本任务取得新进展

学校坚持立德树人根本任务，坚持以本为本，全面落实"四个回归"，扎实推进一流本科教育行动计划等 1＋N 系列方案，在人员、经费、政策机制、资源保障等方面，全面落实和巩固本科教育的办学基础地位和人才培养中心地位；系统总结和升华凝练学校在本科人才培养方面的工作举措，将新时代南山风格内化成为学校本科教育的特色价值引领，构建"三式三合三体系"的创新育人模式，有效转化成为学校教育改革的实际行动，"'南山精神'引领的卓越医学人才培养探索与实践"获得 2021 年广东省教育教学成果奖（高等教育类）一等奖。

（二）思想政治教育引领新气象

推动党的创新理论最新成果"进教材、进课堂、进头脑"，引导师生深入学习贯彻习近平新时代中国特色社会主义思想，切实增强"四个意识"，坚定"四个自信"，做到"两个维护"；认真落实全国高校思想政治工作会议精神，把思想政治工作贯穿教育教学全过程，不断加强思政师资队伍建设，制定学生思想政治教育活动实施方案，持续开展"书记、校长、院长第一课"等系列教育；全面落实本科人才培养方案中的"思政育人"目标，深挖各门课程蕴含的思想政治教育内容，发挥课堂教学主渠道作用，积极推进课程思政教育教学改革试点工作，树立课程思政示范典型，先后入选省级课程思政示范项目15 个、课程思政优秀案例 72 个。开设"广医学堂"抗疫精神系列专题讲座，激发学生成长成才内生动力，疫情期间，组织由 90 名学生组成的志愿服务队前往广州主要交通站点服务，受到社会广泛关注和多家权威媒体报道，被团中央赞扬为"中国青年骄傲"。

（三）疫情防控催生教学新模式

面对突如其来的新冠肺炎疫情，学校坚决贯彻上级有关决策部署，按照"停课不停教、停课不停学"的要求，迅速成立新冠肺炎防控本科教学工作领导小组，多次召开本科线上教学工作会议，出台本科应急教学组织方案，从制度、组织、技术、资源、师资培训等多方面全力保障线上教学开展。迅速提升教师在线教学能力，先后开展在线教学系列培训 11 次，培训教师 1 000 余人次；加快线上教学资源建设，充分利用现代信息化教学手段创新教学模式，在省内率先开展线上考核、建立线上教学质量监控周报制度；先后推出 15 期广医人线上教学战"疫"优秀案例，两门课程被全国医学教育发展中心在国内推介，钟南山院士团队打造的新型冠状病毒肺炎防控课程受到人民网等多家权威媒体推荐。疫情爆发以来，学校新建线上课程 2 000 多门，"e 学中心"访问量超 1.7 亿人次，学校入选省网络学习空间应用优秀学校。

（四）专业建设开创新局面

学校主动适应医学教育和健康服务的新发展、新需求，持续优化专业结构布局，新开办康复物理治疗、康复作业治疗专业，优化调整市场营销专业融入公共事业管理专业，积极筹划开办基础医学专业，学校医学为主体、多学科协调发展的专业体系基本形成；实施"一流专业建设点梯队计划"，全面加强专业内涵建设，新增国家级一流专业建设点 17 个、省级一流专业建设点 4 个，实现省级以上一流专业全覆盖，为学校最终实现一流本科专业整体建设质量和水平走在全国独立医科院校前列奠定了坚实基础；以评促建，有序推进医学专业认证，药学专业以新标准通过有效期 6 年（最长时间）的教育部本科专业认证，康复作业治疗专业通过国际认证，获 7 年认证有效期，护理学专业认证工作正在扎实推进。

（五）人才培养改革迈出新步伐

积极推进"通识教育＋专业教育＋创新创业教育＋个性化发展"的"3＋X"人才培养模式改革，完成新一轮本科人才培养方案修订工作；以"新医科"建设为重要抓手，紧密对接精准医学、转化医学、智能医学新理念，加强医工、医理、医文结合，在临床医学、医学检验技术等专业开设精准医疗、生物材料等模块课程，探索"医学＋X"模式改革；持续深入推进"南山班"拔尖创新医学人才培养改革进程，不断加大"南山班"建设的保障支持力度，涌现出梁瑞恒、彭浩欣等一批优秀拔尖本科学生；持续激发产教融合办学活力，统筹校—企—院优质教学资源，金域检验学院成功入围国家首批现代产业学院，成为此次全国医学领域 3 个国家级现代产业学院之一，学校也成为广东省唯一入选的医科院校；不断拓宽本科人才培养改革覆盖面，积极探索不同学科领域和专业的卓越人才培养路径，先后在第二临床学院、第三临床学院探索开设临床医学创新班，在药学院、生科院开设药学卓越班、生物技术卓越班，在公共卫生学院开设卫生应急特色班。

（六）课程内涵建设呈现新亮点

以"一流课程"建设为契机，科学规划课程建设，强化科研、教学协同提升，促进教师将学科前沿最新成果、进展融入现有课程教学体系，推进现代信息技术与教育教学深度融合，持续加大课程建设经费投入，全面推进线上、线下、混合式、虚拟仿真实验和社会实践在内的一流课程培育工作，学校先后入选国家级一流本科课程 5 门、省级一流本科课程 63 门，23 门课程在高校在线教学国际平台、学堂在线、人卫慕课、粤课联盟等知名第三方平台上运行推广。

（七）实践教学再上新台阶

学校持续完善实验教学体系，不断提高综合性实验、设计性实验及创新性实验比例，年均投入 2 000 多万元专项经费，持续加强实验实训平台建设；积极推动科研实验室和大型仪器设备向本科生共享开放，引导高水平科研平台、科研团队吸纳本科生，深入开展大学生实验室开放项目；不断深化创新创业教育改革，推动专业教学与创新创业深度融合，深入开展大学生社会实践活动，提升学生的创新意识、创新思维和创新创业能力。学校先后新增省级实验教学示范中心 1 个，大学生校外实践教学基地 3 个，获批国家级大学生创新创业训练计划项目 70 项、省级 166 项（2015 年以来临床医学专业），获"互联网＋"全国总决赛银奖 1 项、省赛奖项 5 项，"挑战杯"省赛奖项 21 项，获国家和省级学科竞赛奖 9 项，其中获第十届中国大学生医学技术技能大赛临床医学五年制赛道全国总决赛铜奖、护理学专业赛道全国总决赛铜奖，创造了历史最好成绩。

（八）教师育人能力得到新提高

出台实施《广州医科大学教师教育教学能力提升方案（2020—2025 年）》，

建立健全教师培训制度，完善教学业绩激励机制，加强教师教学发展中心和分中心建设，帮助教师提升教学能力和教研水平，激发教学基层组织的潜力与活力；学校教师教学发展中心被认定为省级教师教学发展中心，累计开展教师培训 67 次、培训教师 5 500 余人次，开展教师教学竞赛 35 次，参赛教师累计 1 200 余人次；学校新增全国教书育人楷模 1 人、全国优秀教师 1 人、全国高校辅导员年度人物 1 人、广东省教学名师 1 人、广东省教学团队 5 个；获广东省高等教育教学成果奖一等奖 3 项、二等奖 6 项，国家级和省级教师教学类竞赛奖项 20 项；立项教育部产学合作协同育人项目 13 项，省级校企合作协同育人项目 2 项，省级以上教研课题 78 项；发表教研论文 200 多篇，主编、副主编教材 30 余种。

（九）质量监控与保障体系建设得到新加强

根据持续改进的质量控制理念，进一步规范本科教学管理规章制度和质量标准，建立健全校院两级督导机制，将本科教学质量与教师职称晋升和考核等挂钩，不断巩固以人才培养为中心的质量文化。采用常态数据监控、全过程评价、内外结合、定量与定性结合等方式，完善专业、课程、基地、教学单位、毕业生发展质量评估五大评估体系，形成了比较完备的本科教学质量监控体系。

二、学校人才培养质量持续提升

在"2021 中国高校本科教学质量排行榜"中，学校本科毕业生质量位列全国高校百强，在广东省排第五位。生源质量持续提升，2022 年，学校普通物理类、普通历史类出档线比省最低录取控制线分别高出 116 分和 104 分，18 个省外招生省市中，上海、湖北、湖南等 8 个省市普通理科类出档线比省最低控制线高 90 分以上；就业质量继续保持向好，在疫情期间全国就业形势严峻情况下，2019—2021 年平均总体就业率仍然超过 93.51%；毕业生深造率逐年提高，位居广东高校第四名，2020 届、2021 届深造率分别为 43.29% 和 44.65%；学生身体素质快速提升，学生体质测试优良率以每年 10% 的增幅快速提高，学校女子排球队在广东省大学生排球联赛中以不败成绩夺得冠军；执业医师通过率持续提升，2020 届毕业生临床、口腔、公卫、中西医结合执业医师考试通过率分别为 88.94%、90.91%、76.47%、100%，分别超出全国平均通过率 25、19、32、38 个百分点，其中，临床医学执业医师考试通过率居全省第四位，中西医结合执业医师考试通过率居全省第一位。学校对 2020—2021 届毕业生"一意识、五能力"核心能力达成度进行调查，结果提示无论教师评价还是学生自评，毕业生核心能力达成度良好，在责任意识方面获得最优评价。培养了大批有担当、善创新、技能强的卓越医学人才。

（一）学生人文素质普遍提升

学生责任意识强、有担当，表现出良好的职业精神。2003 年"非典"肆虐，学生以南山风格为旗帜坚守病房，三位毕业生获全国卫生系统先进个人称号。2020 年疫情以来，学校超 1 200 人次自愿参与疫情一线防控，学校研究生是全国首批返校开展新冠科研攻关的，其中博士生桑岭、徐永昊、陈淮等校友在抗疫过程中表现出色，被团中央赞扬为"中国青年骄傲"，获中国青年五四奖章、全国疫情防控先进个人等称号。学校获疫情防控表彰奖励 30 余项（国家级 4 项）。

十年来，学生志愿服务队累计已向社会贡献超过 20 000 志愿时，服务各类群众 10 000 多人次，2021 年获得广东"优秀战疫志愿服务典型"，2020 年获得团中央授予的抗击新冠肺炎疫情青年志愿服务先进集体、中国药学会优秀科技志愿服务队、广东省学雷锋志愿服务最佳志愿服务组织等荣誉。每学年落实 2 周社会实践，活动总计覆盖学生 10 000 人次。2021 年 10 月，临床医学"南山班"2016 级本科生、2021 级呼吸内科硕士研究生黄浚峰获得"2020 年广东大学生年度人物"称号。"南山班"2 人获得广东省大学生年度人物及提名奖。

（二）学生创新能力显著增强

临床医学专业学生近 8 年来承担大创项目国家级 170 项、省级 520 项；发表论文近 500 篇，获专利 50 余项。获全国"挑战杯"银奖 1 项、二等奖 1 项、省级 37 + 11 项（特等奖 3 项）；获第七届中国国际"互联网 +"大学生创新创业大赛全国总决赛高教主赛道本科生创意组银奖，以及第八届该赛事广东省分赛金奖 1 项、银奖 2 项；第十六届"挑战杯"广东大学生课外学术科技作品竞赛终审决赛中，获特等奖 2 项，一等奖 1 项，二、三等奖各 4 项。

"南山班"11 人次代表学校参加全国临床技能大赛获得三等奖/铜奖和华南分区赛二等奖。学生 100% 赴境外访学，承担国家级大创项目 13 项，省级大创项目 29 项，获得专利 16 项，以第一作者身份发表期刊论文 71 篇，其中 SCI 论文 57 篇，累积影响因子超 200 分，多篇论文影响因子超过 5 分。比如，2015 届毕业生在读博士陈鸣宇以第一/通讯作者在 *Ann Surg*、*Liver Cancer* 等顶级刊物上发表 SCI 论文 30 余篇（影响因子 10 分以上 3 篇），授权发明专利 10 余项（国际专利 1 项），开发医学软件 2 款，多次参加 EASL、ESMO 等国际会议并做大会发言，获青年科学家奖学金、百特中国青年研究奖等。2018 届毕业生梁恒瑞在本校读胸心外科专业型硕士，积极参与新冠肺炎的临床救治和科研攻关，参与发表 SCI 论文 84 篇，其中第一作者（含并列）SCI 论文 39 篇，共计影响因子 184 分，大于 10 分的 SCI 论文 6 篇，参编非插管胸外科手术国际专家共识 3 项，多次于 WCLC、ESTS、ESMO ASIA 等国际学术会议做口头汇报并获 ESMO ASIA Merit Award 等会议奖项，获得美国胸心外科（AATS）培训奖学金（全球共 4 人）。获得国家奖学金、中国大学生自强之星、广东省优秀学生等 20 余项奖励。

（三）学生实践能力大幅提高

医学毕业生 2019—2021 年考研录取率平均达 61.75%；总就业率超过 97%。其中"南山班"6 届毕业生应届读研率为 81.9%，41% 进入双一流/985/211 等知名高校。临床医学类专业执业医师考试通过率逐年稳步提升，2019—2021 年平均执业医师资格考试通过率 93.82%，高出全国平均水平 25 个百分点以上；研究生住院医师规培平均通过率 98.53%，连续五年硕士学位论文抽检合格率 100%。临床医学专业大学英语四级累计通过率 98.5%、六级 77.3%。学生在各级各类学科竞赛中获得省级以上奖项 200 余项，第十届中国大学生医学技能大赛总决赛中临床医学代表队获全国铜奖。

麦可思第三方调查显示，毕业生用人单位满意度 99% 以上，思想道德素质、奉献精神、吃苦耐劳精神、实践动手能力等获得高度认可。在对 2015、2016 级临床医学专业毕业生、临床带教教师开展的线上问卷调查结果显示，责任意识、合作能力、自我管理、适变能力、职业技能、思维品质方面，学生自评和教师评价良好，尤其责任意识、合作能力、自我管理能力表现优秀。

三、教学品牌建设成效突出

"南山班"班主任钟南山被授予"全国教书育人楷模",呼吸学科教学团队荣获全国高校黄大年式教师团队,南山学院教学团队荣获全国教育工作先进集体;全国高校辅导员年度人物1人;新增国家级人才称号22项;新增国家"杰青"1人、"优青"2人;新增国家教指委委员5人、省教指委36人;建成省级教学团队12个,获全国教师教学类竞赛一等奖11项;获省级教学成果奖11项,教师发表教改文章877篇。

医学伦理学课程在2001年获国家级教学成果奖二等奖的基础上,编写出版《中华传统医德思想导读》《钟南山精神研究》等辅助教材,建设线上"人文医学开放学院"速课堂。课程资源丰富,结合医学人文教育、抗疫精神、职业精神教育累积教学资源,教学视频量达2 300多个超过600小时。全国20多所高校使用登录,学习人数达14万人,为国内最大的人文医学在线教学平台之一。

四、专业学科建设不断夯实

临床医学入选国家"双一流"建设学科;8个学科(临床医学、药理学与毒理学、分子生物学与遗传学、生物学与生物化学、免疫学、神经科学与行为学、微生物学、精神病学与心理学)进入ESI排名全球前1%,ESI综合排名位居全国高校第76位。临床医学学科入选广东省高水平大学建设学科和"冲一流"建设学科。凝练5个重点学科方向(免疫学、神经科学、血管医学、蛋白质修饰与疾病、肿瘤学),形成5个"卓越集群",建成5个省部级重点实验室。

临床医学专业获国家一流本科专业建设点;获得首批国家级临床教学培训示范中心、国家级首批现代产业学院、国家级虚拟仿真实验教学示范中心、国家大学生校外实践教学基地及国家首批高等学校医学人文素质教育基地等国字号平台,全国首家中国医师人文医学执业技能培训基地,在全国范围内发挥示范作用。此外还建有省级虚拟仿真实验教学示范中心1个、省级实验教学示范中心12个;拥有国家级教学团队1个、省级教学团队17个、省级课程教研室

5个；建有国家级、省级精品类课程104门，其中国家级一流本科课程5门，省级一流本科课程63门。

第三节 办学模式与大学文化特色鲜明

南山风格得到广医学子的高度认同，对人才成长影响深远。在学校的问卷调查中，校友们对南山风格表示了高度的认同。在"对自己影响最大的教师"中，同学们都不约而同写下了"钟南山"这个响亮的名字。在学生们给钟南山院士的留言和话语中，出现得最多的关键词有：榜样、优秀；责任、担当、奉献、情怀；舍身忘我、无所畏惧；实事求是、坚持真理；医者仁心、悬壶济世的风范等。钟院士成为身边的榜样、平凡的英雄、年轻医者的明星，他卓越的功绩、艰辛的努力激励着广大学子不断超越自我。广医众多校友多年来贡献社会、深入基层，为区域与地方医疗卫生事业奉献力量；他们勇立潮头、努力在科研、医疗、教育界奋勇拼搏；他们舍生忘死，在疫情来临之时逆行而上。

"南山班"2010年经教育部批准开设，囊括教育部首批卓越医生教育培养计划项目、广东省高等教育教学改革工程卓越医学人才培养综合改革项目、广东省试点学院、广东省南山学院拔尖创新医学人才培养等一系列国家级、省级本科质量工程项目，以优异成绩完成建设。

一、改革成果获得推广应用

钟南山院士团队及致力传承新时代南山风格的优秀教师们成为青年学子的榜样，新时代南山风格引领的榜样式育人理念已内化为师生共同的价值追求和行动自觉，"三化三合三体系"的卓越医学人才培养改革模式在校内21个专业推广，三个临床学院及护理学、药学、生物技术、生物医学工程、预防医学、医学检验技术等30%的专业开设了创新实验班，改革理念下沉到课程，达到同频共振的效果。

成果探索的教学改革经各类媒体宣传得到全国高校广泛认可。学校美誉度良好，近年本科招生录取分数线逐年提升，生源质量不断提高。10 余所医科院校来校交流学习改革经验，传承发展榜样精神的教改模式和路径被遵义医科大学等借鉴使用，产生了良好的效果；2010 年起，南京医科大学、温州医科大学、广州大学等 10 多所省内外高校纷纷借鉴该班办学模式开办创新班，遵义医科大学于 2020 年在临床医学专业开办"南山班"，全面复制该培养模式。先后在部委省共建医科大学改革与发展高峰论坛、澳门科技大学创新科技与高等教育国际峰会、高等教育出版社举办的"融合创新、加快一流课程与教材建设研讨会"、生理学教学高峰论坛、北京大学医学·教育论坛等大会上分享成果经验。器官系统疾病课程整合、PBL、混合式教学、形成性评价等教改理念及经验以公开课、培训工作坊等方式在省内外广泛推广，2021 年钟南山院士呼吸系统总论公开课线上 6 000 多人观摩学习，2015 年以来，吸引了省内外将近 30 家医院 1 200 多名临床教师参加课程整合、PBL、CBL、混合式教学、Mini-CEX 和 DOPS 等工作坊学习；整合的器官系统课程如心血管生理学和心血管系统疾病线上课程在人民卫生出版社慕课平台上线，来自哈尔滨医科大学、南方医科大学、河北医科大学等几十所学校 1 万多名学生学习；先后在《高教探索》《中华医学教育探索杂志》《医学教育与管理》等期刊发表论文进行推广。

二、改革经验得到广泛肯定

（一）上级主管部门肯定

新时代南山风格引领的卓越医学人才培养模式受到政府主管部门的肯定。相关改革已在 2021 年获广东省教育教学成果奖（高等教育类）一等奖 2 项。省教育工委、省教育厅编制的《广东教育信息》2020 年第 57 期提道：持续推进高校基于器官系统整合的拔尖创新医学人才培养模式改革，广州医科大学以"奉献、开拓、钻研、合群"为核心要素的南山风格融入人才培养目标和培养全过程。省教育系统《党史学习教育简报》2021 年第 85 期，以"广州医科大学充分发挥钟南山院士在党史学习教育中的榜样作用"为题，肯定了党史学习教育开展以来，广州医科大学充分发挥"共和国勋章"获得者钟南山院士的榜样作用，讲好英模故事、践行南山风格，融入办学治校全过程，通过形式多样的主题活动，引导师生学习榜样、砥砺品格，推动学校党史学习教育走深走实的做法。

（二）同行专家认可

2016 年中外专家领衔的教育部临床医学专业认证专家组，2018 年国内医学教育专家组成的教育部本科教学工作审核评估专家组均对学校器官系统全面整合课程给予了高度评价，学校"立德树人，医文相融，培养高素质医学人才"的办学特色得到专家们一致认可。医学教育专家迟宝荣、杨棉华教授多次在全国会议上对"南山班"人才培养模式改革进行充分肯定并进行推广。

（三）权威媒体报道

全国已公开出版关于钟南山的著作《钟南山精神研究》《钟南山传》《勇敢战士——钟南山传奇》《还是钟南山》近 10 部；新时代南山风格及相关教改成效被学习强国平台、教育部官网、人民网、央视网、中新网、南方网、新浪网、搜狐网和《中国教育报》《南方日报》《医师报》《广州日报》等多家媒体多次报道。省内系列南山风格研讨会召开。

后 记

习近平总书记2021年4月在考察清华大学时指出：追求一流是一个永无止境、不断超越的过程。2022年2月14日，是书稿整理完成的日子，这是一个特别的日子——这一天，广州医科大学临床医学入选第二轮"双一流"建设高校及学科名单！这是一个具有里程碑意义的事件，必将载入学校史册！

勇于担当、实事求是、追求卓越——这是广医人踔厉奋发、勇毅前行的基因密码。谨以本书向为国家卫生健康事业发展、为高等医学教育质量提升、为广州医科大学的发展接续奋斗的每一位广医人致敬！在学校"双一流"建设的过程中，我们还需要加倍努力。

本书汇聚了学校取得的部分教学成果，各专业、各课程教改案例文稿均由学院、教学单位提供，记录了专业与课程积极改革探索的过程，字字句句无不凝聚着全体师生辛勤劳动的心血与汗水。在书稿整理与出版过程中，一直得到暨南大学出版社黄文科主任以及审读专家专业、严谨、细致、耐心的指导。在此特别说明并表示衷心的感谢！

水平所限，不当之处，恳请读者批评指正！

编 者

2022 年 12 月